PRÉCIS THÉORIQUE ET PRATIQUE SUR LES MALADIES DE LA PEAU.

On trouve chez le même Libraire, l'Ouvrage de M. ALIBERT, intitulé:

Description des Maladies de la Peau observées à l'Hôpital Saint-Louis, et exposition des meilleures méthodes suivies pour leur traitement. Un volume grand in-fol. avec figures magnifiquement coloriées.

Il paroît sept livraisons de cet Ouvrage. La huitième est sous presse.

Eloges historiques, composés pour la Société médicale de Paris; un volume in-8°., par le même auteur.

Maximes et Réflexions sur divers sujets de morale et de politique, par M. de LEVIS, in-18.

Voyages de Kang-hi, ou nouvelles Lettres Chinoises, par le même Auteur, 2 vol. in-12.

Arabesques Mythologiques, ou les attributs de toutes les divinités de la fable; ouvrage pour servir à l'instruction de la jeunesse, par Madame de GENLIS, un vol. in-8°. fig. coloriées.

Les mêmes, in-12. fig. en noir.

PRÉCIS THÉORIQUE ET PRATIQUE SUR LES MALADIES DE LA PEAU.

Par M. ALIBERT, Médecin de l'Hôpital Saint-Louis et du Lycée Napoléon, membre de la Société de la Faculté de Médecine de Paris, de l'Académie Joséphine de Vienne, de l'Académie de Médecine de Madrid, etc.

TOME PREMIER.

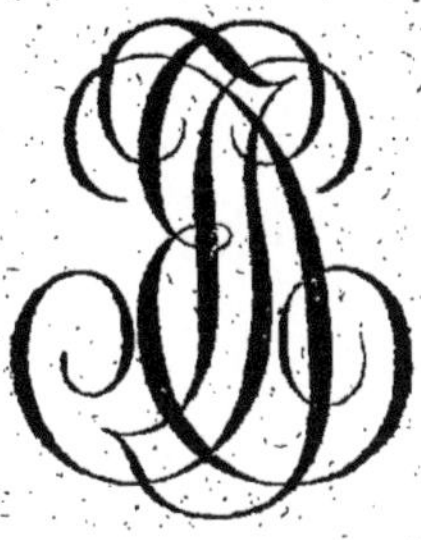

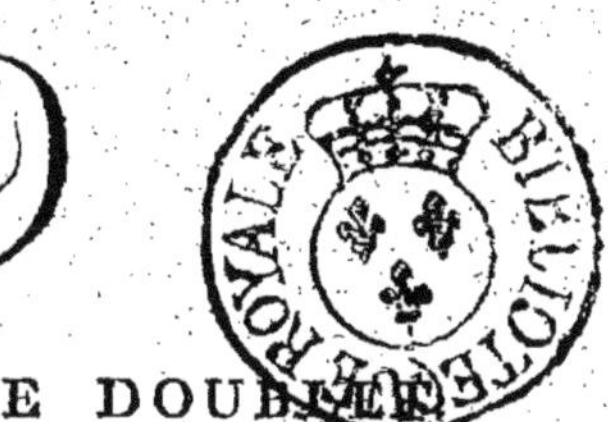

DE L'IMPRIMERIE DE DOUBLET.

A PARIS,

Chez Charles BARROIS, Libraire, Place du Carrousel, n°. 26.

1810.

A M. DE LEVIS.

J'ai dédié cet Ouvrage au penseur ingénieux et profond, dont les écrits me charment autant qu'ils m'instruisent.

J'ai fait hommage de ce foible travail à celui dont le suffrage m'est si honorable et dont l'amitié m'est si précieuse!

ALIBERT.

AVERTISSEMENT.

Les Élèves qui suivent mes visites cliniques à l'Hôpital Saint-Louis, ont desiré que je publiasse pour leur usage sous un format commode et peu dispendieux, un extrait des observations consignées dans l'ouvrage que je prépare depuis long-temps sur les maladies cutanées et dont il a déjà paru sept livraisons. Je me suis empressé de les satisfaire; je n'ai dû rien refuser à ces chers disciples dont le suffrage est tout mon bien et dont l'instruction est ma récompense; il seroient toujours contens de moi, si mon talent égaloit mon zèle.

J'espère achever ce que je commence aujourd'hui, en faisant paroître successivement plusieurs volumes qui contiendront un exposé fidèle de ma doctrine sur les affections du systéme dermoïde. Ce livre n'est point écrit pour les gens du monde; je le destine à une jeunesse laborieuse;

pleine d'ardeur pour la vérité. Aussi n'y trouvera-t-on point cette multitude de formules dont le vulgaire est avide et qu'il applique si mal. J'ai voulu établir des indications et non distribuer des recettes.

Je présente de simples faits à la méditation des gens de mon art. Ce n'est pas non plus une médecine spéculative qu'on puisera ici ; c'est une médecine expérimentale dont il faut, par l'étude et la pratique, s'approprier les procédés. L'exactitude est ma suprême loi. Heureux si, en mettant au jour le résultat de mes recherches les plus constantes, je puis abréger les travaux de ceux qui entrent dans la carrière ! S'il est doux de trouver les vérités d'une science, il n'est pas moins doux de les révéler.

AVANT-PROPOS.

§. I.er DE toutes les parties intéressantes dont traite notre art, aucune sans doute n'a été plus négligée que celle dont je m'occupe. Les ouvrages que nous possédons, n'offrent que des idées incertaines, un amas immense de théories dangereuses ou du moins superflues. On y puisse à peine quelques faits disposés sans méthode et sans ordre. On n'a pas même approfondi l'étude des objets qui sont journellement sous nos yeux. Je n'en veux pour preuve qu'une multitude d'affections psoriques qu'on confond presque toujours au détriment des individus qui les éprouvent. Un médecin célèbre a eu raison de dire que, dans une semblable matière, les auteurs eussent mieux servi la science, s'ils s'étoient bornés à transcrire leurs propres découvertes, au lieu de copier servilement les erreurs commises par leurs devanciers.

§. II. Placé sur un théâtre où ces maladies se présentent et se renouvellent sans cesse, j'ai pu mieux qu'un autre, débrouiller la confusion introduite dans les travaux des anciens; j'ai pu suivre la marche, les périodes, le déclin, les recrudescences, les métamorphoses des divers exanthêmes. C'est dans les hôpitaux que leurs traits caractéristiques se prononcent avec plus d'évidence et d'énergie, parce qu'on les contemple dans toutes les époques de leur existence.

§. III. J'ai eu besoin sans doute d'une patience infatigable, lorsqu'il a fallu démêler des faits aussi nombreux dans un champ si vaste pour l'observation médicinale. En effet, quelle inconcevable variété dans les dégradations de tout genre dont nos tégumens sont susceptibles ! Tantôt c'est l'épiderme seul qui s'altère, se résout en une substance farineuse, ou se détache en petites exfoliations furfuracées, semblables aux lichens ou aux mousses parasites qui souillent l'écorce des vieux chênes ; tantôt ce sont des lames écailleuses plus ou moins étendues, plus ou moins épaisses, plus ou moins dures, plus ou moins régulières ; tantôt cette même membrane est parsemée d'éruptions papuleuses ou pustuleuses, miliaires ou perlées, vésiculeuses ou phlycténoïdes, etc. Quelquefois c'est simplement le système dermoïde qui se décolore sans s'élever au-dessus de son niveau, et qui nous montre tour-à-tour des taches rouges, brunes, noires, jaunes, livides ou d'une nuance verdâtre comme la chair des cadavres en putréfaction. D'autres fois aussi la peau se déprime dans certains endroits de sa surface, et présente des excavations profondes. Mais plus souvent les maladies cutanées laissent transsuder une matière ichoreuse ou purulente qui se concrète en une masse croûteuse, pour tomber, renaître, et pour tomber encore. Ces croûtes, dont la figure varie à l'infini, représentent des cercles, des losanges, des prismes, des cylindres, des tubercules ou des mamelons proéminens qui simulent les sucs lapidifiques cristallisés. On en voit qui s'étendent insensiblement, et s'arrondissent en zones relevées par des bords affreux, ou qui rampent comme les serpens en lignes sinueuses et longitudinales. Mille autres accidens peuvent survenir.

§. IV. Il est des circonstances où la peau entière se gonfle, se tuméfie, se gerce ou se détériore entièrement dans sa texture, au point de présenter une consistance qui la fait ressembler à l'enveloppe de certains quadrupèdes. Dans ces effroyables déformations, les malades conservent à peine l'apparence humaine; ils ont la physionomie terrible des lions ou la face hideuse des satyres, selon la remarque de l'immortel Arétée. Enfin, il est d'autres cas où la peau s'élève en tumeurs circonscrites, qui ont l'aspect des fruits, et étonnent les regards par leurs pédicules amincis, ou par une sorte de végétation bourgeonnée et fongueuse. Des caratères si divers et si frappans constituent sans doute autant d'espèces de maladies cutanées qui réclament tout l'intérêt et toute l'attention des Pathologistes.

§. V. Si l'on examine maintenant, sous d'autres points de vue, la série innombrable des affections dont le système dermoïde est la proie, quelle diversité dans le génie particulier de leur marche, dans le caractère propre de leurs phénomènes, dans le type de leurs paroxysmes, dans la durée de leurs phases, dans le mode de leur invasion et dans celui de leur issue! Les unes attaquent tous les âges; les autres n'arrivent qu'à une époque déterminée de la vie. Certaines éruptions dégradent la surface entière du corps humain; certaines n'atteignent que quelques organes. Il en est un petit nombre qu'on n'a à redouter qu'une seule fois, tandis que plusieurs menacent à chaque instant notre existence. On en voit qui se manifestent avec des démangeaisons violentes et souvent intolérables; on en voit aussi qui n'excitent pas le plus léger prurit. Le phénomène de leur maturation présente les mêmes contrastes. Tantôt ces éruptions suppurent avec vîtesse, tantôt elles suppurent avec lenteur. Souvent elles n'offrent aucune trace de cette opération vitale; enfin, on observe qu'elles marchent quelquefois avec l'appareil d'une fièvre brûlante; et que, dans d'autres cas, elles se déploient avec calme et sans provoquer le moindre trouble dans l'économie vivante. Quel sujet inépuisable pour la réflexion!

§. VI. Aussi ne crains-je pas de l'avouer; dans ce vaste hôpital où tant d'objets appeloient à-la-fois ma curiosité et ma vigilance, mon esprit se fût souvent égaré, sans le pouvoir tutélaire d'une méthode rigoureusement analytique; et cette méthode, préférable à toutes, a été celle des Naturalistes. J'ai commencé mon travail par la description des maladies du cuir chevelu, généralement indiquées sous la dénomination de *Teignes*. On sait que les Arabes ont principalement excellé dans l'étude de ces affections funestes qui attaquent l'homme à l'entrée de la vie. Mais combien de faits manquoient à leur histoire ! La Teigne faveuse n'avoit pas été signalée avec les vrais phénomènes qui la distinguent. Je puis porter le même jugement sur la Teigne granulée ou rugueuse, sur la Teigne furfuracée ou porrigineuse sur la Teigne amiantacée. La Teigne muqueuse avoit été confondue avec la croûte de lait. Enfin, toutes ces dégradations cutanées étoient soumises à des traitemens ineptes et barbares. Non-seulement j'ai tracé un tableau fidèle de leurs différentes espèces, en n'assignant à chacune d'elles que les attributs qui les séparent; mais j'ai éprouvé, par des expériences décisives, les divers plans curatifs qu'on leur a opposés jusqu'à ce jour. J'ai fait des efforts pour pénétrer le mystère de leur contagion. Les résultats que j'ai obtenus doivent dissiper les craintes du vulgaire, et rassurer les imaginations alarmées. Je n'ai pas borné là mes recherches ; j'ai suivi ces exanthêmes jusque dans le mécanisme de leur formation, s'il m'est permis de m'exprimer ainsi : en sorte qu'après avoir enlevé, par des applications détersives, les croûtes et les écailles qui les constituent, je contemplois de nouveau les progrès de leur marche, à mesure qu'elles renaissoient. J'ai même interrogé, par les procédés analytiques de la chimie, la nature matérielle de leurs desquammations. En un mot, j'ai tâché de n'oublier aucun point de vue, pour arriver à la connoissance complète d'une affection si rebelle à nos moyens thérapeutiques.

§. VII. Je ne pouvois sans doute m'occuper des maladies qui intéressent les tégumens de la tête, sans porter en même temps mes regards sur la Plique, affection extraordinaire des cheveux et des poils, qui est spécialement endémique dans la Pologne, la Lithuanie et autres pays circonvoisins. Les faits relatifs à cette affection doivent nécessairement trouver leur place dans l'ouvrage que je publie; car les altérations que subissent les organes pileux sont essentiellement liées à celles du système dermoïde, et leur histoire ne peut pas plus en être séparée, que la théorie de la végétation des plantes de celle du sol qui les fait croître et les nourrit. D'ailleurs, beaucoup de traits d'analogie rapprochent la Plique de la Teigne. Toutes deux, en effet, produisent des éruptions, des ulcérations sur la peau, des engorgemens glanduleux, des déformations unguiculaires, etc. Peut-être aussi que les dépurations qu'elles occasionnent, ont des points de contact que nous ne connoissons pas. Au reste, de tous les phénomènes rares et singuliers dont traite la Pathologie descriptive, aucun, j'ose le dire, n'offre plus de difficultés à éclaircir que la Plique. Cette maladie, qui est si redoutable dans les pays où elle sévit communément, et que j'ai eu occasion d'observer dans trois circonstances à Paris, m'a mis à même de mettre à profit les recherches particulières qu'ont bien voulu m'adresser les médecins qui pratiquent l'art dans ces contrées, de discuter les opinions contradictoires; et je me plais à payer ici un tribut d'éloges à leur zèle, pour l'excellence des faits qu'ils m'ont communiqués avec tant d'empressement.

§. VIII. Il est une série nombreuse de maladies de la peau, sur lesquelles j'ai été plus à même de méditer, parce qu'elles sont plus fréquentes parmi les hommes, et qu'on les rencontre sous mille formes à l'hôpital Saint-Louis : ce sont les Dartres. Quelques espèces sans doute avoient été soigneusement déterminées par l'observation ; mais il en est une foule dont l'étude n'étoit pas même encore commencée, et dont la description ne se retrouve dans aucun auteur. On n'avoit pas retracé d'ailleurs d'une manière assez exacte les symptômes et la marche des Dartres déjà connues. On avoit, en outre, trop généralisé les principes de traitement pour toutes ces affections, qui ont tant de types différens, que tant de causes opposées développent, que tant de levains fomentent, qui s'exercent sur des tégumens dont la texture est si variée. Quel vide encore n'avois-je pas à remplir, touchant les éruptions herpétiques que suscitent souvent des maladies étrangères au systême dermoïde, telles que la goutte, le rhumatisme, etc. ! J'ai longuement exercé mes yeux à discerner, dans toutes les circonstances, les déplorables empreintes des scrophules, du scorbut, et les ravages innombrables de la siphylis prothéiforme. Afin de ramener l'ordre dans une matière si embrouillée, j'ai décomposé les Dartres jusque dans leurs élémens les plus simples. Par une longue contention de mon esprit, et par une constance que rien n'a pu fatiguer, j'ai tenu le compte le plus fidèle de tout ce qui est relatif aux phénomènes de leur propagation, au caractère de leur mobilité, au danger de leur répercussion, et à l'espèce d'influence utile qu'elles conservent dans l'économie animale. L'examen approfondi de ce vaste ensemble m'a fourni, je puis l'assurer, des résultats inattendus et des points de doctrine infiniment utiles à la science.

§. IX. La Lèpre, l'Éléphantiasis, le Pian et autres fléaux de ce genre, sont très-rarement observés en Europe; aussi les érudits disputent encore sur le vrai caractère de ces affections terribles, dont les anciens ont fait mention. Ce qui augmente sur-tout la confusion qu'ils ont introduite dans cette matière, c'est qu'ils se plaisent à disserter sur des symptômes dont ils n'ont pas été les témoins. Ils compulsent les ouvrages des Grecs et des Latins; ils en interprètent le texte diversement et à leur gré : c'est ce qui a donné lieu à une multitude d'erreurs. Mais, certes, si on s'accorde à peine aujourd'hui sur les attributs invariables des plantes décrites par les Botanistes de l'antiquité, comment s'accordera-t-on sur des maladies dont la physionomie spéciale a pu être modifiée par mille circonstances dans la durée des siècles? Au surplus, il suffit souvent de quelques faits exactement exposés, pour détruire tant de discussions superflues qu'il importe de ne lire, que lorsque la contemplation fidèle de la nature a prémuni notre esprit contre les impressions fausses qu'il pourroit recevoir. Quoique les affections désastreuses dont nous venons de parler, ne se manifestent presque jamais en France, j'ai eu cependant occasion de voir plusieurs accidens qui leur appartiennent. L'hôpital Saint-Louis est, en quelque sorte, l'égoût de toutes les contrées du monde. Les étrangers qui affluent dans une cité aussi vaste que Paris, y apportent quelquefois le germe des éruptions les plus extraordinaires, contre lesquelles ils viennent implorer notre secours. Je rapprocherai, en conséquence, le peu de phénomènes qu'il m'a été possible de recueillir des phénomènes nombreux que des observateurs authentiques ont été à même d'étudier, persuadé que les résultats de cette double expérience éclaireront beaucoup mieux notre jugement.

§. X. Je me suis occupé, avec l'attention la plus scrupuleuse, de quelques autres maladies de la peau, presqu'aussi rares que les précédentes : telle est, par exemple, l'Icthyosis, altération remarquable et singulière, dans laquelle les tégumens sont tellement rugueux et écailleux, qu'ils offrent une similitude frappante avec l'enveloppe des poissons; telles sont pareillement certaines tumeurs aplaties, tantôt d'une forme oblongue, tantôt d'une forme quadrangulaire, ou plutôt certains boursoufflemens du systême dermoïde, qui cachent un caractère éminemment pernicieux et opiniâtre. Ces sortes de congestions, dont la nature paroît être lymphatique, ont une structure cordiforme, qui n'a été décrite par aucun observateur, et qu'il est infiniment difficile de retracer. Des chirurgiens habiles ont vainement tenté de les faire disparoître par l'instrument tranchant. Mais à peine les excisions et les extirpations de ces tumeurs sont-elles exécutées, que celles-ci repullulent et se remontrent plus féroces que jamais. Elles jettent çà et là des racines profondes ; elles occasionnent des douleurs aiguës, lancinantes, assez analogues à celles que suscite le Cancer, dont j'offrirai aussi le déplorable tableau, pour qu'on puisse mieux apprécier les traits de différence qui distinguent deux affections aussi affligeantes dans l'histoire pathologique de l'homme. Il est une autre dégénération du système dermoïde non moins affreuse. Il se manifeste quelquefois sur la face, ou sur d'autres parties du corps, des tumeurs charnues qui ressemblent à des fruits, à cause de leur forme ronde et granulée. Les anciens en ont fait des peintures hideuses et effrayantes. Ces tumeurs fongueuses se convertissent ordinairement en ulcères tellement fétides, qu'on ne peut approcher des malades sans éprouver une répugnance invincible. Aucun spectacle alors n'est plus repoussant que leur peau, qui, en proie à la suppuration, tombe dans une sorte de fonte et de décomposition générale. On verra toutefois, dans cet ouvrage, que je n'ai négligé aucune occasion de recueillir tous les cas rares que j'ai pu rencontrer, pour les présenter à la curiosité de mes lecteurs.

§. XI. En traitant des excroissances morbifiques qui dégradent le système dermoïde, j'ai cru qu'il importoit de ne pas perdre de vue celles qu'il faut, pour ainsi dire, considérer comme des végétations cutanées, qui se développent à la surface du corps humain, sans qu'aucune de ses fonctions en soit altérée ; qui n'ont qu'une existence d'emprunt, et sont, en quelque sorte, placées hors du domaine de la circulation et de la vie; de ce nombre sont les cors, les verrues, les loupes, les callosités du derme, les accroissemens extraordinaires des ongles, etc. On a, ce me semble, trop négligé ces sortes de dégénérations, que les anciens médecins, tels que Celse, Avicenne, etc. avoient jugées dignes de leur attention. Ces affections sont certainement du domaine de la Pathologie cutanée, quoique la plupart tiennent à des causes purement mécaniques, comme, par exemple, à l'effet comprimant des chaussures étroites, aux frottemens divers que subit l'épiderme dans les marches forcées, etc. C'est mal-à-propos qu'on abandonne aux empiriques le soin de les guérir. Toutes les parties de notre art sont également honorables pour le praticien, et toutes méritent les regards de l'observateur philosophe. Qui sait d'ailleurs si l'étude de ces altérations ne peut pas conduire à des notions plus utiles !

§. XII. Quand j'ai commencé mes recherches cliniques à l'hôpital Saint-Louis, je n'ai pas tardé à m'apercevoir du désordre extrême qui régnoit dans l'histoire des maladies psoriques. On confondoit habituellement sous le nom de *Gale*, des altérations du systême dermoïde qui n'ont d'autre rapport avec cette affection que de provoquer le développement d'une multitude de boutons papuleux qu'accompagnent des démangeaisons vives et constantes. Je me suis attaché dès lors à bien assigner les attributs distinctifs de ces nouvelles espèces d'exanthêmes, afin de trouver le traitement qu'il falloit leur adapter. J'ai démontré que les moyens de guérison qui s'appliquent à la Gale, ne conviennent pas toujours au Prurigo; considération très-importante pour la médecine des prisons et des armées, où ces deux maladies peuvent quelquefois se montrer simultanément. Le Prurigo diffère essentiellement de la Gale par son caractère non contagieux. Souvent il est le triste résultat de la constitution physique des individus, et se transmet par des causes héréditaires; souvent aussi il est accidentel, et il est facilement contracté par l'habitude qu'ont certains individus de coucher dans les lieux humides sans quitter leurs vêtemens, par les veilles prolongées, l'abus des liqueurs spiritueuses, etc. La Gale, au contraire, se transmet par l'unique voie de la contagion. Les Naturalistes ont déjà classé l'insecte dévorant qui la propage. Elle a d'autres différences spécifiques que j'aurai soin de présenter. Je ferai voir également combien il importe de bien distinguer les boutons de la Gale, de ceux qui sont le produit d'une irritation secondaire de la peau, et que les frictions ne manquent jamais d'accroître et d'exaspérer. Dans ce cas, les onctions huileuses, les bains tièdes, etc., ne sont-ils pas préférables aux substances âcres que certains praticiens mettent en usage? Je dois observer encore que la suppression des menstrues, des hémorroïdes, de la transpiration, etc. donne lieu à des éruptions prurigineuses dont il importoit de faire mention. Il y avoit, en outre, quelques faits à recueillir, relativement à des Gales diverses que les animaux domestiques peuvent communiquer à l'homme. Il y avoit enfin beaucoup d'incertitudes a fixer, relativement à l'affection vulgairement appelée *Pédiculaire*. Mais la propagation des poux sur les tégumens ne constitue pas proprement une maladie; c'est un simple accident du prurigo, auquel j'ai cherché à remédier par divers topiques, dont la plupart ont eu des effets salutaires. Que de points de vue intéressans cette matière nouvelle m'a fournis !

§. XIII. Après avoir fixé mon attention sur des maladies qui se manifestent en produisant des élévations sur la peau, je me suis livré à l'étude des simples décolorations de cet organe. Le systême dermoïde est sujet à des taches, à des maculations de tout genre, qui altèrent, tantôt une partie, tantôt l'universalité de sa surface; certaines de ces taches sont passagères et fugitives; certaines sont immuables ou se perpétuent plusieurs années. On sent combien il m'en a coûté pour fixer leur nombre qui est infini. Il en est beaucoup qui affectent une figure circulaire, et beaucoup qui n'ont point de forme déterminée. On voit des taches simples qui s'évanouissent, sans laisser après elles aucun vestige de leur apparition; mais on en voit qui, en s'éteignant, donnent lieu à des desquammations furfuracées. Les unes n'occupent que l'épiderme; d'autres ont un siége plus profond : leur couleur n'est pas moins sujette à changer. On remarque des taches brunes comme des lentilles, ou violacées comme des piqûres de puce; on en observe qui offrent le noir de l'ébène ou la blancheur du lait, etc. La plupart ternissent l'éclat de la peau, en lui imprimant une teinte jaune, livide ou terreuse, etc. Telles sont celles qui se développent dans l'Ictère, le Scorbut, et dans d'autres maladies dont j'ai eu occasion de suivre la marche à l'hôpital Saint-Louis. La connoissance approfondie de ces décolorations diverses m'a paru d'autant plus importante, qu'elle peut révéler des lésions intérieures et expliquer l'état pathologique du foie, de la rate, de l'utérus, etc. Ce rapport morbifique du systême dermoïde avec les viscères de l'abdomen, a été mal étudié par les anciens, aussi bien que par les modernes.

§. XIV. Enfin, pour mettre le dernier complément à cet ouvrage, j'ai cru devoir le terminer par le tableau de tous les exanthêmes aigus. Plusieurs raisons m'ont porté à opérer ce rapprochement. En effet, ces éruptions, dont la marche est si rapide, produisent sur la peau les mêmes désordres que les exanthêmes chroniques; elles donnent également lieu à des renouvellemens furfuracés ou squammeux de l'épiderme, à des exsudations qui se convertissent en croûtes, à des boutons pustuleux, à des vésicules, à des phlyctaines, etc. Elles affectent les mêmes systêmes d'organes; elles rentrent, par conséquent, dans le même cadre, et se ratachent à la même théorie. D'ailleurs, j'ai souvent observé qu'il est des exanthêmes aigus qui ressemblent d'une manière si parfaite aux exanthêmes chroniques, qu'il n'y a que la seule présence de la fièvre concomitante qui puisse les faire distinguer. Or, comment la fièvre pourroit-elle constituer une différence notable, puisqu'on la remarque souvent dans la Lèpre, l'Eléphantiasis, dans le Pemphigus et autres maladies cutanées qui tendent lentement à leur solution, et dont les périodes sont d'une très-longue durée? Je dois ajouter qu'il est des exanthêmes chroniques qui finissent par revêtir un caractère aigu, ou qui prennent alternativemement l'un et l'autre de ces caractères. Ne voit-on pas des Dartres qui affectent l'allure de l'Erysipèle, ou qui trompent la vue par une physionomie absolument analogue à celle de la Petite-Vérole, de la Rougeole, etc.? D'après cette considération, il importoit infiniment de ne pas séparer l'histoire des exanthêmes aigus de celle des exanthêmes chroniques. Aussi suivrai-je la même méthode pour la traiter.

§. XV. Ainsi la collection que je publie en ce jour comprendra la pathologie entière du systême dermoïde. Qui ne voit déjà l'étendue des travaux que j'ai entrepris! En effet, les maladies dont je m'occupe, sont d'autant plus multipliées, que la peau qui en est l'objet, répond à tous les viscères, et participe, en quelque sorte, à toutes les fonctions du corps humain. Tapissée de nerfs, d'artères, de veines, de lymphatiques, peuplée de glandes, par-tout imprégnée du corps muqueux, sa structure se diversifie à chaque instant comme ses usages. Aussi essentielle à l'individu que l'écorce l'est à l'arbre, elle sert à l'ornement et à la conservation de l'homme. Non-seulement l'exhalation et l'absorption lui sont départies, mais elle est l'instrument suprême du toucher; et, par ce double emploi dans l'économie animale, elle exerce à-la-fois la vie d'assimilation et la vie de relation, pour me servir du langage des Physiologistes. Aucun phénomène de l'organisme ne lui est, par conséqnent, étranger.

PRÉCIS
DES
MALADIES DE LA PEAU.

LES TEIGNES.

CONSIDÉRATIONS GÉNÉRALES SUR LES TEIGNES.

I. Que trouve-t-on dans les auteurs, touchant la nature et le caractère spécifique des Teignes? Des renseignemens incertains, des dissertations vaines, des détails vagues, toujours insuffisans. Il semble que les anciens aient écrit au hasard sur cet exanthême aussi repoussant qu'opiniâtre. Les modernes même n'ont pas détruit la confusion qui règne dans son histoire. Murray seul a su se guider dans ce labyrinthe inextricable, parce qu'il a suivi la marche rigoureuse et méthodique des sciences naturelles; mais il a laissé de vastes lacunes à remplir.

II. J'élague de cet ouvrage les discussions futiles auxquelles se sont livrés mes prédécesseurs. Je transcris ce que j'ai observé, m'inquiétant peu de ce qu'on a dit avant moi. Quand on voit de si près la nature, quel besoin a-t-on de recourir aux travaux des Grecs et des Arabes? Tout étalage d'érudition ne seroit qu'un vain jeu de l'esprit, sans avantage pour la science.

III. Pour coordonner de la manière la plus convenable les faits divers que j'ai rassemblés, j'adopterai pour leur exposition une méthode absolument analogue à celle que j'ai suivie en les observant. Je commencerai d'abord par déterminer les symptômes caractéristiques de chaque espèce de Teigne en particulier. Je donnerai ensuite les résultats généraux qui concernent la nature, le siége, les causes et le traitement de cette affection.

IV. L'éxanthême chronique, communément désigné sous le nom de *Teigne*, doit donc constituer en nosographie, un genre très-distinct des autres maladies cutanées. Ce genre comprend comme espèces particulières, 1°. la Teigne faveuse ou alvéolée, connue des anciens, mais inexactement décrite par eux; 2°. la Teigne granulée ou rugueuse, dont nous avons rendu l'histoire plus complète; 3°. la Teigne furfuracée ou porrigineuse, dont nous avons pareillement mieux fixé la marche et le caractère; 4°. La Teigne amiantacée, qui s'offre rarement à l'observation, et dont aucun auteur n'a fait mention avant nous; 5°. enfin la Teigne muqueuse, qu'il ne faut pas confondre, à l'exemple de quelques médecins, avec cette éruption salutaire ordinairement désignée sous le nom de *croûte de lait*, quoique, dans certains cas, elle puisse être regardée comme une sorte de dégénération de cette excrétion naturelle du cuir chevelu. Quant à la croûte *laiteuse* proprement dite, je n'en parlerai qu'accessoirement dans le cours de cet ouvrage, parce qu'elle n'est point le produit d'un état maladif de l'économie animale ; et que, sous ce point de vue, elle n'a point dû se présenter souvent à mes recherches dans l'intérieur des hôpitaux.

SECTION PREMIÈRE.

Faits relatifs à l'histoire particulière des Teignes.

ESPÈCE PREMIÈRE.

TEIGNE FAVEUSE. *TINEA favosa.* (1)

Teigne dont les croûtes forment des tubercules de couleur jaune, tantôt isolés et circulaires, tantôt rapprochés les uns des autres, et constituant de larges plaques sur le cuir chevelu, dont le centre est déprimé en godet, et dont les bords sont saillans et relevés, ce qui leur donne une sorte de ressemblance avec les alvéoles des ruches à miel.

TABLEAU DE LA TEIGNE FAVEUSE.

V. Le développement de la Teigne faveuse se fait communément par de très-petits boutons pustuleux, qui provoquent une démangeaison plus ou

---

(1) Consultez la planche I de mon ouvrage in-folio, sur les Maladies de la Peau, observées à l'hôpital Saint-Louis.

moins violente sur le cuir chevelu. Ces boutons contiennent une matière purulente qui se dessèche et donne lieu à la formation de plusieurs croûtes ou tubercules excavés dans leur milieu, et dont les dimensions augmentent successivement, en conservant toujours la forme circulaire qui leur est propre.

Comme quelquefois ces tubercules se manifestent en grand nombre sur les différentes régions de la tête, ils se joignent par leurs bords, au point de former, par leur aggrégation, des plaques d'une étendue considérable, où l'œil distingue néanmoins avec facilité le godet qui fait le caractère principal de la Teigne faveuse. Ce godet ne ressemble pas mal aux alvéoles d'une ruche à miel, ou aux cupules des lichens qui couvrent le tronc de certains arbres.

Quand cet exanthême chronique n'est pas très-ancien, les croûtes sont d'une couleur jaune, quelquefois d'une couleur fauve. Mais à mesure que ces mêmes croûtes vieillissent et se dessèchent, elles deviennent blanchâtres, s'usent, se brisent, se détachent du cuir chevelu; et dès-lors on n'apperçoit plus sur la tête que les débris des tubercules faveux qui cessent d'affecter une forme régulière.

Les tubercules de la Teigne faveuse ont leur base profondément enchâssée dans le système dermoïde, et fortement adhérente à ce système. En effet, j'ai souvent voulu séparer de la peau quelques-uns de ces tubercules, afin de les conserver (comme j'ai coutume de le pratiquer pour plusieurs maladies cutanées) ; mais je n'ai pu y parvenir sans intéresser vivement le cuir chevelu, et sans produire un écoulement plus ou moins considérable de sang.

Aussi la Teigne dont il s'agit porte-t-elle ses ravages bien avant dans le cuir chevelu, qui se gerce; les crevasses qui résultent des progrès de l'altération, laissent suinter une matière tantôt ichoreuse, tantôt purulente, qui détruit la peau, et qui corrode même, dans quelques circonstances, jusqu'à la substance osseuse du crâne. Toutefois ce dernier cas est extraordinairement rare.

Il est des individus chez lesquels les croûtes du favus ne se bornent pas uniquement à occuper la tête. J'en ai vu paroître au front, aux tempes, sur les épaules, et à la partie inférieure des omoplates, aux coudes, aux avant-bras ; j'en ai vu s'étendre depuis le haut des lombes jusqu'au sacrum, sur le devant des deux genoux, au tiers externe et supérieur des jambes, etc. En un mot, il semble qu'elles puissent se manifester dans tous les endroits où le tissu cellulaire est plus serré et plus dense.

Les démangeaisons suscitées par la Teigne faveuse sont en raison du nombre des tubercules. Elles sont quelquefois intolérables. Dès-lors les enfans sont portés à se gratter, et la sensation du prurit ou de cuisson est si vive, qu'ils trouvent une sorte de jouissance voluptueuse à s'écorcher le cuir chevelu de leurs ongles. Les poux qui pullulent en si grande quantité sous les croûtes, viennent ajouter encore à ce genre de torture. Toutes les cavités en sont pleines, et la surface du cuir chevelu en est tellement recouverte, que la masse entière des tubercules et de la peau semble agitée de leur mouvement.

L'odeur exhalée par le fayus est aussi dégoûtante que son aspect. Cette odeur, qui a plus ou moins d'énergie, conserve toujours le même caractère. J'ai souvent fait observer à mes élèves qu'elle se rapprochoit infiniment de celle de l'urine de chat ou de celle des appartemens que les souris ont long-temps infectés de leur présence. Lorsqu'on fait tomber néanmoins les croûtes faveuses à l'aide des cataplasmes émolliens, cette odeur change de caractère, et a quelque chose de fade et de nauséabond.

Indépendamment des tubercules faveux que nous avons déjà décrits, on voit que, dans les intervalles qui les séparent, la surface du cuir chevelu se recouvre continuellement d'écailles furfuracées, lesquelles sont le produit de l'irritation générale du système dermoïde de la tête.

Nous avons souvent procédé à l'examen du cuir chevelu, après la chute des croûtes ramollies par l'effet réitéré des lotions et des cataplasmes. C'est alors que l'on voit tout le tissu réticulaire devenir rouge et érythémateux. L'épiderme a disparu, et des ulcérations nombreuses laissent suinter çà et là un liquide jaunâtre, visqueux et fétide. On apperçoit aussi une quantité plus ou moins considérable de petits abcès épars, non proéminens et au niveau du cuir chevelu, affectant une forme lenticulaire, et paroissant être comme autant de centres particuliers d'inflammation.

Mais un des symptômes remarquables de la Teigne faveuse, lorsqu'on néglige de l'attaquer par des moyens convenables, et qu'on l'abandonne à ses progrès, est l'alopécie, que j'ai vu devenir presque universelle chez certains individus. Dans les endroits où les cheveux ont été déracinés, la peau reste lisse et luisante dans toute sa surface. On y apperçoit néanmoins çà et là quelques cheveux rares, altérés dans leur tissu, ainsi que dans leur couleur, et offrant une apparence lanugineuse.

J'aurois pu faire mention de quelques symptômes concomitans du favus, tels que l'engorgement des glandes cervicales, le gonflement du tissu cellulaire, la tuméfaction de la peau dans certains endroits, etc. Mais, outre que ces symptômes ne sont pas constans, ils sont communs aux différentes espèces de Teigne. Je ne dois donc pas m'écarter de la précision que je me suis imposée, en surchargeant ce tableau de détails superflus.

Observations relatives à la Teigne faveuse.

VI. *Première Observation.* — Le nommé Isidor Lignon, âgé de cinq ans, étoit né de parens sains. Ayant été nourri par sa mère, il jouissoit d'une santé excellente. Celle-ci, pour vaquer plus librement à des occupations domestiques, le confia aux soins d'une vieille femme, laquelle étoit atteinte, dit-on, d'une Teigne faveuse très-ancienne. L'enfant vécut près d'un an auprès de cette femme, coucha même avec elle. Au bout de ce temps, il lui survint, sur diverses parties de la tête, des croûtes ou tubercules jaunes, circulaires, déprimés dans leur centre, relevés par leurs bords. Cette maladie s'accrut, au point que les tubercules se réunirent, et ne formèrent plus qu'une seule calotte croûteuse qui couvroit tout le cuir chevelu. Chaque tubercule présentoit la forme d'un petit godet, et dans les endroits même où ils étoient le plus rapprochés, leur confusion et leur multiplicité n'empêchoient pas de distinguer tous les vrais caractères du favus. Dans les petits espaces qui n'étoient point couverts de croûtes, la peau étoit rouge et enflammée. La démangeaison étoit considérable; et lorsque l'enfant se livroit avec ardeur au plaisir qu'il avoit à se gratter, il enlevoit les tubercules, au-dessous desquels on appercevoit une sanie rougeâtre et fétide. Au bout d'un certain temps, la maladie reparoissoit.

Deuxième Observation. — J'ai recueilli à l'hôpital Saint-Louis l'observation suivante sur deux petites filles, Virginie et Julie Calandini, italiennes d'origine. L'une avoit atteint sa septième année, l'autre sa cinquième. Elles jouissoient d'une constitution très-forte, ainsi que leurs parens. Lorqu'on nous apporta ces deux enfans, leur tête étoit couverte de tubercules faveux circulaires, d'une couleur très-jaune, creusés en godet dans leur milieu, offrant des bords proéminens, tels en un mot, que nous venons de les décrire dans le cas précédent. On observoit une régularité parfaite dans les tubercules; mais la plupart d'entre eux étoient cohérens et disposés par plaques sur le cuir chevelu. Au milieu de cette masse croûteuse, devenue informe dans quelques endroits de la tête, par les progrès de la maladie, on appercevoit des sillons et des crevasses d'une profondeur considérable. Le cuir chevelu y étoit sanguinolent et presque détruit par l'effet terrible de l'ulcération existante. Il y avoit des croûtes brisées qui tomboient en petits grains au travers des cheveux. Mais il est surtout impossible de dire quelle quantité de poux infestoit la tête de ces deux malheureux enfans. Ces animalcules dévorans étoient cachés en nombre infini sous les croûtes ; ils excitoient un prurit intolérable. Cette éruption dégoûtante exhaloit en outre une odeur de souris difficile à supporter. Au surplus, la Teigne dont il s'agit, n'avoit pas seulement son siége dans le cuir chevelu. Il est à remarquer que les deux sœurs avoient des plaques faveuses dans des parties absolument analogues du reste du corps, comme aux sourcils, aux tempes, au bas des épaules, aux lombes, sur la région du sacrum, à la partie externe et supérieure des cuisses, à la partie moyenne des jambes. Ces deux petites filles ont été guéries par les procédés mis en usage à l'hôpital Saint-Louis, et dont nous ferons mention plus bas.

Troisième Observation. — Antoine Fondaneige, né à Paris et doué d'un tempérament lymphatique, fut abandonné dès l'enfance par ses parens. Il n'avoit jamais eu d'autre maladie que la petite vérole, lorsqu'à dix ans il sortit de Paris, sans guide, sans destination. Après quelques jours de marche, il se trouva à Amiens, où il fit le métier de mendiant. Pendant trois années, il parcourut les campagnes de la Picardie ; il couchoit dans les granges et les lieux humides. Un jour, en se peignant, il sentit trois tubercules à la partie supérieure et moyenne de la tête ; il prit le parti de les arracher : mais ils ne tardèrent pas à renaître, et, plusieurs jours après, d'autres endroits s'en trouvèrent pareillement couverts. Toute la tête en fut garnie. Il parut de semblables croûtes sur l'abdomen, la poitrine, les cuisses, les jambes et les bras. Antoine Fondaneige se détermina alors à venir à Paris, pour se faire traiter à l'hôpital Saint-Louis. Il arriva le 29 février 1804. Lorsqu'il se présenta à nous, tout son corps était semé de croûtes faveuses jaunâtres, dont les unes étaient cavées dans leur centre et relevées vers leurs bords, ce qui leur donnoit une certaine ressemblance avec les semences du lupin ; et les autres, brisées par des frottemens réitérés, ne présentoient plus que des tubercules informes au-dessus du niveau de la peau. Il ne s'en écouloit aucune humeur. Le malade exhaloit une odeur de souris très-énergique. Il étoit exténué de maigreur, et avoit un appétit dévorant. Nous l'avons vu sortir de l'hôpital parfaitement guéri. Cette observation et la précédente prouvent que le favus peut attaquer d'autres parties que le cuir chevelu.

Quatrième Observation. — Souvent la Teigne faveuse épargne la tête, et se porte uniquement sur d'autres parties. Le fait suivant en est une preuve. Jean-Jacques Dedoitil, homme âgé de trente ans, robuste et de moyenne stature, avoit toujours joui d'une bonne santé. Il lui survint une Teigne faveuse au côté de la cuisse, qui se propagea insensiblement aux jambes et aux bras. La tête resta saine et intacte. Cette Teigne commença d'abord par des boutons petits, relevés en pointe et recouverts d'une pellicule blanche. Bientôt un cercle inflammatoire se forma autour de ces boutons, qui s'agrandirent. Les croûtes devinrent jaunes, épaisses, s'élargirent considérablement, présentèrent une surface lisse, creusée dans son milieu, en sorte qu'elles figuroient par leur aggrégation les cellules d'une ruche à miel. Elles étoient profondément enfoncées dans l'épaisseur de la peau. A mesure que la maladie avançoit dans ses progrès, les croûtes tomboient et laissoient après elles sur la peau une teinte d'un rouge violet; mais, peu de tems après, il s'en formoit de nouvelles. La maladie sévissoit surtout pendant le printemps. Durant l'hiver, elle s'éclipsoit du moins en partie. Il n'est pas inutile de rappeler que le malade éprouvoit des nausées et des vomissemens surtout pendant les chaleurs de l'été.

Cinquième Observation. — Qui croiroit que la Teigne faveuse peut attaquer les vieillards? C'est là pourtant ce que nous avons observé à l'hôpital Saint-Louis. Angélique Delamalle, âgée de soixante-huit ans, fileuse de laine, née à Paris, de parens sains, n'avoit éprouvé, jusqu'à l'époque de l'invasion de la maladie qui fait le sujet de cette observation, aucun accident qui mérite d'être rapporté. La Teigne dont il s'agit, lui survint spontanément et sans cause connue. Elle manifesta tous les caractères du vrai favus; même couleur, même excavation des tubercules, même odeur, etc. La tête n'étoit pas la seule partie affectée. On observoit des croûtes faveuses aux bras, aux cuisses, principalement dans les endroits qui répondoient à des aponévroses considérables.

Sixième Observation. — Geneviéve Fesson, âgée de vingt ans, née à Rouvre, département de la Sarthe, d'un tempérament lymphatique, n'ayant jamais eu la petite vérole, éprouva, à l'âge de neuf ans, une maladie qui dura trois mois, et dont elle conserve à peine le souvenir. A douze ans, nouvelle maladie qui étoit caractérisée par un état de foiblesse continuelle, par des douleurs vagues dans tous les membres, par le gonflement et la suppuration des glandes lymphatiques situées sous la mâchoire inférieure, et par tous les autres symptômes qui annoncent l'existence du vice scrophuleux. On lui prodigua les remèdes ; mais il paroît que la maladie a surtout été guérie par l'apparition menstruelle, qui arriva vers l'âge de quatorze ans, et marcha ensuite régulièrement. A dix-neuf ans, Geneviève Fesson se trouvant en voyage, fut obligée de traverser une rivière dans le moment de ses règles, et cette imprudence donna lieu à leur suppression. A vingt ans, il parut sur différentes parties du corps des pustules rougeâtres, auxquelles succédèrent des croûtes épaisses, d'un jaune blanchâtre, enfoncées dans le milieu, relevées à la circonférence. Ces croûtes se desséchèrent peu à peu, devinrent alors blanches, et tombèrent en poussière ; il resta au-dessous une tache rougeâtre, avec dépression de la peau. Il survenoit continuellement de nouveaux boutons ou tubercules, de manière que la malade n'en étoit jamais entièrement débarrassée. Depuis cette éruption, la menstruation ne s'étoit point rétablie. Enfin la malade entra à l'hôpital Saint-Louis au mois de décembre 1803, dans un état de foiblesse excessive, accablée par la maigreur, conservant néanmoins son appétit ordinaire. Les fonctions de tous les organes, hormis celles de l'utérus, s'exécutoient assez bien. On voyoit dans toutes les parties de son corps des croûtes ayant le caractère décrit ci-dessus. On appercevoit aussi beaucoup de cicatrices et de taches rougeâtres dans les endroits où les croûtes avoient existé. Les soins curatifs que nous lui administrâmes parvinrent à la guérir.

VII. Je me borne à l'exposition de ces faits; j'aurois pu sans doute les multiplier bien davantage, puisque la Teigne faveuse est la plus commune de toutes, et qu'elle s'offre perpétuellement à notre observation. Il me suffira de dire que cette affection singulière et intéressante est une des espèces les plus tranchées du genre dont nous traitons. On doit être surpris que les auteurs ne l'aient pas décrite jusqu'à ce jour avec plus de détail et d'exactitude.

ESPÈCE DEUXIÈME.

TEIGNE GRANULÉE. *TINEA granulata* (1).

Teigne dont les croûtes forment des petits tubercules ou des grains d'une couleur, tantôt grise, tantôt brunâtre, d'une figure très-irrégulière et très-inégale. Ces tubercules ou grains n'ont ni excavation ni enfoncement à leur sommet; ce qui les distingue manifestement de l'espèce précédente.

TABLEAU DE LA TEIGNE GRANULÉE.

VIII. La Teigne granulée n'envahit pas ordinairement un aussi grand espace de cuir chevelu que la Teigne faveuse; le plus souvent, elle se place à la partie supérieure et postérieure de la tête. Elle se compose de petites croûtes brunes ou d'un gris obscur, lesquelles ressemblent quelquefois à des fragmens de mortier grossièrement brisé, ou à du plâtre tombé des murs et sali par l'humidité et la poussière. Ces granulations n'ont, dans aucun cas, leur surface creusée en godet. Elles sont bosselées, anguleuses par leurs bords, comme les semences de certaines plantes; en un mot, d'une irrégularité extrême. Souvent elles sont très-dures, et ont une consistance comme pierreuse, que les cataplasmes ne peuvent ramollir.

Comme le cuir chevelu des enfans, hérissé de ces

---

(1) Consultez la planche II, de mon ouvrage in-folio, sur les Maladies de la Peau, observées à l'hôpital Saint-Louis.

tubercules, présente des aspérités considérables au toucher, nous l'avions d'abord désignée sous le titre de *Teigne rugueuse*, de concert avec M. Gallot, médecin très-recommandable, qui a suivi long-temps mes leçons cliniques à l'hôpital Saint-Louis. Mais cette dénomination est bien vague. Celle de *Teigne granulée*, que j'ai cru devoir adopter en dernier lieu, est plus convenable pour exprimer l'espèce d'affection que je me propose de faire connoître. Le peuple appelle vulgairement *galons*, ces tubercules croûteux épars sur la région postérieure de la tête.

Ces boutons, qui sont d'ordinaire assez distans les uns des autres, ne sont point aussi profondément enchassés dans le système dermoïde que ceux de la Teigne faveuse ; mais ils sont quelquefois environnés, comme dans celle-ci, d'une assez grande quantité d'écailles minces, sèches et furfuracées, lesquelles ne sont ici qu'un symptôme accessoire provenant de l'irritation du cuir chevelu.

La Teigne granulée a une odeur nauséabonde qui se rapproche beaucoup du beurre ranci, et quelquefois du lait qui commence à se putréfier. Cette odeur est particulièrement sensible, quand les croûtes sont encore humides, et qu'il s'opère un suintement considérable à la surface de la tête ; mais elle disparoît à mesure que ces mêmes croûtes arrivent à une exsiccation complète et acquièrent une dureté qui les fait ressembler à une matiere gypseuse ou crétacée.

Les démangeaisons produites par la Teigne granulée sont très-vives. Quand on sépare les croûtes du cuir chevelu, les endroits qu'elles occupoient, restent rouges et érythémateux. Ils sont lisses et polis, souvent tuméfiés. On apperçoit çà et là de très-petits abcès blanchâtres, qui ne dépassent pas le niveau de la peau, et qui fournissent un liquide visqueux, incolore, peu abondant, ou un pus blanchâtre qui s'épaissit, se dessèche par le contact de l'air, et fait ainsi renaître des croûtes nouvelles, absolument analogues par leur forme et leur couleur à celles qui sont déjà tombées.

La Teigne granulée n'est guère susceptible d'attaquer les diverses parties du corps, comme le favus; elle peut tout au plus atteindre le visage. Je l'ai vue, dans certains cas, occuper le front près des cheveux, les sourcils et les parties latérales du nez, ce qui néanmoins est fort rare. Je remarquerai en outre que cette maladie est peu familière aux adultes. Je l'ai cependant observée chez deux jeunes filles qui avoient déjà passé l'époque de la puberté.

Observations relatives à la Teigne granulée.

IX. *Première Observation.* — Adélaïde Bonne, âgée de quatre ans, d'un tempérament mélancolique, ayant la peau brune, née à Paris, de parens inconnus, eut la petite-vérole, et n'éprouva pas de gourme dans les premiers mois de sa naissance. Elle a été atteinte, à l'hôpital Saint-Louis, d'une affection du cuir chevelu, qui présentoit les caractères suivans : croûtes d'un gris brunâtre, spécialement fixées au sommet de la tête et à la partie postérieure du col. Ces croûtes, tantôt isolées, tantôt rapprochées et pour ainsi dire confondues, inégales et irrégulières dans leur forme, ressembloient à des fragmens de mortier noirci. Il y avoit des grains de cette matière collés et pour ainsi dire suspendus à la partie moyenne ou supérieure des cheveux. Dans les autres endroits de la tête on remarquoit des écailles ou des croûtes minces. Au bas de l'occipital, il suintoit une humeur visqueuse qui colloit les cheveux. Son odeur étoit fade comme du lait ou du fromage gâté, mais n'avoit aucune analogie avec celle du favus.

Deuxième Observation. — Une autre petite fille, âgée de sept ans et demi, d'un tempérament bilieux, ayant des cheveux châtains tirant sur le noir, la peau brune et sèche, jouissant d'ailleurs de la meilleure santé, fut affectée presque subitement de la Teigne granulée, et sans qu'aucune cause apparente y eût donné lieu. Cette Teigne attaqua d'abord le sommet de la tête, puis la partie inférieure et postérieure de l'occiput. Elle se répandit ensuite sur tout le cuir chevelu, au point de l'envahir entièrement. Elle étoit caractérisée par de petites croûtes brunâtres, friables, de diverses grandeurs, de diverses formes, dont la plupart s'étoient détachées de la peau de la tête pour se coller le long des cheveux. Ces granulations sèches ressembloient assez bien à des fragmens de manne vieillie et noircie dans les boutiques. Le cuir chevelu présentoit d'ailleurs sous le doigt une surface très-rugueuse et très-inégale. Cette Teigne faisoit éprouver un prurit très-considérable.

Elle étoit accompagnée d'une odeur fade et repoussante. Il y avoit engorgement des glandes cervicales.

Troisième Observation. — François - Benjamin Breton, âgé de onze ans, né à la Guadeloupe, d'une constitution bilieuse, ayant la peau basanée et verdâtre, est affecté depuis long-temps d'une Teigne granulée. Il a plusieurs frères, dont il est le plus jeune, et tous ont eu la même maladie, mais à un degré bien moindre. Chez celui-ci, la Teigne dont il s'agit, a commencé par une très-forte démangeaison. L'enfant s'est gratté avec violence, pour éteindre cette sensation douloureuse. Alors le cuir chevelu s'est excorié. Des croûtes brunes se sont bientôt formées sur cette partie de la tête. Ces croûtes sont devenues épaisses, rugueuses et granulées; elles sont séparées par des intervalles : elles se brisent facilement sous le doigt, lorsqu'elles ne sont point abreuvées par le pus; et quand on les froisse, elles s'enlèvent du cuir chevelu par fragmens inégaux, ronds et plus ou moins volumineux. D'autres fois, elles adhèrent avec une telle force, et elles sont si sèches et si dures, qu'on ne peut parvenir à les détacher. On diroit qu'elles ont la tenacité du plâtre appliqué sur les murailles. Lorsque la tête suppure, la matière de l'ulcération suit le trajet des cheveux, et forme, dans quelques circonstances, des croûtes étendues d'une surface assez uniforme. A la partie supérieure de la tête, où la maladie est plus intense, le cuir chevelu est tuméfié et éraillé. Cette Teigne n'a point l'odeur fétide des précédentes.

Quatrième Observation.—Angélique Brunet étoit

âgée de dix-huit ans, bien réglée; elle étoit douée d'un tempérament bilieux, et jouissoit d'ailleurs d'une très-bonne santé. Il y a environ dix-huit mois, qu'en se faisant peigner, elle sentit qu'on lui excorioit la tête. Il survint, sur cette partie de la tête, quelques légères croûtes qui ne tardèrent pas à disparoître; mais bientôt après, par des circonstances fâcheuses, ayant négligé les soins de propreté, et ressenti beaucoup de chagrin par la mort de sa mère, elle éprouva une Teigne granulée, qui se manifesta d'abord vers la partie moyenne et supérieure de la tête, et s'étendit ensuite à la partie inférieure de cet organe. Les croûtes étoient d'une couleur brune, et très-sèches. Dans un seul endroit, il y avoit une exsudation de matière ichoreuse, qui n'avoit pas lieu dans certains jours. Ces mêmes croûtes dont j'ai parlé, étoient d'ailleurs petites, de forme lenticulaire, très-friables, collées aux cheveux, qu'elles tenoient fortement appliqués les uns aux autres. Le cuir chevelu étoit épaissi et très-irrité.

Cinquième Observation. — Rose Merville, ayant atteint sa douzième année, ayant la peau brune, les yeux et les cheveux très-noirs, avoit éprouvé la gourme à deux ans, et la petite-vérole à huit. Depuis six mois, elle est attaquée de l'affection suivante: croûtes proéminentes, granulées, isolées, inégales, d'un brun légèrement verdâtre, sous lesquelles le cuir chevelu fournit une humeur épaisse; prurit continuel, qui s'augmente par la présence d'un grand nombre de poux. Les parens attribuent cette éruption à l'usage d'un peigne malpropre ; ils prétendent o server, que lorsque la Teigne est plus sèche que coutume, et qu'il ne se fait aucune exsudation p la tête, les urines sont chargées et très-fétides. (fait, du reste, est analogue à d'autres que j'ai occasion d'observer dans l'intérieur de l'hôpital Sain Louis.

Sixième Observation. — Jean Leroux, âgé de s ans, est affecté, depuis quinze mois, d'une Teign granulée, laquelle se complique d'une dartre squam meuse, répandue dans différentes parties d corps Ces deux maladies lui sont survenues pen dant qu'il étoit confié aux soins d'une nourrice ma saine. (Ses frères, tous nourris par leur propr mère, n'ont jamais eu aucune affection de la peau. La tête de celui-ci est en partie couverte de croûte d'un blanc grisâtre, très-minces depuis qu'on lu applique la calotte ; car, auparavant, elles étoien fort épaisses, arrondies, bosselées, abreuvées d'un liquide ichoreux. Les deux oreilles et les deux tempe sont couvertes de dartres vives d'où s'écoule beaucoup de sérosité fétide. Le corps est parsemé de petits boutons très-nombreux, surtout aux épaules. Il est des temps où ils disparoissent presqu'entièrement ; alors ils sont remplacés par des écailles qui s'enlèvent facilement, et la maladie se dissipe ainsi pour se manifester bientôt avec la même intensité qu'auparavant. Le malade éprouve, tant à la tête que sur les autres endroits du corps, une démangeaison que les bains même ne peuvent appaiser ; et lorsqu'il se gratte avec l'avidité que nécessite la force du prurit qui le tourmente, ses ongles sont baignés de sang.

X. Que doit-on conclure des observations ci-dessus énoncées ? Ne prouvent-elles pas d'une manière irréfragable que la Teigne granulée a des caractères constans qui la séparent de la Teigne faveuse, puisqu'elle en diffère à-la-fois, et par la forme, et par la couleur, et par beaucoup d'autres phénomènes ? Après tant de traits de dissemblance, quel pathologiste pourroit encore les confondre ? Des auteurs anciens et modernes ont marqué, du reste, cette distinction, quoiqu'ils ne l'aient ni établie ni exprimée convenablement.

ESPÈCE TROISIEME.

TEIGNE FURFURACÉE. *Tinea furfuracea* (1)

Teigne ne formant point des croûtes, mais des écailles furfuracées, blanches, plus ou moins épaisses, tantôt humides et adhérentes aux cheveux à l'aide d'un suintement visqueux et fétide, tantôt sèches et friables, et se détachant de la tête avec la plus grande facilité.

TABLEAU DE LA TEIGNE FURFURACÉE.

XI. CETTE Teigne désignée encore sous le nom de *porrigineuse*, et que nous avons observée avec la

(1) Voyez la planche III de mon ouvrage in-folio, sur les maladies de la peau, observées à l'hôpital Saint-Louis.

plus sévère attention, commence par une desquammation légère de l'épiderme de la tête, qu'accompagnent souvent des démangeaisons assez vives. Il suinte en même temps de tout le tissu réticulaire enflammé, une matière ichoreuse qui s'attache, et forme, en se desséchant sur les cheveux, une quantité plus ou moins considérable d'écailles. A mesure que la maladie prend un nouvel accroissement, elle envahit une étendue plus grande de cuir chevelu. Les couches des écailles superposées s'épaississent; ces écailles sont à leur extérieur d'une couleur blanche, quelquefois roussâtre, en sorte qu'elles ressemblent à un amas de son ou de farine grossière. Quand la Teigne furfuracée ou porrigineuse est sèche, les écailles tombent au moindre frottement que l'on exerce sur la tête. Toutes les fois que nous avons dépouillé le cuir chevelu des écailles qui le recouvroient, nous avons observé qu'il étoit dénué de son épiderme, qu'il avoit une couleur rosée, et offroit une surface lisse, polie, luisante, comme vernissée.

La Teigne furfuracée ou porrigineuse n'est pas très-commune dans les hôpitaux : de là vient sans doute que plusieurs auteurs se refusent à admettre son existence. Comme on a vu des écailles compliquer plusieurs fois de leur présence la Teigne granulée et la Teigne faveuse, on a pensé que la Teigne furfuracée pourroit bien n'être qu'un degré moins avancé de ces Teignes. Mais les écailles qui caractérisent cet exanthême, ont une disposition entièrement différente pour un homme habile à l'observation : d'ailleurs elles collent les cheveux et forment des couches qu'on ne remarque dans aucune autre espèce. Lorsqu'on appuie un doigt sur ces couches, elles cèdent mollement à la pression.

Dans quelques circonstances ; la Teigne furfuracée n'attaque pas uniquement le cuir chevelu. Je l'ai vue, chez certains enfans, s'avancer jusques sur le front, et y former des plaques qui ressembloient à des monceaux de son, et souvent même qui égaloient la neige, par la blancheur de leurs molécules : elles s'étendoient jusqu'aux sourcils. Des médecins, qui ont traité de la Teigne porrigineuse dans leurs ouvrages, prétendent avoir observé qu'elle attaquoit toutes les parties du corps ; mais c'est une erreur qui vient de ce qu'ils ont confondu cette affection avec la dartre furfuracée ou avec la dartre squammeuse.

La Teigne furfuracée excite un prurit considérable sur le cuir chevelu, et entretient communément une grande quantité de poux. Elle est accompagnée d'une certaine phlogose qui donne lieu à la formation de petites vésicules sur la peau, ou à de petites ulcérations ; alors elle est humide, et exhale une humeur glutineuse qui a l'odeur du lait aigri ou corrompu : d'autres fois elle est sèche et absolument inodore.

Je n'ai jamais observé que la Teigne furfuracée attaquât les adultes ; mais on peut dire qu'elle survient fort souvent chez les enfans qui ont franchi leur premier septennaire d'années, quoiqu'on ait avancé une opinion contraire.

Observations relatives à la Teigne furfuracée.

XII. *Première Observation.* — Lucie Colin avoit atteint l'âge de six ans, lorsqu'elle éprouva la Teigne porrigineuse. Elle étoit douée d'un tempérament bilieux-sanguin ; sa peau étoit blanche, ses cheveux étoient châtains. La maladie affecta la partie antérieure et postérieure de la tête : c'étoit un amas d'écailles furfuracées, d'un blanc jaunâtre ; d'autres fois grisâtre, et tellement sèches, que le plus simple attouchement suffisoit pour en faire tomber un certain nombre sur les épaules de l'enfant : cet exanthême ne rendoit d'ailleurs aucune odeur fétide. Il y avoit une démangeaison forte, qui étoit à-la-fois occasionnée, et par la présence des squammes, et par celle des poux, qui abondent aussi dans cette affection. Les endroits de la tête dégarnis d'écailles, étoient lisses, rouges et très-irités.

Deuxième Observation. — Thérèse Linet, ayant les cheveux blonds, d'une constitution lymphatique, a été atteinte de la teigne furfuracée à sept ans. Quand elle s'est présentée à mon observation, on remarquoit, sur la région de l'occiput, des écailles roussâtres, épaisses, irrégulières, amoncelées sur le cuir chevelu, collant les cheveux, au point qu'il eût été impossible de les démêler. Ces couches d'écailles un peu humides se déprimoient, quand on y appuyoit le doigt : on observoit à la nuque un suintement qui étoit d'une extrême fétidité.

Troisième Observation. — Le sujet de cette observation est une jeune fille de quatorze ans (Pauline

Armand) ; mais elle n'étoit point encore réglée. Elle avoit les cheveux bruns ; la peau olivâtre, et étoit d'une maigreur extrême. On voyoit çà et là sur sa tête des écailles furfuracées, tantôt isolées, tantôt confondues. Quand ces écailles tomboient spontanément, ou qu'on les enlevoit par des cataplasmes, le cuir chevelu offroit une teinte rouge rosée. Cette éruption a été long-temps rebelle ; divers traitemens ont échoué. Des applications émollientes l'ont guérie après dix-huit mois de soins assidus.

Quatrième Observation. — Le caractère de la Teigne furfuracée s'est déclaré d'une manière très-complète chez Adélaïde Bertrand, âgée de quatre ans. Le tempérament de cette jeune fille étoit spécialement marqué par la prédominance lymphatique. Ses cheveux et ses sourcils étoient d'un châtain clair. Elle étoit née à Paris, de parens sains. La maladie occupoit tout le cuir chevelu, une partie du front et les oreilles. Une humeur ichoreuse, qui sembloit fournie par exhalation, se concrétoit par l'action de l'air, offroit des squammes légères, applaties, d'une foible consistance, et colloit à peine les cheveux. Dans d'autres portions de la tête, c'étoient des écailles blanches, furfuracées, que le plus simple frottement faisoit tomber. A cette éruption s'en joignoit une autre, caractérisée par une multitude de petits boutons répandus sur les autres parties du corps, qui donnoient le sentiment d'une vive démangeaison ou plutôt d'une cuisson presque intolérable. Cette maladie sembloit avoir débuté presque en même temps que la première, et n'offroit point d'écailles furfuracées. D'ailleurs, toutes les fonctions s'exécutoient chez la jeune malade avec la plus parfaite régularité.

Cinquième Observation. — Eugénie-Victorine Bodier, âgée de huit ans, d'un tempérament sanguin et bilieux; d'une constitution forte, ayant les cheveux châtains, eut une teigne furfuracée qui s'étendit à tout le cuir chevelu, et qui fut marquée par les caractères suivans : écailles furfuracées jaunes ou grisâtres, plus ou moins prononcées, collant un peu les cheveux, rapprochées et par plaques, d'autres fois distinctes et isolées, tombant par la plus simple agitation des cheveux, laissant appercevoir à leur place une teinte rougeâtre, avec quelques dépressions du cuir chevelu inégalement situées, fournissant un liquide visqueux, d'une odeur caséeuse et nauséabonde.

Sixième Observation. — Enfin j'ai vu la Teigne furfuracée se manifester avec tous ses caractères chez la nommée Joséphine Argon, parvenue à sa douzième année, ayant les cheveux très-rouges, la peau très-blanche, comme c'est le propre de ce genre de tempérament, mais parsemée de taches de rousseur, sur-tout à la figure et à la poitrine. Elle avoit deux sœurs douées d'une constitution différente, et qui toutes les deux avoient éprouvé la Teigne faveuse. La plupart des écailles étoient tellement collées par couches les unes aux autres, à l'aide d'un liquide visqueux et fétide, qu'elles offroient l'aspect d'une croûte informe. Cette Teigne avoit été plusieurs fois combattue, et toujours infructueusement;

sans doute parce qu'on avoit discontinué par intervalles l'application des topiques employés pour la guérir. La jeune malade n'étoit point tourmentée par les poux, et disoit ne pas éprouver de grandes démangeaisons. Je dois néanmoins ajouter qu'elle avoit, par intervalles, les glandes cervicales engorgées. Mais ce gonflement se dissipoit assez vîte, lorsque l'écoulement teigneux étoit plus abondant que de coutume, Ce n'est pas, du reste, l'unique fois qu'un pareil phénomène s'est présenté à mes yeux.

XIII. Nous croyons avoir établi par un nombre de faits assez positifs que l'affection ci-dessus décrite, et communément désignée par les auteurs sous le nom de *porrigo*, appartient véritablement au genre des Teignes; en sorte que ceux qui ont cru devoir l'en séparer dans leurs ouvrages, ne l'ont point envisagée sous son aspect véritable. Cette méprise vient, ainsi que je l'ai déjà dit, de ce qu'on l'a trop légèrement confondue avec des altérations cutanées, qui ont au premier coup d'œil des caractères physiques analogues. Mais l'exactitude analytique introduite de nos jours dans l'étude de la Nosographie, dissipera cette confusion.

ESPÈCE QUATRIEME.

TEIGNE AMIANTACÉE. *Tinea asbestina* (1)

Teigne n'offrant jamais de croûtes, mais des écailles luisantes, argentines, qui, par leur concrétion, enduisent et unissent les cheveux par paquets et dans toute leur longueur, dont l'aspect soyeux et chatoyant a une analogie frappante avec celui de l'amiante.

TABLEAU DE LA TEIGNE AMIANTACÉE.

XIV. CETTE Teigne, que j'ai observée et que je décris le premier, est une de celles qu'il est le plus aisé de reconnoître; mais comme elle est très-rare, il n'est pas étonnant qu'elle ait échappé aux recherches de mes devanciers : on doit, du reste, présumer que si quelques médecins ont eu occasion de la voir, ils l'auront confondue avec la Teigne furfuracée, d'après un examen superficiel.

Elle occupe ordinairement la partie antérieure et supérieure de la tête. Elle est spécialement caractérisée par de petites écailles très-fines, d'une couleur argentine et nacrée, lesquelles entourant les cheveux et les suivant dans tout leur trajet, ne ressemblent pas mal à cette pellicule mince et transparente, dont les plumes des jeunes oiseaux sont environnées, lorsqu'ils sont encore dans leur nid,

---

(1) Voyez la planche IV de mon onvrage in-folio, sur les maladies de la peau, observées à l'hôpital Saint-Louis.

ou plutôt à cette substance que les naturalistes appellent *amiante*.

Tels sont les principaux caractères physiques de la Teigne amiantacée. Quand on coupe avec des ciseaux les cheveux ainsi enduits de cette matière écailleuse, la peau paroît sillonée : elle est rouge et enflamée; mais bien moins que dans les Teignes précédemment décrites. Les démangeaisons sont peu considérables. Comme cette Teigne est presque toujours sèche, elle n'exhale aucune odeur sensible. Les observations qui suivent, serviront de complément à ce tableau.

Observations relatives à la Teigne amiantacée.

XV. *Première Observation.* — Le nommé Bard, agé de vingt-trois ans, d'une constitution délicate, étoit né d'une mère qui portoit sur sa tête une maladie semblable à celle qui va être décrite. Dans son enfance, il n'avoit eu ni la gourme, ni la croûte de lait. De quatre frères qu'il avoit, trois jouissoient d'une bonne santé; le quatrième seulement, qui étoit le plus jeune, éprouvoit une affection analogue. Il y a cinq ans qu'il contracta la gale; il fut traité par un charlatan, qui lui fit des frictions avec une pommade dont il ignore la composition. Il fut guéri assez promptement. Mais depuis cette époque, il ressentoit à tous les changemens des saisons un prurit plus ou moins vif, principalement aux environs des grandes articulations. Cet état duroit quelques semaines. Il y a près de quinze mois qu'il essuya des chagrins violens, et qu'il fut tourmenté par deux passions également fortes, la jalousie et l'amour. Dans l'hiver de l'an 1805, tous les matins, en sortant du lit, il se lavoit la tête avec de l'eau froide. Un jour il se manifesta plusieurs boutons sur la région du vertex, lesquels occasionnoient par intervalles d'assez vives démangeaisons. Toutes les fois qu'il se grattoit, il excorioit ces boutons, et alors il en suintoit une humeur grisâtre, qui par son desséchement à l'air, se convertissoit en croûtes écailleuses. A mesure que ces écailles étoient arrachées, elles étoient remplacées par des écailles nouvelles. Pendant trente jours, le malade fit usage des pilules de Belloste; il prit aussi une purgation ordinaire. Néanmoins, l'affection dont nous parlons fit des progrès rapides. Tel étoit son état, lorsqu'il s'offrit pour la première fois à nos régards : la Teigne occupoit toute la partie supérieure de la tête; d'avant en arrière, elle s'étendoit depuis le sinciput jusqu'au front; et transversalement, elle se propageoit d'une tempe à l'autre. En divers endroits, on remarquoit des croûtes jaunâtres, que l'on parvenoit assez difficilement à arracher; elles laissoient alors appercevoir le cuir chevelu ulcéré. Dans tout le reste de l'étendue qu'occupoit la maladie, les cheveux étoient couchés dans le sens de leur direction naturelle; ils étoient réunis, collés pour ainsi dire les uns aux autres, de manière à former une espèce de calotte. Voici la disposition qu'elle affectoit. De la base des cheveux, il s'élevoit comme de petites lames, d'une longueur plus on moins grande, d'un blanc argenté, séparées les unes des autres par des espèces de stries. Lorsqu'on enlevoit plusieurs de ces lames, et qu'on mettoit la peau à découvert, on y appercevoit des sillons plus ou moins profonds. Ajoutons que l'ensemble de ces lames chatoyantes, ainsi séparées du cuir chevelu, présentoit au naturel l'aspect de l'amiante (*asbestinum*) : la ressemblance étoit si frappante, que presque tous les spectateurs s'y trompoient. Le malade fut guéri par l'application d'un mélange de souffre et de cérat. Il fallut continuer ce topique pendant plusieurs mois.

Deuxième Observation, — Anne Durand, agée de trente-six ans, habituellement mélancolique, ayant le teint et les cheveux très-bruns, après avoir essuyé des peines morales très-vives, a été atteinte de la Teigne amiantacée. Cette affection s'est absolument manifestée comme dans le cas que nous venons d'exposer. Elle a commencé par de petits boutons, qui sont survenus à la partie supérieure de la tête. Il suintoit, du cuir chevelu, une humeur qui ne tardoit pas à se dessécher. Cette concrétion blanche, légère, qui enduisoit les cheveux par paquets, avoit une ressemblance merveilleuse avec la production naturelle que l'on désigne sous le nom *d'amiante.* Il est à observer que la matière de cette éruption, disparoissoit par intervalles, et qu'alors les glandes cervicales s'engorgeoient. Il ne faut pas oublier de dire que la malade éprouvoit aussi de temps en temps, des battemens et des douleurs pulsatives par toute la tête, spécialement par derrière ; ses yeux étoient rouges et gorgés de sang ; elle se plaignoit des vertiges qui l'empêchoient de se livrer à aucune occupation sérieuse.

Troisième Observation. — Nous avons vu, à l'hôpital Saint-Louis, Pierre Roblatre, agé de quarante-huit ans, d'un tempérament bilieux, jouissant d'une très-foible santé, et qui étoit affecté depuis plusieurs mois de la Teigne amiantacée. Le malade étant d'abord à l'Hotel-Dieu, en convalescence d'une pleurésie qu'il venoit d'essuyer, vit tout-à-coup ses mains devenir rouges, enflées ; son dos étoit pareillement couvert d'une éruption comme érysipélateuse. Presque en même temps, il se manifesta à la tête de petits boutons pustuleux, ou clous, qui s'élevoient en pointe et suppuroient. Quand le malade les couvroit avec des linges secs, ces linges étoient aussi-tot abreuvés d'une sérosité ichoreuse. Mais cette affection changea de face. Le cuir chevelu fut bientôt recouvert d'une couche d'un blanc argentin, formée d'écailles, plus épaisses dans certains endroits que dans d'autres. La peau, mise à nu, paroissoit tuméfiée. Par-tout, cette maladie avoit un aspect chatoyant, comme l'amiante. L'exudation écailleuse suivoit les cheveux, réunis par paquets, distincts dans toute leur longueur, et s'en détachoit avec la même facilité que ces membranules qui sont autour des plumes des jeunes oiseaux, et qu'ils enlèvent avec leur bec. Cette Teigne n'attaquoit que la superficie des tégumens. Lorsqu'on vouloit l'enlever, on voyoit qu'elle ne pénétroit point très-profondément, et et qu'elle n'étoit, pour ainsi dire, qu'appliquée sur la peau, où elle étoit fixée et retenue par les cheveux. Quelques parties seulement étoient dénuées d'épiderme. Le malade n'éprouvoit aucune douleur, et n'étoit tourmenté par aucune démangeaison.

Quatrième Observation. — La Teigne amiantacée a aussi atteint Marguerite Ferrant, âgée de vingt-huit ans, d'un tempérament marqué par la prédominance bilieuse; son teint étoit pâle et jaunâtre, et ses cheveux d'un très-beau noir. Cette femme avoit eu neuf enfans. Son avant-dernière couche s'étoit terminée aussi heureusement que les précédentes; mais, trois jours après, un polype, un peu moins volumineux que la tête d'un enfant, se détacha spontanément de la matrice, et sortit par la vulve. Le jour suivant, elle éprouva sur toute la surface du corps une éruption de petits boutons rouges qui causoient un grand prurit, et qui disparurent après une quinzaine de jours. Alors la malade ne tarda pas à avoir, sur diverses parties du cuir chevelu, des espèces de clous qui suppurèrent, et furent remplacés par des écailles, qui, depuis ce temps, ont constamment persisté à se reproduire, lorsqu'on les détruisoit. Ces écailles, blanchâtres, argentines, environnant les cheveux en forme de tuyaux, avoient une forme oblongue, et étoient séparées latéralement par de petites lignes ou sillons peu apparens. Cette femme éprouvoit les plus vifs chagrins par les mauvais traitemens de son mari, et même de ses enfans, qui avoient imité l'exemple du père. Lorsqu'elle étoit un peu tranquille, alors les parties affectées fournissoient une supuration abondante ; les croûtes se détachoient et la Teigne paroissoit guérie. Lorsqu'au contraire ses chagrins étoient plus vifs, les croûtes étoient sèches, et elle éprouvoit de fortes douleurs à la tête. Dans cet état, la moindre contradiction occasionnoit des emportemens qu'elle ne pouvoit modérer, et mettoit même du trouble dans ses idées.

XVI. Il est évident que les phénomènes exposés dans les quatre observations précédentes, sont absolument identiques ; que le même tempérament, que peut-être les mêmes causes, que les mêmes circonstances du moins, ont favorisé la production de ce singulier exanthême. On s'apperçoit aussi que les caractères physiques qui le décèlent, tels que la disposition roulée des écailles, leur couleur constamment blanche et argentée, leur aspect chatoyant, la division par paquets de cheveux enduits de la matière de l'exsudation morbifique, et les sillons presque imperceptibles qui les séparent, etc., tout concourt à signaler irrévocablement une espèce nouvelle de Teigne dont on n'avoit encore aucune notion, et qui, par ses attributs distinctifs, doit prendre sa place dans les classifications nosographiques.

ESPÈCE CINQUIÈME.

TEIGNE MUQUEUSE. *TINEA mucisflua* (1)

Teigne offrant des croûtes jaunes, qui se détachent facilement du cuir chevelu, ou fournissant une matière muqueuse qui enduit et colle les cheveux en masse et par couches. Cette Teigne n'attaque pas seulement le cuir chevelu; elle se répand quelquefois sur le front, sur la face, sur la région des tempes et des oreilles.

TABLEAU DE LA TEIGNE MUQUEUSE.

XVII. CETTE Teigne a été fort inexactement décrite par les auteurs qui m'ont devancé. La plupart d'entre eux l'ont confondue avec la croûte de lait. Mais elle en diffère visiblement par ses caractères extérieurs et par la plus grande intensité des symptômes qui l'accompagnent. En effet, l'affection connue sous le nom de *croûte laiteuse*, n'est d'ordinaire qu'un amas de squammes ou de croûtes furfuracées, blanchâtres, le plus souvent sèches, rarement humides. Elle n'attaque que les enfans à la mamelle (2). La Teigne muqueuse, au contraire,

---

(1) Voyez la Planche V de mon ouvrage in-folio, sur les Maladies de la Peau, observées à l'hôpital Saint-Louis.

(2) J'ai déjà donné le motif qui m'a fait abstenir de parler directement de la *croûte de lait* dans cet ouvrage : cette éruption ne pouvant, dans aucun cas, être considérée comme une maladie, elle a dû s'offrir rarement à mon observation, dans la clinique des hôpitaux. Je n'ai pas dû non

a un degré de violence si considérable par les accidens qu'elle entraîne, qu'elle cesse d'être dans l'ordre de la nature, et qu'il seroit dangereux de ne point en modérer les progrès. Elle peut se déclarer pendant les deux premières années de la naissance ; et je l'ai vue fréquemment liée aux phénomènes d'une mauvaise lactation, ou à ceux d'une dentition imparfaite et laborieuse. Je l'ai observée aussi chez les enfans qui étoient nés de parens scrophuleux, ou qui étoient sujets à d'autres maladies du systême lymphatique ou du systême cutané.

---

plus faire mention de cette crasse ordinaire aux nouveau-nés, qui occupe tout le sinciput et les tempes. Cette crasse est formée par de petites écailles irrégulières, d'une couleur roussâtre, qui adhèrent plus ou moins fortement à la peau et entre elles, en sorte qu'elles simulent assez bien une croûte entière. Lorsqu'elle est abondante, elle a une odeur fade et nauséabonde. Les enfans gardent cette crasse pendant deux ou trois années, malgré les soins les plus assidus de propreté. J'ai vu quelquefois les écailles se transformer en croûtes muqueuses qui fluoient plus ou moins long-temps, et qui ensuite se dessèchoient. Ces croûtes étoient très-adhérentes au cuir chevelu, mais s'en détachoient avec facilité, quand on couvroit la tête d'un corps gras. C'est alors surtout, qu'il survenoit des démangeaisons plus ou moins violentes. L'observation paroît constater que les enfans blonds sont beaucoup plus sujets à cette crasse. On a remarqué que les enfans bruns, et particulièrement ceux qui naissent avec des cheveux, y sont rarement sujets. On pourra s'en convaincre, si on interroge sur ce point plusieurs mères de famille.

Cette affection, dont j'offre ici le tableau, est ordinairement caractérisée par des ulcérations superficielles qui dégradent d'une manière spéciale le cuir chevelu des enfans, mais qui peuvent se porter aussi au front, aux tempes, aux oreilles, et quelquefois s'étendre jusqu'au tronc, aux bras et aux cuisses, ainsi que j'en ai fait la remarque à l'hôpital Saint-Louis. Ces ulcérations, d'une nature très-humide, fournissent une matière muqueuse qui suinte de toutes parts, et qui ressemble à du miel corrompu. Dans quelques cas, ces ulcérations se dessèchent entièrement par le contact de l'air ou par l'influence de la chaleur, et forment des croûtes d'une couleur cendrée, jaunes comme de la cire, souvent même offrant une nuance verdâtre.

Ces ulcérations, que j'ai contemplées dans leur origine, commencent d'une manière très-diverse. Tantôt ce sont des pustules petites ou larges ; tantôt ce sont des vésicules aiguës qui renferment un liquide transparent, lequel est coloré d'un blanc jaunâtre ; quelquefois ce sont des abcès qui occasionnent la fièvre, et déterminent une distension si douloureuse dans le cuir chevelu, que j'ai été obligé de les faire ouvrir par le bistouri, pour faciliter la sortie du liquide qu'il contenoit. Les pustules ou vésicules se rompent spontanément, et par l'action de l'enfant qui se gratte ; la liqueur tenace qu'elles fournissent se convertit en croûtes molles, d'un jaune paille, mêlé souvent d'une teinte rougeâtre. Mais une humeur nouvelle s'écoule à chaque instant des mêmes sources, et vient accroître ce foyer impur. Nous avons vu même, dans une circonstance, le mucus nasal s'écouler en si grande abondance des fosses nasales, que la respiration de l'enfant en étoit opprimée.

Il est des endroits de la tête où le cuir chevelu ne présente point ces ulcères particuliers dont nous avons déjà fait mention, mais où le tissu cellulaire turge et s'élève au point d'offrir des inégalités et des bosses plus ou moins considérables. Ces gonflemens s'affaissent insensiblement par la rupture des vésicules voisines, ou donnent lieu à différentes suppurations. Quelquefois même cette tuméfaction celluleuse et cutanée parvient à un tel degré d'intensité, que les oreilles acquièrent le double de leur volume ordinaire.

C'est alors surtout qu'un état de phlogose, de rougeur et de tension extrême se manifeste le long des joues, et presque sur toute la face. Les enfans sont en proie à une démangeaison dont rien ne peut exprimer la violence, et cette démangeaison redouble encore quand on leur découvre la tête et qu'on l'expose à toute l'activité de l'air. Alors ils agitent ardemment leur tête contre leurs épaules; pour peu que leurs mains soient libres, ils s'empressent de se gratter avec une vivacité qui exprime les délices que leur procure cette opération.

Par l'effet de cette irritation générale, la tête se dégarnit souvent de cheveux dans la plus grande partie de sa surface. Le cuir dénudé offre une couleur d'un rouge rosacé ou amaranthe; mais le mouvement inflammatoire qui s'y produit, paroît moins profond que dans les Teignes que j'ai déjà décrites. Le tissu de la peau est luisant, parce qu'il est constamment humide, et souvent souillé par un mucus d'une apparence caséeuse. Aussi, l'odeur qui s'en exhale, a-t-elle quelque analogie avec celle du lait qui commence à s'aigrir ou à se putréfier. Cette odeur, du reste, est d'autant plus fétide, que la Teigne muqueuse est plus étendue et plus intense dans ses symptômes.

J'ai observé plusieurs changemens dans la manière d'être des enfans, pendant le stade de la Teigne muqueuse. Lorsque les croûtes se dessèchent, et qu'elles cessent d'être baignées de mucus, ils sont mornes, taciturnes, inquiets, mal portans. Dans le cas contraire, quand cette matière excrémentitielle coule avec abondance, quand elle arrose et pénètre de toutes parts le cuir chevelu, la joie paroît sur leur phisionomie; leurs fonctions s'exécutent avec la plus parfaite régularité. On verra, dans mes considérations générales, les conclusions qu'il faut tirer de ce fait.

J'ai vu pourtant la Teigne muqueuse faire de tels progrès, et causer des symptômes si graves, que les enfans tomboient dans une sorte de consomption, qu'ils étoient accablés de maigreur, que leurs yeux devenoient concaves, et qu'enfin la prostration des forces étoit à son comble. Alors la maladie peut se compliquer d'aphtes dans l'intérieur de la bouche, ou d'autres ulcérations non moins dangereuses.

Observations relatives à la Teigne muqueuse.

XVIII. *Première observation.* — J'ai eu occasion d'observer, à l'hôpital Saint-Louis, Joseph Buisseret, âgé de vingt mois, et atteint d'une Teigne muqueuse. Cette affection se manifesta à une époque où sa nourrice venoit d'éprouver les peines les plus vives. Son mari avoit été enlevé auprès d'elle pour être conduit en prison ; elle fit alors une maladie très-grave, éprouva même quelques accès de manie qui, à la vérité, ne durèrent pas long-temps. Malgré cet accident funeste, elle continua de nourrir son enfant jusqu'à ce que son lait fût entièrement supprimé. Presqu'aussitôt cet enfant eut la tête couverte de croûtes jaunes, épaisses, n'ayant aucune forme déterminée, humectées par une quantité considérable d'humeur ichoreuse très-fétide ; laquelle découloit de petits ulcères dont le cuir chevelu étoit parsemé. Ces croûtes s'enlevoient facilement quand on employoit des lotions émollientes ; alors la tête étoit rouge, saignante, dénuée de son épiderme. Ce petit enfant éprouva une maladie causée par l'éruption des dents : pendant ce temps, la Teigne muqueuse disparut entièrement.

Seconde Observation. — Pierre Cruilly, âgé de quatre mois, né d'une mère forte et bien constituée, est atteint depuis six semaines, d'une affection qui offre les caractères suivans : larges plaques croûteuses répandues sur plusieurs parties de l'enveloppe cutanée, mais spécialement fixées au cuir chevelu et sur les parties latérales de la face. Ces croûtes varient plus ou moins par leur forme et leur grandeur. Le plus souvent c'est une large croûte jaunâtre, tantôt inégale et déprimée, tantôt lisse et unie, recouvrant et embrassant les cheveux suivant leur longueur. Lorsque l'affection commence à paroître, elle s'annonce par une rougeur qui est bientôt suivie de nombreux boutons coniques, par lesquels suinte un liquide jaune, filant et comme muqueux. La dessication de ce liquide donne lieu à la formation des croûtes, qui se réunissent à d'autres, se confondent avec elles, et constituent enfin des plaques d'une étendue considérable. Ces croûtes, soit qu'elles tombent par l'excès des démangeaisons qui contraignent l'enfant de se gratter, soit par leur desséchement total, semblent se détacher par fragmens squammeux, et ne laissent pour toute trace qu'un peu de rougeur et de tension sur le cuir chevelu, lequel ne tarde pas à se recouvrir de vésicules, pour donner de nouveau naissance à la maladie.

Troisième Observation. — Emilie Gossé, âgée de quatre ans, d'un tempérament sanguin, ayant les cheveux blonds, un peu châtains, éprouva la Teigne muqueuse un an après sa naissance. Cette affection avoit disparu pendant six mois ; mais elle revint au bout de ce temps, parce qu'on perça les oreilles à l'enfant, pour y suspendre des boucles d'or. Lorsque j'eus occasion de l'observer, elle s'étoit répandue sur toute la tête, particulièrement à la partie postérieure de cet organe ; on la voyoit aussi au front et sur les pommettes. Mais c'est surtout sur les oreilles que la maladie exerça son action ; elle se gonflèrent, s'élargirent et s'accrurent dans tous les sens d'une manière si prodigieuse, que la mère en fut effrayée ; elles étoient d'un rouge érysipélateux. Les démangeaisons étoient très-grandes, et il fusoit de tout le cuir chevelu une mucosité épaisse, visqueuse, qui formoit des croûtes jaunes ou blanchâtres.

Quatrième Observation. — Alexis Lataille avoit à peine sa deuxième année, quand il fut pris de la Teigne muqueuse. Cet enfant appartenoit à des gens pauvres, qui n'avoient pris aucun soin de lui. Il avoit teté un très-mauvais lait. L'affection dont je parle existoit depuis six mois, lorsque j'eus occasion de l'examiner. Diverses parties de sa tête étoient recouvertes de croûtes jaunâtres, épaisses et très-humides. Les glandes cervicales étoient engorgées. C'est particulièrement sur le front que l'éruption existoit avec le plus d'énergie. Les tempes et les pommettes étoient souillées d'un amas d'écailles légères, blanches et transparentes. Il en découloit de toutes parts un fluide épais, de consistance syrupeuse, qui imbiboit les linges en très-peu de temps. Comme l'enfant se grattoit avec une ardeur démesurée, la peau étoit par-tout rouge et enflammée. Toute la tête exhaloit une odeur fade et insupportable.

XIX. Le tableau de la Teigne muqueuse que je viens de tracer, et les observations qui l'accompagnent, doivent la distinguer, ce me semble, de cette affection légère qui porte communément le nom de *croûte laiteuse*. Cette dernière, en effet, n'est familière qu'aux enfans à la mamelle, et ne se prolonge pas au-delà de la lactation; elle n'est caractérisée que par de légères squammes furfuracées, d'une couleur blanche. La Teigne muqueuse, au contraire, se manifeste par des croûtes étendues, jaunes, cendrées ou d'un rouge brun, très-consistantes, et couvrant la tête en manière de calotte; elle excite un prurit bien plus violent que la *croûte de lait*, et exhale une odeur plus fétide. D'une autre part, la Teigne muqueuse diffère des autres espèces de Teigne, en ce qu'elle attaque moins profondément le cuir chevelu, en ce qu'elle paroît rarement au-delà de la quatrième année, et que ses ulcères sont presque toujours humides, phénomène qui nous paroît justifier complètement la dénomination que nous avons cru pouvoir lui imposer.

SECONDE SECTION.

Des Faits relatifs à l'histoire générale des Teignes.

XX. Les phénomènes dont nous allons maintenant entretenir nos lecteurs, sont communs aux différentes espèces qui constituent le genre des Teignes. La plupart de ces phénomènes peuvent même être considérés comme le résultat général des faits particuliers que nous avons précédemment établis.

ARTICLE PREMIER.

Des Phénomènes généraux qui caractérisent la marche des Teignes.

XXI. En général, les individus qui sont atteints de telle ou de telle espèce de Teigne, commencent par ressentir un prurit plus ou moins violent à la tête. Le cuir chevelu, dans certains points de sa surface, devient rouge, se fend, ou souvent même se tuméfie. Quelquefois les glandes, soit cervicales, soit occipitales, se gonflent, et sont douloureuses au contact; quelquefois aussi, mais plus rarement, une grave céphalalgie accompagne cette affection cutanée.

XXII. Les démangeaisons augmentent de jour en jour; alors on apperçoit entre les cheveux, ou sous le doigt de l'enfant qui se gratte, des pustules ou des vésicules environnées d'une aréole enflammée. Dans quelques cas, on ne distingue aucune trace d'ulcération. On croit voir des petits canaux dilatés, ou les conduits de plusieurs follécules glanduleux, d'où s'échappe lentement une humeur visqueuse et rougeâtre. Il peut également arriver, surtout dans la Teigne muqueuse, que la peau s'élève en tumeurs circonscrites, pisiformes ou coniques, assez dures à leur base, ayant leur sommet mou et blanchâtre, lequel contient une liqueur flavescente. Cette liqueur se répand avec fétidité, soit qu'on lui donne issue avec l'instrument, soit que ces tumeurs crèvent spontanément, après qu'on a provoqué leur suppuration par des cataplasmes.

XXIII. Bientôt les cheveux sont inondés de cette matière impure, qui les agglutine les uns aux autres, en se coagulant par l'action de l'air et de la chaleur. Les flots de cette humeur visqueuse qui coule d'une source abondante, et qui ressemble quelquefois à de la résine fondue, se succèdent et se chassent, pour ainsi dire, réciproquement. De-là proviennent une multitude de couches croûteuses ou squammeuses, qui forment, par leur réunion, un couvercle horrible et hideux sur la tête. Mais sous ce couvercle réside une sanie putride, qui attaque la peau, qui ronge les cheveux jusque dans leur bulbe, qui consume le tissu muqueux voisin, qui menace jusqu'à la substance osseuse du crâne. Quelques malades sont en proie à des douleurs nocturnes et atroces. Quelques autres tombent dans une maigreur funeste qui arrête les progrès de leur accroissement.

XXIV. C'est surtout lorsque les Teignes se sont manifestées dès la naissance, ou lorsqu'on a négligé longtemps les moyens applicables à leur curation, que leurs ravages sont considérables. C'est alors qu'on voit des abcès se former dans le cuir chevelu; c'est alors qu'on voit survenir des engorgemens glanduleux à l'occiput, au col, aux épaules, sous les aisselles; les oreilles parfois s'enflent et se tuméfient d'une manière monstrueuse; les paupières irritées sont rouges et larmoyantes. Une odeur repoussante s'exhale des pustules, qui, insensiblement sont devenues voisines et confluentes. Les anciens cheveux tombent déracinés. Ceux qui les remplacent sont blancs, mous, s'allongent à peine; leurs touffes claires et fines, ressemblent à une matière lanugineuse. L'esprit n'est apte à aucun travail intellectuel; le corps n'est propre à aucun exercice physique. Enfin j'ai vu quelquefois cette effroyable maladie attaquer radicalement les plus précieuses sources de la conservation humaine, et retarder longtemps le développement organique de la puberté. C'est ce que j'ai particulièrement observé chez le nommé Hilaire Frévin, menuisier de profession. Ce jeune homme parcourt maintenant sa vingt-unième année, et n'a encore aucun des signes qui caractérisent la virilité. Ses parties génitales sont d'un très-petit volume; elles ne sont point couvertes de poils. Sa voix est claire et analogue à celle d'un enfant qui n'auroit que douze ans. Sa taille a presque la même disproportion. Hilaire Frévin est né avec la Teigne faveuse, et son père en étoit atteint. Il est à remarquer qu'un phénomène absolument identique s'est manifesté sur deux filles, dont l'une étoit âgée de seize ans, et l'autre de vingt. Toutes deux paroissoient n'en avoir que dix. Elles étoient dans un état d'amaigrissement déplorable, n'étoient point encore réglées, etc. Il y avoit des plaques faveuses sur différentes parties de leurs corps ; les glandes cervicales étoient engorgées, et cette affection s'étoit développée en elles presqu'aussitôt après leur naissance.

XXV. Les Teignes coexistent quelquefois avec d'autres altérations, qui se manifestent ailleurs que dans le cuir chevelu. Celle qui mérite surtout une grande attention de la part des pathologistes, c'est la difformité qui survient dans les ongles chez certains individus atteints du favus, surtout lorsque cette maladie se continue longtemps après la puberté. Il se présenta à Murray une jeune fille atteinte d'une difformité remarquable et de la décoloration de l'ongle du petit doigt de la main gauche. En coupant cet ongle avec un couteau, on en faisoit sortir une humeur glutineuse, semblable à celle qui s'échappoit de sa tête. Plusieurs auteurs ont noté ce singulier phénomène, qui paroît avoir quelque analogie avec ce qui se passe dans la plique. Ce n'est pas, du reste, le seul point de contact que ces deux maladies ont entre elles, ainsi que j'aurai occasion de le démontrer, ce qui les rapproche naturellement dans les distributions nosologiques.

XXVI. Les diverses Teignes que nous avons décrites, attaquent rarement les enfans pendant la lactation ; j'en excepte pourtant la Teigne muqueuse.

Il est constaté que le plus grand nombre des individus qui éprouvent ces affections, ont atteint leur deuxième année, et qu'elles exercent leurs ravages jusqu'au premier septénaire; elles se prolongent quelquefois au-delà de ce terme, mais plus rarement. Il arrive néanmoins que quelques espèces de Teigne se remarquent dans l'âge avancé. Telle est principalement la Teigne faveuse; la Teigne amiantacée n'est familière qu'aux adultes. Il suffit, pour s'en convaincre, de consulter les observations que nous avons recueillies.

XXVII. Il n'en est pas des Teignes comme de beaucoup d'autres éruptions qui se perpétuent dans l'économie animale, quand on néglige de les combattre, et qui ne s'éteignent jamais d'une manière spontanée. La nature, qui provoque ces exanthêmes pour des fins qui ne sont point encore parfaitement connues, les fait ordinairement disparoître au développement de la puberté, souvent même avant cette époque, alors même que l'art n'y a apporté aucun secours.

XXVIII. J'ai déjà dit que l'apparition des Teignes étoit accompagnée de l'engorgement de certaines glandes. On ne peut assurer si cet engorgement est la cause ou l'effet de ces éruptions cutanées, ou s'il n'est qu'un symptôme concomitant, attendu que tantôt il précède, tantôt il ne fait que suivre leur développement. Souvent la tuméfaction glanduleuse est tellement liée aux Teignes, qu'elle disparoît lorsqu'on parvient à les guérir. Il ne faut, du reste, confondre cette tuméfaction ni avec l'engorgement scrophuleux, ni avec l'engorgement vénérien, et elle cède à des moyens tout différens.

XXIX. J'ai souvent cherché à déterminer, dans l'intérieur de l'hôpital Saint-Louis, le nombre relatif des différentes espèces de Teigne, et M. le docteur Gallot m'a fréquemment aidé dans ce calcul. La Teigne faveuse est celle qui s'est le plus fréquemment présentée à nos regards. Sur cent individus que nous soumettions à notre examen, il y en avoit au moins quatre-vingt-dix qui en étoient affectés. La Teigne granulée fait à-peu-près la dixième partie des observations que j'ai pu rassembler. Nous avons vu plus rarement encore la Teigne furfuracée, ce qui provient peut-être de ce que cette espèce, moins incommode et moins alarmante que les précédentes, ne force point les malades à venir réclamer les secours de l'art dans les hôpitaux. La Teigne amiantacée paroît être la plus rare, et c'est pour cela, je pense, qu'aucun auteur n'avoit jusqu'à ce jour songé à la décrire. Quant à la Teigne muqueuse, elle abonde à l'excès dans les grandes villes; mais comme elle survient d'ordinaire pendant la durée de l'allaitement, ou dans les deux premières années de la vie, on sépare rarement de leurs mères ou de leurs nourrices les enfans qui en sont atteints.

ARTICLE II.

Des Causes organiques qui influent sur le développement des Teignes.

XXX. Je ne rapporterai point les opinions des anciens sur les causes organiques qui favorisent l'éruption des différentes espèces de Teigne. Les un l'attribuent à une bile dégénérée, les autres à de humeurs acides, alcalines, âcres, etc. Certains ac cusent un sang vicié et corrompu qui existoit, soi chez les parens, soit chez les nourrices. Mais dan un ouvrage consacré à des vérités exactes, il fau mettre de côté le verbiage scolastique. Les phéno mènes morbifiques dont il s'agit, s'expliquent faci lement par les loix naturelles de la vie; car si l Teigne muqueuse disparoît ordinairement quan l'acte de la dentition est terminé, si les autre Teignes s'éteignent pour la plupart, quand la pu berté se déclare, sur quel fondement pourroit-on attri buer une telle origine à ces sortes d'exanthèmes Les considérations qui suivent, contribuent, ce m semble, à éclairer davantage ce problême physio logique.

XXXI. Qui ignore, en effet, que chaque époque de notre existence est spécialement destinée au dé veloppement de certains systêmes de l'économie animale? C'est ainsi que la nature, ayant surtout réservé le temps de l'enfance au perfectionnement de la tête et du viscère important qu'elle renferme, y entretient pour cet objet le foyer d'une vie plus active et plus énergique. Ajoutons que tous les phénomènes organiques coopèrent au même but. Le sang circule avec plus de rapidité dans l'intérieur du cerveau, et il paroît s'y faire un plus grand afflux d'humeurs et de sucs nutritifs. Dailleurs, c'est à cet âge que s'effectue l'acte de la dentition : de-là vient que la chaleur de la tête doit singulièrement s'accroître, comme le prouvent manifestement la rougeur et l'inflammation des joues, l'abord d'une quantité plus considérable de salive et de mucus dans les fosses gutturales, etc.

XXXII. A cette cause purement organique se joint l'influence puissante des habitudes physiques. Les enfans sont à peine sortis du sein de leur mère, que leur tête est soigneusement recouverte de plusieurs bonnets. Le corps est serré par des langes qui font fuir les liquides vers les extrémités supérieures, etc. Peut-être aussi que les phénomènes intellectuels concourent pour quelque chose à augmenter l'action vitale dans l'appareil cérébral; car, c'est à cette même époque de la vie, que tous les sens sont diversement exercés, que la mémoire s'enrichit et s'éclaire, etc. Il n'est donc pas surprenant que cette partie de l'organisation soit alors plus sujette que les autres aux affections morbifiques, et qu'alors, par conséquent, les altérations du cuir chevelu soient les plus fréquentes. C'est encore cette extrême susceptibilité du système lymphatique de la tête pendant la durée de l'enfance, qui donne lieu à l'hydrocéphale et à d'autres maladies qui ont le même siége.

XXXIII. Les considérations que je viens d'exposer dans le paragraphe qui précède, ont été souvent établies par les physiologistes modernes, et entre autres par M. Œtinger, qui a disserté pour savoir si l'on pourroit tenter l'inoculation de la Teigne muqueuse par imitation de celle du virus variolique, à l'effet de préserver ou même de guérir les enfans de certaines maladies rebelles. L'idée particulière de ce praticien est fondée sur la nécessité générale d'un exanthême quelconque dans le cuir chevelu à cette période de la vie, et sur les avantages qui en résultent pour la conservation de la santé. M. Lhomme, qui exerce notre art à Oulchy-le-Château, paroît surtout l'avoir appréciée, lorsqu'il a heureusement communiqué une éruption de cette espèce à un enfant de trois ans, pour remédier aux symptômes d'une entérite chronique, qui l'entraînoient de jour en jour dans un dépérissement extrême. Cet enfant n'avoit jamais éprouvé de gourme. Son médecin crut, en conséquence, qu'il étoit salutaire de déplacer l'irritation fixée aux viscères du bas-ventre, et de la transporter sur le cuir chevelu. Il trempa pour cet objet le bout d'une lancette dans le fluide ichoreux fourni par la Teigne muqueuse, et l'inocula par six piqûres au front du petit malade. Pour mieux assurer le succès de cette expérience, tous les soirs on enveloppoit sa tête d'un linge imbibé de la même matière. Dix jours après, la face et le front furent masqués de croûtes humides. L'apparition de cet exanthême appaisa, d'une manière surprenante, les accidens de l'entérite. La sensibilité de l'abdomen diminua de jour en jour : la diarrhée fut moins considérable à mesure que l'éruption se manifesta. L'enfant recouvra peu à peu son appétit et ses forces. Il ne resta de cette affection qu'un léger dévoiement et un goût dépravé pour les substances terreuses ; mais ces symptômes disparurent par l'emploi de quelques toniques. Au surplus, mes expériences à l'hôpital Saint-Louis m'ont prouvé que ces sortes d'inoculations pouvoient être tentées avec fruit. Je dirai plus bas ce que j'en ai obtenu.

XXXIV. Il semble donc qu'il faille comparer les matières croûteuses ou squammeuses dont se purge le cuir chevelu des enfans, aux diverses gommes ou aux sucs dont certains arbres se débarrassent par leurs écorces, quand ces sucs sont élaborés par une activité organique trop considérable; et ces éruptions sont presque toujours le résultat d'un principe de vie exubérant, auquel la nature fournit une issue. Le vulgaire même est convaincu de cette vérité : aussi voit-on les femmes du peuple regretter souvent que leurs nourrissons soient dépourvus de ces sortes d'exanthêmes, et faire des efforts pour les faire naître. Les gens de l'art les plus expérimentés forment le même vœu. Ceci s'applique particulièrement aux ulcérations superficielles qui constituent la Teigne muqueuse que l'on cherche journellement à provoquer par des applications topiques stimulantes. On ne peut contester les heureux effets qui en proviennent.

XXXV. Toutes les Teignes même, quelque pernicieux que soit leur caractère, ont toujours dans leur marche un but d'utilité réelle, qui est de détourner par la peau des principes qui surabondent dans l'économie animale, et dont la présence ne pourroit que nuire à la plénitude de ses fonctions organiques. On explique, d'après cette vue, pourquoi la rétropulsion de ces exanthêmes a été, dans quelques cas, si fatale. Des observateurs dignes de foi ont vu le lobe droit du cerveau tomber en suppuration, l'hydrocéphale survenir, les glandes mésentériques devenir squirreuses, etc. Forestus, Bonet, Hoffmann, citent des accidens qui ont été très-funestes. Quelquefois la nature supplée par d'autres voies à ces dépurations morbifiques. J'ai vu des dévoiemens opiniâtres succéder à la suppression spontanée de la Teigne muqueuse. Le fait qui suit est digne de remarque. Il y avoit à l'hôpital Saint-Louis une jeune fille atteinte d'une Teigne furfuracée ; on lui frottoit la tête avec des fleurs de soufre incorporées dans du sain-doux. Lorsque les démangeaisons du cuir chevelu s'appaisoient, la malade éprouvoit un prurit violent dans les parties génitales, et il s'y manifestoit une éruption de boutons rougeâtres. Au contraire, lorsqu'on discontinuoit pendant quelques jours l'application du soufre, ce prurit et cet exanthême n'avoient plus lieu, et la Teigne se montroit de nouveau. Nous observions également qu'à mesure que la Teigne, combattue par des applications sulfureuses, se dissipoit, les urines de cette jeune fille se chargeoient d'un sédiment très-épais.

XXXVI. Tous les tempéramens ne favorisent pas également la production des Teignes. Le favus attaque principalement les individus qui vivent sous la prédominance sanguine et bilieuse. J'ai observé cette affection sur des têtes dont les cheveux étoient noirs, blonds et même rouges. Les enfans les plus sujets à la Teigne granulée, sont ceux dont la peau est brune ou basanée. Ils ont, en général, le teint moins fleuri que dans la Teigne précédente. La Teigne furfuracée existe le plus communément chez les individus dont les cheveux sont d'un châtain clair. La Teigne amiantacée a constamment été observée dans les constitutions mélancoliques ; la Teigne muqueuse affecte les enfans dont les cheveux ont une belle couleur d'or, etc.

XXXVII. La disposition à manifester les symptômes des Teignes paroît se transmettre héréditairement, si j'en crois du moins les renseignemens fournis sur les enfans soignés à l'hôpital Saint-Louis. J'ai vu, en outre, plusieurs fils d'une même mère attaqués à la fois d'une même espèce de Teigne, et chez lesquels, elle s'étoit déclarée alors même qu'ils étoient séparés les uns des autres; en sorte qu'on ne peut pas dire qu'ils l'avoient contractée par contagion. D'ailleurs nous prouverons plus bas que cette voie de communication n'est pas aussi fréquente qu'on le pense ordinairement, et qu'il faut faire beaucoup de restrictions à ce qu'on a dit à ce sujet.

ARTICLE III.

Des Causes extérieures que l'on croit propres à favoriser le développement des Teignes.

XXXVIII. On a regardé les alimens grossiers et indigestes, principalement ceux qui abondent en principe albumineux, comme pouvant favoriser particulièrement la naissance des différentes espèces de Teigne. On a attribué le même effet à la saleté dans laquelle la plupart des enfans sont élevés. Ces causes peuvent sans doute y contribuer, puisque cette maladie est, pour l'ordinaire, le triste apanage des personnes indigentes. Le favus surtout semble attaquer les individus qui ont langui dans des lieux humides et mal-propres; il abonde dans les quartiers de Paris qui sont principalement consacrés à la retraite des pauvres. Mais on observe quelquefois cette affection sur des enfans qui appartiennent à des parens riches et aisés. Il est vrai que ces derniers sont plus enclins à la Teigne granulée ou à la Teigne muqueuse.

XXXIX. Est-ce par voie de contagion que la Teigne se propage ainsi d'une manière aussi rapide parmi les enfans des pauvres? Est-ce par l'habitude qu'ont la plupart d'entre eux de se servir du même peigne pour leurs cheveux? Quelques observations semblent le prouver. La plus grande fréquence des Teignes dans les villes que dans les campagnes, paroît venir à l'appui de cette assertion. La même remarque se fait encore dans les hôpitaux, dans tous les lieux où beaucoup d'individus sont rassemblés. Cependant, qu'il me soit permis de le dire; on a beaucoup exagéré les dangers de cette communication. M. Gallot a constaté, par quatre exemples, que si la Teigne est contagieuse, elle l'est moins fréquemment qu'on ne se l'imagine, et qu'il faut du moins des causes prédisposantes pour faciliter sa transmission d'un individu à l'autre. Il fait mention, dans sa Thèse soutenue à l'Ecole de Médecine de Paris, d'un officier de santé qui tenta vainement de donner cette maladie à deux petites filles scrophuleuses, dans la croyance où il étoit que leur corps en contenoit déjà le germe, et qu'il étoit important de l'appeler à la peau. Ce fut vainement que, pendant huit jours, il mit tous les soirs sur leur tête rasée un linge imbibé de pus fourni par cet exanthême. Ce même chirurgien parvint néanmoins, dans la suite, à communiquer le favus à un autre enfant âgé de six ans et demi, par l'application réitérée d'un cataplasme tellement imprégné de virus teigneux, qu'il répandoit une odeur fétide comme l'urine de chat. Mais M. Gallot cite deux cas ultérieurs où la contagion ne s'est point effectuée, malgré les circonstances les plus favorables.

XL. Des faits particuliers, dont j'ai été le témoin, m'ont paru également propres à justifier l'opinion que je viens d'émettre sur la difficulté avec laquelle se propagent les exanthêmes du cuir chevelu. J'ai vu un enfant élevé dans une pension, qui n'a jamais communiqué la Teigne granulée dont il étoit atteint, quoiqu'on eût négligé de le séparer de ses compagnons d'étude avec lesquels il jouoit continuellement. La nommée Jeanne-Magdelaine Duval, âgée de treize ans, qui est venue se faire traiter à l'hôpital Saint-Louis, couchoit constamment avec sa sœur depuis six mois, sans lui avoir communiqué le favus dont elle étoit affligée depuis son enfance. Ne pourrois-je pas alléguer un nombre infini de pareilles preuves? Au surplus, on trouve rarement les occasions de procéder à des expériences directes sur le caractère contagieux de ces affections. J'ai tenté néanmoins des essais prudens, dans les cas où leur suppression m'avoit paru entraîner des inconvéniens pour la santé. J'ai essayé de redonner la Teigne comme on essaie de redonner la gale, et cet expédient ne m'a réussi que dans une seule circonstance pour la Teigne faveuse. Je puis pourtant ajouter que, dans un autre cas, des linges humectés dans le pus abondant d'une Teigne muqueuse, ont provoqué quelques petites ulcérations derrière les oreilles d'un sujet scrophuleux, chez lequel je cherchois à réveiller l'action cellulaire par l'intromission d'un virus étranger. J'ai lieu de soupçonner que ces moyens, d'un ordre entièrement nouveau, seroient d'un secours très-avantageux dans le traitement des maladies lymphatiques. Que conclure, en conséquence, des deux faits isolés que j'expose? N'est-il pas manifeste que la qualité contagieuse des Teignes n'est point encore rigoureusement démontrée pour tout observateur exact et judicieux, et que cette question problématique nécessite au moins des recherches nouvelles?

XLI. Au surplus, on a assigné, avec raison, une infinité de sources diverses à l'affection cutanée dont il s'agit. En général, tout ce qui augmente l'activité de la circulation, peut servir de stimulus pour le cuir chevelu, et diriger vicieusement un afflux d'humeur morbifique vers la tête, qui jouit alors d'une sorte d'exubérance vitale. Il peut arriver même que plusieurs causes nuisibles concourent à-la-fois pour augmenter le mouvement tonique de cet organe.

Parmi ces causes, il faut principalement compter les chagrins, les emportemens, et autres passions de l'ame auxquelles s'abandonnent imprudemment les nourrices. Nous avons vu, à l'hôpital Saint-Louis, Lucie Dugard, âgée de vingt-deux mois, née d'une mère qui se portoit habituellement à des excès de fureur. Cette petite fille, ayant teté de son lait à la suite d'un de ses violens mouvemens de colère, fut dès-lors attaquée d'une Teigne muqueuse qui occupoit le front, la face et les oreilles, et qui laissoit écouler une humeur jaunâtre et visqueuse. Il est bien remarquable que cette Teigne diminuoit d'intensité quand la mère étoit plus calme et sur-tout plus sobre ; car nous apprîmes également que cette femme dénaturée se livroit quelquefois au vin sans aucune retenue. Elle étoit d'ailleurs très-débauchée.

ARTICLE IV.

Du Siége spécial des différentes espèces de Teigne.

XLII. Le siége des Teignes est une question qui a beaucoup d'intérêt pour les pathologistes. Plusieurs médecins établissent leur siége primitif dans les bulbes des cheveux ; mais aucun fait positif ne le démontre. On a vainement allégué l'alopécie comme une preuve irrécusable de cette assertion ; car, outre que ce phénomène n'est pas constant, et qu'il ne s'observe que dans les Teignes qui ont fait des progrès considérables, il survient dans d'autres maladies qui tiennent à des lésions entièrement étrangères au cuir chevelu. D'ailleurs, le favus attaque très-souvent des parties qui sont dépourvues de cheveux, comme le derrière des épaules, les reins, les cuisses, etc. La Teigne muqueuse irrite le front, la face, le col, les oreilles, etc. Il est donc à présumer que, dans ces sortes de cas, l'altération du tissu réticulaire suffit pour mettre en évidence la véritable origine des Teignes. Les cheveux ne peuvent, en général, prospérer quand ce tissu est profondément atteint dans les fonctions qui lui sont départies. Ils doivent, par conséquent, périr, parce qu'ils manquent des sucs nécessaires à leur nutrition. N'est-ce pas ainsi que les plantes cessent de végéter et de croître sur un sol stérile et ingrat ?

XLIII. Les Teignes paroissent donc avoir leur siége primitif dans le tissu réticulaire. Des anatomistes modernes ont jeté quelques lumières sur la disposition physique de cette partie si remarquable du système dermoïde. L'ingénieux artifice de quelques injections fines a paru démontrer que ce tissu n'est autre chose qu'un lacis de petits vaisseaux qui, projetant leurs troncs déliés à travers les pores incalculables du chorion, viennent se ramifier à sa surface et autour des papilles avec une admirable symétrie. C'est un système capillaire universel destiné à charrier les fluides qui colorent les différens individus et offrent des nuances très-variées. Ne pressent-on pas déjà quel jour pourroit jeter sur les maladies cutanées une étude plus approfondie de ces conduits, si long-temps inappercus, et qui ont, avec les tempéramens, les âges, les sexes, les climats, et beaucoup d'autres circonstances, un rapport bien digne de nos méditations?

XLIV. Quand les propriétés vitales des vaisseaux dont la réunion constitue le corps réticulaire sont irritées par la teigne, cette irritation fait passer le sang dans leur intérieur, et alors la peau paroît rouge et enflammée. Tous les phénomènes de la phlegmasie s'établissent bientôt sur le cuir chevelu, et donnent lieu à des exsudations diverses, dont la concrétion est la matière des exanthêmes qui frappent nos regards. Les papilles nerveuses qui sont comme enchâssées dans le réseau vasculaire dont il s'agit, sont vraisemblablement le siége des démangeaisons, des cuissons, du prurit, etc. auxquels les malades se trouvent si souvent en proie. Mais à mesure que les Teignes se prolongent et étendent leurs ravages, le chorion s'affecte, ainsi que les autres tissus qui concourent à l'organisation du système dermoïde.

ARTICLE V.

Des Résultats fournis par l'Autopsie cadavérique, dans les différentes espèces de Teigne.

XLV. Les autopsies cadavériques donnent souvent lieu à des erreurs très-graves, quand on se presse d'en déduire trop vîte des conclusions sur la nature, le siége et les causes des diverses maladies.

Il est si facile de se méprendre, quand on veut apprécier et distinguer sainement les lésions essentielles, accidentelles, sympatiques ou symptomatiques. Je n'ai pourtant pas négligé ce moyen de recherche, quoique les accidens qui suivent l'invasion des différentes Teignes occasionnent fort rarement la mort. Mais ces maladies se compliquent quelquefois avec d'autres beaucoup plus dangereuses, telles, que le carreau, les scrophules, ect., ce qui fournit des occasions plus fréquentes de procéder à des examens anatomiques.

Première Autopsie cadavérique. — L'individu dont il est ici question, est mort sous nos yeux à l'hôpital Saint-Louis, des suites de la Teigne faveuse, qui avoit enveloppé la presque totalité de son corps. C'étoit un enfant de treize ans qui demandoit l'aumône pour vivre; il étoit sans asyle, et couchoit souvent dans les rues de Paris. Il fut réduit à un degré si considérable d'émaciation, qu'il succomba avant même que nous eussions pu l'interroger assez longtemps pour savoir de lui tous les détails relatifs à la marche et aux progrès de sa maladie. L'examen anatomique du cadavre donna lieu aux observations suivantes : Tout le cuir chevelu étoit couvert d'une calotte formée par des croûtes faveuses, dont les unes jaunes étoient régulièrement creusées en godet, et les autres blanchâtres et brisées n'offroient qu'une masse de tubercules sans aucune figure déterminée. La peau du milieu de la tête étoit fendillée, excoriée, enduite d'une concrétion sanguinolente. Privation d'épiderme. Le corps réticulaire, le chorion et le tissu cellulaire sous-cutané, participoient à l'altération. Les os pariétaux, l'occipital et le frontal, dépouillés, avoient un aspect très-rougeâtre. La peau du col disséquée laissa voir un chapelet de glandes endurcies. Sur les épaules, les reins et la partie externe des cuisses, on remarquoit d'autres larges plaques de boutons faveux, dont les uns, en tombant, laissoient la peau déprimée et tachée d'un violet noirâtre, et dont les autres, très-adhérens, étoient excavés dans leur milieu comme ceux du cuir chevelu. Le cerveau ne montra rien de particulier. Dans la cavité de la poitrine, tout étoit également sain. Il n'en étoit pas de même dans le bas-ventre. On voyoit le long du mésentère une série de petites concrétions squirreuses et blanches; le foie, la rate, le pancréas, le conduit intestinal, etc., n'étoient point endommagés.

Deuxième Autopsie cadavérique. — Dans le courant de l'année 1804, le cadavre d'un enfant mâle fut apporté dans l'amphitéâtre de M. Beauchêne, pour les travaux anatomiques. Cet enfant, chez lequel la dentition ne s'étoit point encore effectuée, étoit âgé d'environ six ans. On procéda à son ouverture. L'individu avoit la tête couverte d'une Teigne faveuse qui en occupoit toute la surface, et s'étendoit même en devant jusque sur les sourcils, et en arrière jusqu'à la partie supérieure du col. Ayant procédé à un examen très-attentif de toutes les parties affectées, on s'apperçut bientôt que l'altération ne se bornoit point au tégumens de la tête. L'aponévrose occipitale, le péricrâne, le tissu osseux lui-même, avoient été envahis. Alors M. Beauchêne desirant mieux connoître l'espèce d'altération que les os avoient pu éprouver, soumit la tête à une ébullition assez prolongée. Il vit bientôt que la plus grande partie des pariétaux, ainsi qu'une portion de l'os frontal, avoient acquis beaucoup d'épaisseur, que leur lame externe étoit enlevée, et laissoit leur tissu spongieux parfaitement à découvert.

Troisième Autopsie cadavérique. — L'enfant dont il s'agit est mort d'une affection scrophuleuse, après avoir langui plusieurs années dans les différens hôpitaux. Tous les cheveux de la partie postérieure de sa tête étoient collés par de petites croûtes sèches et de couleur brune, qui, par leur caractère, constituoient véritablement la Teigne granulée. La peau du crâne étoit dénuée d'épiderme en trois endroits différens : le corps réticulaire étoit enflammé et rouge; mais les autres tissus ne paroissoient affectés d'aucune lésion. Il y avoit plusieurs altérations glanduleuses, entièrement étrangères à la Teigne, et totalement dépendantes de la maladie qui a fait périr le sujet.

Quatrième Autopsie cadavérique. — Nous avons procédé à l'ouverture du corps de Marie l'Enfant, âgée de vingt-quatre ans, et décédée à l'hôpital Saint-Louis, par les suites d'une Teigne faveuse qui avoit son siége sur toutes les parties du corps. Cette femme étoit atteinte de cette maladie depuis sa naissance. Son tempérament étoit lymphatique. Elle avoit les cheveux et les sourcils châtains. Elle n'avoit jamais été réglée. Ses mamelles n'avoient reçu aucun développement. Aucun signe n'indiquoit absolument qu'elle étoit parvenue à l'époque de la puberté. Lorsqu'elle arriva à l'hôpital, elle étoit dans le marasme. La prostration des forces étoit extrême. Ses dents étoient fuligineuses; son pouls petit, irrégulier; souvent elle étoit prise d'un délire très-agité, auquel succédoit un assoupissement qui duroit quelques heures. Elle mourut. Voici ce que nous observâmes : maigreur extrême de tout le corps, croûtes teigneuses sur les épaules, les bras et les avant-bras, sur les cuisses et les jambes; il y en avoit aussi un assez grand nombre sur le cuir chevelu. Toutes ces croûtes offroient un centre déprimé, et des bords relevés, une couleur jaune, etc. Dans certains endroits du corps, on remarquoit des cicatrices blanchâtres, qui désignoient les lieux où avoient existé des boutons de Teigne faveuse. La peau, qui étoit d'un gris sale, étoit ridée et flétrie dans toute sa surface. Les ongles des doigts et des orteils étoient entièrement déformés, épaissis et rugueux. Le cerveau n'offroit aucune altération digne de nos remarques. Dans la cavité droite de la poitrine, il y avoit un verre d'un liquide séreux, et quelques flocons albumineux. Nous trouvâmes que les viscères abdominaux étoient dans l'état naturel. Nous vîmes seulement que la matrice étoit très-petite et très-peu développée. Extérieurement, à peine on appercevoit quelques poils sur les parties génitales.

Cinquième Autopsie cadavérique. — Un jeune homme âgé de vingt-deux ans, entra il y a près de six mois à l'hôpital Saint-Louis, pour s'y faire traiter d'une Teigne faveuse; il étoit alors atteint de tous les symptômes de la fièvre hectique. L'émaciation étoit extrême, la toux étoit fréquente, le malade éprouvoit des sueurs pendant la nuit, une chaleur très-grande à la paume des mains, et à la plante des pieds. Il fut enfin entraîné par un dévoiement qui le fatiguoit depuis fort long-tems. Nous procédâmes à l'examen du cadavre. Sa peau étoit très-aride. Elle étoit recouverte de boutons faveux, principalement sur les sourcils, le nez, la partie supérieure du front, l'occiput. Il y en avoit de plus, sur les joues, sur les bras et les cuisses. Les parties génitales étoient extrêmement peu développées. Elles n'étoient point ombragées de poils. Nous fimes une étude particulière des trois cavités; le poumon gauche présenta des tubercules qui étoient en pleine suppuration. Le poumon droit présentoit aussi beaucoup de tubercules, mais manifestement plus petits que ceux du poumon gauche; et aucun de ces tubercules n'étoit en suppuration. Les viscères du bas-ventre étoient amoindris, mais non altérés. Ce qu'il y eut de plus intéressant, c'est l'examen de la boîte osseuse du crâne dans la partie qui correspondoit aux boutons; on observoit que les os pariétaux étoient très amincis, et offroient une altération très-remarquable dans le tissu diploïque. Les os du reste du corps étoient d'une friabilité extrême. Les côtes se brisoient par le moindre effort.

XLVI. M. Gallot fait mention, dans sa *Thèse sur la Teigne*, de cinq autopsies déjà consignées dans les registres de l'École de Médecine de Paris ; mais elle n'offrent rien de particulier. Il faut en convenir ; l'Anatomie pathologique a peu découvert, relativement au mode précis d'altération que doivent subir les divers tissus de la peau, le tissu cellulaire, les glandes, les nerfs, etc., dans les différentes espèces de Teigne; et il est à desirer qu'on se livre à des recherches plus étendues et plus soigneusement exécutées.

ARTICLE VI.

Des résultats fournis par l'analyse chimique des matières croûteuses et furfuracées, qui appartiennent aux différentes espèces de Teigne.

XLVII. DÉJA M. Gallot s'étoit occupé de la nature des écoulemens fournis par les exanthêmes teigneux; il avoit engagé M. Thénard, chimiste habile, à soumettre une certaine quantité de croûtes faveuses à une analyse exacte. Ces croûtes, soigneusement examinées, ne parurent être formées que d'albumine coagulée; un sixième seulement fut soluble par l'eau, et les réactifs indiquèrent la présence de la gélatine et du phosphate de chaux. Mais ces renseignemens ne pouvoient suffire; il falloit les étendre, pour qu'ils fussent d'une importance plus médicinale. En conséquence, d'après mon invitation, M. Vauquelin a bien voulu procéder à des recherches comparatives, sur les croûtes et les squammes provenant de trois différentes espèces de Teigne, telles que la faveuse, la granulée et la furfuracée : ce savant célèbre a exécuté ce travail intéressant, de concert avec M. Cabal, l'un de ses élèves et coopérateurs les plus zélés. J'estime qu'il est sans doute superflu de détailler ici les procédés qu'ils ont suivis, pour arriver à une connoissance parfaite des produits. Je me borne à dire qu'il est résulté de leurs expériences, que la Teigne faveuse est plus albumineuse que gélatineuse; que la Teigne furfuracée est, au contraire, plus gélatineuse qu'albumineuse, et que la Teigne granulée est toute gélatineuse. Voilà donc la Chimie qui vient, en quelque sorte, mettre le sceau aux différences spécifiques que j'ai cru devoir établir dans cet Ouvrage. Il est à regretter sans doute que nous n'ayons pu joindre à ce résultat analytique, celui que doivent nécessairement offrir, à leur tour, la Teigne amiantacée et la Teigne muqueuse, d'autant que cette dernière semble receler un principe qui est comme caséeux, si l'on en juge du moins par l'odeur qu'elle exhale. Mais la matière des desquammations fournies par ces deux exanthêmes est si difficile à recueillir, que nous avons été contraints de différer encore cet examen.

ARTICLE VII.

Considérations sur les méthodes employées pour la guérison des Teignes.

XLVIII. Quand on consulte les auteurs, on s'apperçoit généralement qu'ils ont eu la prétention de vouloir guérir les Teignes, avant d'apprendre à les bien connoître : aussi est-on surpris du vaste arsenal de recettes qu'ils ont rassemblées pour y parvenir. Mais cette abondance de moyens réputés curatifs, atteste plutôt notre indigence que nos ressources. En effet, plus il y a de remèdes proposés contre une affection quelconque, plus on doit croire qu'il y a eu de tentatives infructueuses. C'est parce que certains médicamens n'ont pas réussi, qu'on a fait des recherches innombrables pour en trouver d'autres.

XLIX. Qu'est-il donc arrivé, relativement à la guérison des Teignes? Rien n'a été fixé avec précision. On a accumulé sans choix les formules empiriques, et cette partie intéressante de la Pathologie cutanée est tombée entre les mains des charlatans. Mais, je le demande, que peuvent être des méthodes qui ne sont point appuyées sur une connoissance profonde de l'état des propriétés vitales? Etrange traitement que celui qui nous laisse dans une ignorance complète des rapports de l'organisation avec les remèdes!

L. Nous avons déjà dit que les différentes éruptions du cuir chevelu avoient un but manifeste pour la conservation de l'économie animale. Avant de leur opposer des méthodes curatives, il convient donc d'examiner s'il est salutaire de les guérir; et ce n'est pas sans une sorte de fondement, je pense, que le célèbre Ambroise Paré recommandoit au chirurgien de ne point entreprendre leur traitement.

LI. Sans adopter rigoureusement une assertion de ce genre, on ne sauroit nier que la guérison trop prématurée de la Teigne, n'expose quelquefois à des inconvéniens graves les individus qui en sont atteints. J'ai donné mes soins à une jeune fille, âgée de quatorze ans, qui éprouvoit des maux d'estomac intolérables, accompagnés d'un catarrhe utérin, pour s'être délivrée de cet exanthême avec trop de précipitation. On amena à l'hôpital Saint-Louis une femme dont le front étoit couvert de boutons faveux, qui avoit perdu la vue après avoir placé sur sa tête un violent répercussif. N'a-t-on pas observé que, dans quelques circonstances, le virus de la Teigne se déployoit sur les articulations, et entraînoit même le spina ventosa ou la phthisie scrophuleuse? D'autres fois, les malades tombent dans les langueurs de la fièvre hectique; l'irritation se transporte sur les glandes du mésentère, et il peut survenir une diarrhée mortelle. La meilleure cure de cette maladie seroit, sans contredit, celle qui s'opéreroit d'elle-même par l'action simple des puissances médicatrices, comme cela arrive ordinairement au milieu des troubles organiques de la puberté.

LII. Cependant, l'irritation vive que les Teignes graves excitent presque toujours sur le cuir chevelu, les atteintes profondes qu'elle portent aux glandes, au sytême lymphatique, au tissu cellulaire, ainsi que je l'ai surtout observé dans la Teigne faveuse, ne permettent point de confier, dans tous les cas, leur guérison aux seules forces de la nature. Les lumières de notre art sont souvent d'une nécessité absolue; et, il faut le dire, autant la cure des éruptions dont il s'agit, est préjudiciable à l'économie animale, quand elle est entreprise d'une manière prompte et inconsidérée, autant elle est salutaire, quand on procède d'après une méthode sage et des secours médicinaux savamment appropriés. Il est temps, en conséquence de dégager le traitement des diverses Teignes de tout le *farrago* d'un aveugle empirisme. Il paroît, du reste, que les anciens avoient envisagé ce traitement d'une manière beaucoup plus médicinale que les modernes. Alexandre de Tralles vouloit qu'on se dirigeât d'après les indications générales que fournit la considération des individus et celle de leur genre de vie. L'immortel Rhazès, qui a acquis tant de gloire dans la description de certains exanthêmes, assignoit un mode de curation à chaque tempérament. Il est vrai qu'il a fait à ce sujet des distinctions subtiles, qui ne sont pas d'un grand intérêt pour l'observation clinique.

ARTICLE VIII.

Du Traitement interne employé pour la guérison des Teignes.

LIII. Les connexions sympathiques du systême dermoïde avec les divers appareils de l'organisation animale, les altérations lymphatiques et glanduleuses qui surviennent souvent pendant le développement des Teignes, etc., démontrent assez qu'il ne faut pas se borner à un traitement purement local. D'ailleurs, si comme on a pu s'en convaincre d'après les considérations physiologiques que nous avons précédemment exposées, la cause matérielle de ces éruptions réside dans un trop grand afflux des propriétés vitales vers la tête, et dans l'activité d'un principe morbifique dont l'économie se délivre, et qu'elle dirige vers le cuir chevelu, doit-on songer à la guérison, avant d'avoir préalablement changé l'ordre des mouvemens qui tendent à éliminer le principe morbifique par cette voie ? N'est-il pas utile de favoriser des évacuations qui balancent, par leurs avantages, l'espèce de dépuration que la nature cherche à effectuer ! Une observation intéressante faite à l'hôpital Saint-Louis, confirme bien ce que nous avançons. On y remarque assez constamment que les enfans qui sont enclins à l'hémorragie nasale, ou à un flux d'urine très-fétide, sont moins sujets aux Teignes, ou du moins qu'ils se débarrassent avec plus de facilité de ces exanthêmes que ceux chez lesquels aucune évacuation ne se manifeste. On explique, d'après le même point de vue, pourquoi les individus chez lesquels la Teigne sévit avec violence, ne sont presque jamais atteints du catarrhe de la membrane muqueuse des narines, ni même d'autres affections habituelles chez les enfans.

LIV. Au surplus, la nécessité d'un traitement interne avoit été parfaitement sentie par Hippocrate et ses véritables disciples. De-là vient qu'ils cherchoient à opérer une dérivation par l'emploi de quelques substances légèrement purgatives. Ils conseilloient aussi l'usage de la chicorée sauvage, du pissenlit, de la bourrache, et autres plantes réputées rafraîchissantes. Ils recommandoient aussi le cresson, le beccabunga, le trifolium fibrinum, etc. Ces différens végétaux étoient administrés plusieurs fois le jour, en infusion ou en apozème. D'après ces idées émises par les anciens sur l'utilité qu'il y a de procéder par des moyens intérieurs, les modernes ont proposé successivement la jacée, la prime-vère, la violette tricolore, le tussilage, etc., qu'ils font prendre aux malades, en les faisant bouillir dans du lait ou qu'ils administrent sous une autre forme. Il est vrai qu'on a singulièrement exagéré les vertus de ces plantes, qui agissent, assure-t-on, en provoquant abondamment l'excrétion des selles et des urines. Les expériences que j'ai répétées à l'hôpital Saint-Louis me permettent peu de croire aux effets merveilleux qu'on leur accorde, à moins qu'on ne sache les combiner habilement avec le traitement externe.

LV. Je reviens à la méthode d'Hippocrate. Ce grand homme vouloit aussi que tous les alimens lourds et indigestes fussent interdits aux enfans affectés de la Teigne; il vouloit enfin, qu'on surveillât avec un soin extrême toutes les parties du régime. Ce précepte est surtout applicable dans la Teigne muqueuse, lorsqu'elle est fomentée et entretenue par un lait trop épais ou par une nourriture trop abondante. Il faut alors changer la nourrice, ou réprimer la trop grande voracité de l'enfant. Ces moyens internes que nous venons d'exposer ont l'avantage de n'introduire aucun épuisement dans le système des forces, d'éviter une rétropulsion funeste, et de faire concourir l'administration des topiques avec certitude et sans inconvénient. Ces secousses diverses provoquées à l'intérieur, communiquent d'ailleurs un ébranlement salutaire au système dermoïde, et procurent un avantage incontestable pour la guérison.

ARTICLE IX.

Du Taitement externe employé pour la guérison des Teignes.

LVI. On a multiplié à l'infini les recettes pour le traitement local des Teignes. Chaque auteur semble avoir ambitionné l'avantage de proposer un topique de son invention. On a tour-à-tour mis à contribution toutes les substances caustiques, âcres ou narcotiques. Il seroit trop long de les décrire. On connoît l'emplâtre célèbre qu'on appliquoit du temps d'Ambroise Paré, où l'on faisoit entrer à-la-fois l'ellébore, l'orpiment, la litharge, le vitriol, l'alun, la chaux vive, les cendres gravelées, le mercure éteint dans de la graisse, en y ajoutant le suc de plusieurs plantes, telles que la bourrache, la scabieuse, l'oseille, en y mêlant aussi le vinaigre concentré, la poix de Bourgogne, la cire, etc. Qui pourroit tenter encore de mettre en crédit cette monstrueuse composition ?

LVII. A ce topique, dont la confection est si compliquée, on en a substitué d'autres dont l'application a eu plus ou moins d'inconvéniens ; c'est ainsi, par exemple, que le traitement barbare, vulgairement désigné sous le nom de *calotte*, s'est plus ou moins maintenu dans nos hôpitaux. La manière dont on exécute ce traitement n'est ignorée de personne. Elle consiste à étendre sur de la toile une préparation composée avec de la farine de seigle; le fort vinaigre et la poix. C'est après avoir préalablement ramolli et fait tomber les croûtes par des cataplasmes, qu'on pose l'emplâtre dont il s'agit et qu'on le laisse séjourner et sécher sur le cuir chevelu. Trois jours après, on l'en arrache avec violence, et on en renouvelle l'application. On continue de suite cette opération si cruelle pendant plusieurs mois, et chaque pansement entraîne l'avulsion d'une certaine quantité de cheveux. Ni les souffrances, ni les cris des enfans, pendant qu'on les torture pour leur arracher la calotte, n'ont pu faire abandonner ce procédé extraordinaire. Les empyriques ou plutôt les *médicastres* qu'on emploie pour ce déplorable ministère ne connoissent pas même l'espèce de Teigne qu'ils ont à combattre. Ils n'ont d'autre guide qu'une aveugle routine dont ils ne veulent pas se départir.

LVIII. Personne peut-être n'a été plus à même que nous d'apprécier les avantages et les inconvéniens de ce procédé dont je viens de faire l'exposition. L'hôpital Saint-Louis est celui de toute l'Europe où se rendent le plus de Teigneux, et pendant très-long-temps on l'y a mis en usage. Veut-on savoir quels résultats on en obtenoit? je vais les transcrire ici avec l'exactitude la plus impartiale, tels que je les ai soigneusement recueillis, de concert avec M. le docteur Gallot, que je m'étois associé pour ce genre d'observation : 1°. L'espace de six mois au moins étoit nécessaire pour obtenir la guérison des enfans, et c'étoit le plus petit nombre. 2°. On en voyoit une assez grande quantité qu'on ne parvenoit à délivrer de la Teigne que du neuvième au douzième mois. 3°. Nous en avons compté plusieurs qui guérissoient dans le courant de la deuxième année. 4°. Il falloit ordinairement trois ans pour guérir ceux chez lesquels cette maladie se montroit la plus opiniâtre. 5°. Nous l'avons vue persister quelquefois après cette époque. 6°. La guérison n'est pas toujours radicale, et il y a eu plusieurs récidives qui ont nécessité un traitement nouveau. 7°. Enfin, certains enfans ont éprouvé des maladies graves après la guérison des Teignes par le procédé dont il s'agit. Nous en avons vu trois rester languissans et cachectiques après l'extirpation du favus par la calotte.

LIX. Que prouvent maintenant ces divers résultats, recueillis d'après une grande masse d'individus, et sur lesquels j'appelle l'attention sérieuse de mes lecteurs? On avouera sans doute que l'arrachement des bulbes capillaires par la calotte, en imprimant une irritation excessive au cuir chevelu, et en changeant le mode d'action des propriétés vitales sur ce même organe, peut faire disparoître, dans quelques circonstances l'exanthème teigneux; mais les foibles avantages qui suivent l'emploi de cette méthode, ne sauroient, dans aucun cas, en compenser les inconveniens.

LX. Doit-on ajouter plus de confiance au conseil que donnent certains praticiens d'arracher les cheveux un à un avec de petites pinces destinées à cette usage ? Cette méthode n'est-elle pas plus défectueuse, pour ne pas dire plus barbare, que la précédente, par les violences répétées qu'elle fait exercer sur le cuir chevelu ? Ne faut-il pas, sous le même point de vue, rejeter la cautérisation, que certains auteurs substituent à l'avulsion des cheveux, quand la peau de la tête est tendre et qu'on ne peut l'épiler sans s'exposer à déchirer les parties ? Il en est qui ont recours à une pommade de cantharides, dont l'application si irritante fait naître une multitude de vésicules autour des bulbes capillaires. C'est à l'aide de ces vésicules qu'il s'établit une suppuration facile à entretenir par des onguens digestifs. J'ai connu un homme absolument étranger à notre art, qui employoit un topique de cette nature dont il s'obstinoit à faire un secret, et dans lequel néanmoins je découvris qu'il faisoit entrer de la chaux ; on observa qu'il parvint à guérir près de soixante-dix individus dans un temps très-limité, c'est-à-dire, dans l'espace de six mois. La manière dont il mettoit son arcane en usage étoit très-simple : il se bornoit à en frotter la partie de la tête qui étoit affectée de la Teigne, dont les croûtes ou squammes étoient déjà tombées par l'action ramollissante des cataplasmes. Qu'arrivoit-il ? Les cheveux tomboient pour renaître dans un autre temps, d'abord avec une couleur pâle, ensuite plus foncée, et l'exanthême disparoissoit ;

cette méthode n'est pas sans avantage; on verra plus bas que je la fais employer dans quelques circonstances.

LXI. Parmi les nombreux remèdes proposés pour le traitement externe des Teignes, on a principalement distingué différens oxides métalliques. Murray, par exemple, composoit une pommade avec une partie de précipité blanc de mercure et huit parties d'onguent rosat. Le soir, on frottoit avec ce topique les parties malades de la tête des enfans pendant l'espace d'une semaine. On administroit ces frictions deux fois le jour, quand la circonstance l'exigeoit. On les continuoit quelque temps, alors même que la Teigne avoit disparu. Murray dit qu'il a souvent été étonné de la promptitude de la guérison, et qu'il n'a jamais vu de mauvais effets suivre l'emploi d'un pareil moyen. Le cuir chevelu, dit-il, se nettoyoit parfaitement, et finissoit par recouvrer son intégrité première. Ce procédé doit être secondé par l'effet de quelques purgatifs, administrés même dès le commencement; il faut aussi surveiller le régime, et ne donner que des alimens doux.

LXII. Que penser de l'oxide de manganèze réduit en poudre et incorporé dans l'axonge? Plusieurs praticiens en ont fait usage dans les hôpitaux, et prétendent avoir réussi. Je n'ai pas eu le même bonheur; quoique je n'aie rien négligé pour assurer le succès des expériences, en présence de plusieurs témoins fort attentifs. Les améliorations qu'on a observées n'ont eu rien de très-remarquable, et n'ont différé en rien de celles qu'on obtient par d'autres topiques.

LXIII. Ce que je dis des oxides métalliques, je puis le dire également de quelques sels doués d'une propriété caustique très-puissante, et dont on n'a pas craint d'invoquer l'emploi. Tels sont, par exemple, le muriate mercuriel corrosif et l'acétite de cuivre, particulièrement conseillés par Duncan. Mais Murray a tenté des essais qui ne permettent pas d'y ajouter une grande confiance; et quand je n'aurois pas cette autorité, je pourrois alléguer les expériences plusieurs fois tentées à l'hôpital Saint-Louis. J'ai absolument imité le procédé de mes prédécesseurs. Je faisois faire des cataplasmes avec la mie de pain et la dissolution de sublimé; leur application excitoit d'affreuses démangeaisons, la tête des enfans étoit au martyre, et nous n'avons jamais pu produire une guérison permanente. Nous n'étions pas plus heureux quand nous avions recours à la pommade d'axonge et de vert-de-gris. Si dans quelques circonstances, l'exanthême paroissoit anéanti, si le cuir chevelu reprenoit sa couleur naturelle, il y avoit presque toujours une récidive quelque temps après qu'on avoit discontinué les frictions opérées avec ce remède. Il est vrai que les espèces de Teigne que nous avons attaquées par ce moyen, étoient d'une nature très-opiniâtre. C'étoient, pour la plupart, des Teignes faveuses qui s'étoient développées presqu'aussi-tôt après la naissance.

LXIV. La vogue extraordinaire obtenue par l'acide nitrique, il y a peu d'années, a soudainement suggéré l'idée de le mettre à contribution pour le traitement des diverses Teignes ; et la pommade oxigénée a joui d'abord d'un certain crédit. Tous les praticiens se sont emparés de ce remède. Le succès pourtant n'a pas répondu à l'attente générale ; et souvent, après avoir nétoyé la tête par son application réitérée, j'ai vu renaître les pustules et les croûtes avec le même caractère. Le mal finissoit par se déployer avec autant d'intensité qu'auparavant. Aussi M. Chiarugi, qui a eu occasion de l'administrer, ne lui accorde-t-il pas de grands avantages ; et les résultats obtenus par ce praticien s'accordent avec les miens.

LXV. Dans quels détails ne faudroit-il pas entrer, si l'on vouloit énumerer ici toutes les substances proposées pour le traitement externe des Teignes ? La pommade citrine a eu ses prôneurs, ainsi que l'eau phagédénique, l'arsenic, le cobalt, l'eau de saturne, le beurre d'antimoine, la poudre à canon, la décoction de tabac, etc. On a beaucoup recommandé, dans le Journal de Chirurgie de Desault, la gomme ammoniaque dissoute dans le vinaigre. On en composoit un emplâtre assez consistant, qu'on étendoit sur de la toile, et dont on recouvroit le cuir chevelu affecté. On assure que ce topique a fait obtenir plusieurs guérisons. On le laisse pendant près de deux mois sur la tête des enfans, et lorsqu'on l'enlève après cette époque, on ne trouve aucune trace de l'ancien exanthême. Il ne paroît pas, du reste, que ce médicament se soit maintenu dans l'art. Au surplus, la fureur des recettes fut jadis portée si loin, qu'on alla jusqu'à conseiller la poudre de crapaud brûlé, l'ivoire rapé, et autres substances pour le moins aussi insignifiantes.

LXVI. On sait que Murray a essayé de constater les bons effets de l'administration de la ciguë, soit à l'intérieur, soit à l'extérieur. Le 20 janvier de l'an 1780, une jeune malade, confiée aux soins de cet homme célèbre, commença à faire usage de l'extrait fourni par cette plante, à la dose de deux grains le matin et le soir. On faisoit en même-temps porter à l'enfant, la nuit et le jour, un cucuphe de la même plante sèche et bouillie. L'eau qui avoit servi à la décoction, servoit aussi à laver le cuir chevelu, toutes les fois qu'on renouveloit l'application. Dans les premiers jours, les croûtes tomboient, et il se formoit à la base des cheveux de très-petits abcès pleins de pus, lesquels se crévoient d'eux-mêmes, ou lorsqu'on les pressoit avec le doigt. Sur ces entrefaites, les glandes du col se ramollirent. Aux approches du printemps, on supprima les pilules, et on se contenta de recourir aux cataplasmes de ciguë, dont on n'usoit même que la nuit. L'ancienneté de cette Teigne, et peut-être l'inexactitude avec laquelle on exécutoit le traitement, rendirent la guérison fort lente. Mais il n'est pas moins vrai de dire que ce moyen, joint à l'administration sage des purgatifs, firent qu'au milieu de l'été, l'exanthême étoit presqu'entièrement dissipé; ensorte qu'on pouvoit promener l'enfant sans lui couvrir la tête. Cest par ce moyen simple que Murray dit être parvenu à guérir complètement cette jeune fille infiniment chère à ses parens par la vivacité de son esprit. Personne peut-être n'a mis plus de soin que moi à répéter de semblables expériences à l'hôpital Saint-Louis. J'ai essayé les cataplasmes de cigüe sur huit sujets, dont quatre étoient atteints de la Teigne faveuse, et quatre de la Teigne granulée. Trois de ces derniers ont été parfaitement délivrés de cette affection après cinq mois de traitement. Les autres ont eu des rechutes. Jai eu recours à d'autres plantes. J'ai employé successivement les applications, de la morelle, de la douce-amère, de la patience bouillies, les baies de genièvre réduites en poudre et incorporées dans du sain-doux. Toutes ces applications n'ont point eu des effets assez avantageux pour qu'on doive les recommander.

LXVII. Il est enfin un dernier topique auquel on a prodigué naguère de grandes louanges dans quelques journaux allemands. C'est de la poudre de charbon que je veux parler. On a exalté plusieurs cures opérées par ce remède. Mais quel avantage peut-on retirer de pareils récits, quand on ne nous dit pas même quelle étoit l'espèce de Teigne dont se trouvoient atteints les individus sur lesquels on a expérimenté, quand on n'indique pas même quelle est la nature de charbon dont on s'est servi? Quoi qu'il en soit, voulant constater les essais dont j'avois lu la relation, j'ai successivement adopté le charbon de bois et le charbon de terre. Ce dernier m'a paru obtenir des effets plus marqués ; ce qui m'a donné lieu de présumer que les résultats salutaires qu'on en avoit obtenus, dépendoient sans doute du principe sulfureux que contient cette substance, lorsqu'elle est à l'état de fossile. Alors je pensai que, pour l'usage ordinaire, on pouvoit associer avantageusement les fleurs de souffre à la poussière du charbon de bois, que nous pouvions plus facilement nous procurer. Les témoins assez nombreux qui ont assisté à mes essais, savent que fort souvent nous avons vu cette nouvelle application couronnée d'un succès incontestable. Par le secours d'une pommade composée avec le mélange des deux poudres et le cérat ordinaire, dont on frottoit la tête, après avoir préalablement coupé les cheveux et nettoyé la peau par les cataplasmes les plus émolliens, nous avons vu survenir des guérisons qui nous ont paru plus efficaces et plus certaines que par les moyens précédemment exposés. Sur trente individus, treize ont guéri après environ quatre mois d'un pansement assidu, les autres en sept ou huit mois; deux ont été traités pendant plus d'un an, et ont éprouvé des rechutes. Mais, en général, on peut assurer que ce topique a paru le meilleur, et plus adapté, par sa propriété pénétrante et diffusible, à l'état morbifique du système lymphatique et des glandes du col, fréquemment engorgées. La réussite étoit relative à la nature du mal, au tempérament des enfans, à l'influence de la saison ou à celle de l'atmosphère, etc. Ce mode de curation n'a présenté, dans aucuns cas, les inconvéniens des remèdes irritans, âcres et caustiques, auxquels les empiriques ont journellement recours. Par ce moyen, je suis venu à bout de faire disparoître une Teigne faveuse chez une petite fille de onze ans, qu'on m'avoit amenée d'Auteuil, et qui en étoit tourmentée depuis sa première enfance. M'étant même apperçu que les effets du mélange étoient d'autant plus favorables, que la proportion du soufre étoit plus considérable, nous avions fini par supprimer la poudre de charbon de bois, substance à-peu-près inerte, qui, par elle-même, ne sauroit avoir qu'une action très-médiocre.

LXVIII. Les accidens des diverses Teignes se faisant particulièrement ressentir sur la périphérie du systême dermoïde, tous les procédés curatifs dirigés vers ce systême sont d'une utilité plus ou moins marquée. On peut donc adopter, si les circonstances le réclament, les saignées, les cautères, les vésicatoires, etc., proposés par Ambroise Paré, Forestus, Gui-de-Chauliac. Les empiriques seuls ont pu dédaigner ces moyens puissans, parce qu'ils sont incapables d'en apprécier l'action. Ces moyens remplissent clairement l'indication de détourner et de diminuer, autant que possible, l'irritation vive qui existe sur le cuir chevelu. Je dois aussi ajouter, d'après mon expérience, que lorsque le favus attaque les différentes parties du corps, l'immersion dans l'eau tiède a réussi très-bien à l'hôpital Saint-Louis. Un paysan étoit couvert de plaques faveuses : après douze bains donnés successivement, tout disparut. Un enfant étoit atteint de la Teigne muqueuse ; il y avoit un gonflement extraordinaire du cuir chevelu. Je fis appliquer des sang-sues derrière les oreilles, et je procurai un soulagement subit. Il est donc incontestable qu'il faut faire concourir plusieurs procédés différens pour effectuer avec sûreté la guérison des diverses Teignes. C'est aux médecins modernes à opérer ce changement heureux.

LXIX. Il est des Teignes qui n'exigent que des soins de propreté, lorsqu'elles ne sont point parvenues à un degré d'intensité très-considérable. Eléonore Marillon, âgée de treize mois, ayant les cheveux très-blonds, me fut présentée avec les restes d'une gourme muqueuse, qui lui causoit un prurit très-incommode. On voyoit sur les parties latérales et à la partie supérieure et moyenne du front des croûtes inégales, d'une couleur verdâtre ou d'un gris sale, qui s'enlevoient facilement du cuir chevelu. Je fis appliquer pendant six semaines, sur la tête de la petite fille, des linges trempés dans l'eau de guimauve. Au bout de ce temps, il ne restoit aucun vestige de l'affection cutanée. Elise Motrot, âgée de deux ans, blonde comme la précédente, fut incommodée d'un suintement considérable des tégumens de la tête, lesquels se trouvoient ulcérés. Le fluide qui en découloit, étoit épais, muqueux, et se colloit aux cheveux, sous forme de croûtes jaunes. Je suivis un procédé absolument analogue à celui du cas précédent. Bientôt le fluide qui s'échappoit devint moins visqueux et moins abondant; la rougeur du cuir chevelu ne tarda pas à disparoître. Au bout de cinq semaines, la petite malade n'éprouvoit pas le moindre symptôme. Je pourrois alléguer plusieurs faits de ce genre, relativement à la Teigne faveuse et à la Teigne granulée. S'étonnera-t-on maintenant que des bonnes femmes guérissent journellement certaines espèces de Teignes, en couvrant la tête des enfans avec des vessies préalablement imprégnées d'huile d'olive? Galien, Ruffus, Rhazès, étoient grands partisans de ces moyens doux, et proscrivoient avec raison les moyens répercussifs et irritans.

LXX. Mais, s'il est des Teignes qui cèdent aux applications les plus simples, il en est aussi dans lesquelles tous les efforts paroissent absolument infructueux ; je veux parler surtout de celles qui sont compliquées d'un vice scrophuleux ou d'un vice siphilitique héréditaire. De pareils cas se présentent souvent à l'observation dans l'intérieur des hôpitaux. Le fait suivant mérite d'être cité. En matière médicinale, la bonne méthode consiste à retracer avec candeur jusqu'aux circonstances où l'art a désespéré de ses ressources. Rose Garin, âgée de vingt ans, d'un tempérament lymphatique, d'une constitution foible et d'une stature aussi petite que celle des nains, étoit née de parens sains et bien portans. Sa mère avoit eu six autres enfans, tous morts des suites du carreau. Celle-ci nous fut envoyée à l'hôpital Saint-Louis avec les symptômes les plus graves de la Teigne faveuse. Non-seulement sa tête étoit infectée de croûtes jaunes, creusées en godet, relevées par leurs bords, exhalant une odeur fétide et à peine tolérable ; mais on remarquoit qu'il y avoit eu un retardement très-extraordinaire dans l'accroissement de cette jeune fille. Tout annonçoit en elle l'existence la plus chétive. Elle étoit pâle, émaciée, avoit les yeux caves et enfoncés. Ses règles n'avoient paru qu'une fois depuis un an, encore étoit-ce au milieu des plus vives souffrances. On remarqua néanmoins qu'à l'époque où la menstruation se manifesta, elle grandit soudainement de trois pouces. Depuis ce temps, elle a resté dans le même état. Sa voix ne rend que des sons frèles; ses organes génitaux sont sans activité; le pubis est dénué de poils. Mais ce qui est bien digne de remarque, c'est que sa physionomie, ridée dans certaines parties, particulièrement au front et à la commissure des lèvres, lui donne l'aspect d'une femme qui touche à l'âge de quarante-huit à cinquante ans. Ses mains ont également l'apparence de celle d'une femme déjà vieille. Il semble, en un mot, que les époques intermédiaires de l'âge aient été franchies, et qu'elle ait passé soudainement de l'enfance à la vétusté. Chez cette jeune fille, les glandes cervicales, axillaires et inguinales, éprouvent un engorgement considérable. Qu'est-il advenu? L'art a échoué dans tous les procédés qu'on a mis en usage pour la guérir; et après quatre années d'un traitement infructueux, cette infortunée est encore dans l'attente de ce que la nature peut seule opérer en sa faveur.

LXXI. Je ne saurois donc assez le redire; l'existence d'une Teigne quelconque suppose généralement un obstacle aux autres excrétions, et l'indication consiste souvent à enlever cet obstacle. Quand on perd de vue un semblable but, tout traitement externe devient préjudiciable. Une dame de Paris confia sa petite fille à une nourrice qui habitoit la campagne:

au bout de quatre mois, explosion considérable d'une Teigne muqueuse, qui envahit à-la-fois le cuir chevelu, le front et les tempes; démangeaisons vives et continuelles. Les ulcérations étoient tellement humides, que les linges dont on couvroit la tête étoient subitement mouillés. La nourrice imprudente chercha à arrêter cet écoulement extraordinaire, dont elle étoit alarmée, par de la farine qu'elle répandit en quantité sur le siége du mal, et qu'elle assujétit avec un bonnet. Fatalité inattendue! l'enfant devint triste, pâle, et fut saisi d'une fièvre dévorante et continue, qui le fit périr avant qu'on eût pu lui porter le moindre secours. Ce fait arrivé naguère en rappelle un autre dont Thomas Bartolin fait mention. Il s'agit d'un jeune prince d'Allemagne, atteint d'une Teigne muqueuse, qu'on avoit desséchée mal-à-propos. Il mourut par suite de diarrée, d'atrophie, et autres symptômes fâcheux qui se déclarèrent. On trouva dans le crâne, plus de huit cuillerées d'un liquide sanguinolent. — Les deux faits que je viens d'énoncer, sont d'une grande instruction pour les praticiens. Ils viennent à l'appui de ce que beaucoup d'auteurs ont avancé dans leurs ouvrages, que le développement des diverses Teignes sur le cuir chevelu, tient plus souvent qu'on ne le croit, à des mouvemens conservateurs des puissances médicatrices dans l'économie animale. Une mère éplorée alla consulter le célèbre Forestus, et lui présenta son enfant atteint d'une Teigne très-rebelle. Ce judicieux observateur recommanda d'éviter les topiques répercussifs, et de procéder lentement à sa guérison, dans la conviction où il étoit, que cet exanthême pouvoit le préserver d'autres maladies plus dangereuses.

LXXII. Qu'on me permette du reste, une réflexion finale qui explique, ce me semble, la diversité extrême des résultats que l'on obtient. Les maladies cutanées, et par conséquent les Teignes, ont, comme les autres maladies, leurs périodes de début, d'accroissement et de décroissement. Les praticiens s'étonnent de ne pas réussir, et il n'est pas rare de les voir administrant, dès le commencement d'une affection de ce genre, des remèdes dont l'application ne peut devenir fructueuse, que lorsque cette même affection est parvenue à son déclin. On doit être surpris que ces réflexions n'aient pas été faites, depuis que Bordeu a si bien démontré l'analogie frappante qui existe entre les maladies aigües et les maladies chroniques. Mais l'observateur est impatient d'attendre : il semble qu'il se lasse de suivre la nature, lorsqu'elle procède avec une lenteur qui n'est point proportionnelle avec la courte durée de notre vie.

LXXIII. Que faut-il conclure enfin de tout ce que nous avons déjà dit sur le traitement des diverses Teignes ? Que rien n'est plus important que de l'enlever aux faiseurs de recettes; parce que la sage expérience ne sauroit faire adopter les applications violentes qu'ils ont proposées. Les meilleures méthodes curatives sont celles qui n'emploient que les moyens les plus doux. Tout se réduit à appaiser l'irritation du cuir chevelu, et à ramener cet organe à ses conditions naturelles. C'étoit du reste d'après cette vue que les anciens combinoient leurs procédés curatifs. On sait qu'Avicenne se bornoit à laver la tête avec de l'huile de rose ou de violette, et Rhazès n'avoit recours à des topiques plus actifs, qu'à raison des degrés de l'affection.

LXXIV. Je le répète donc en me résumant; j'ai essayé comparativement une multitude de remèdes à l'hôpital Saint-Louis. Pendant que plusieurs Teigneux subissoient l'opération de la calotte, ou étoient frottés avec des onguens plus ou moins actifs, dans lesquels on faisoit entrer l'oxide de manganèse, l'oxide de mercure, etc. des enfans en égal nombre, et atteints de diverses Teignes, étoient simplement traités par le sain-doux, dans lequel j'avois préalablement fait incorporer des fleurs de soufre. Plusieurs prenoient des douches légères et fréquentes sur le cuir chevelu avec l'eau sulfureuse factice de Naples ou celle de Barèges, moyen qui ne doit pas être négligé. J'ai constamment observé que ces derniers guérissoient aussi vîte que les premiers, et avec beaucoup moins d'inconvéniens, pourvu qu'on n'apportât aucune négligence dans le pansement. J'estime donc que cette manière simple de procéder à la guérison des Teignes, est celle qu'il faudroit désormais adopter dans les hôpitaux où l'on traite ces sortes d'exanthêmes. On peut l'appliquer avec le même succès aux différentes espèces de Teigne. Quand bien même, en usant de ces moyens, il faudroit un tems plus long pour réussir, les profonds physiologistes savent que les meilleures méthodes thérapeutiques sont moins celles qui guérissent la maladie avec promptitude, que celles qui la terminent méthodiquement et sans danger pour les individus. La nature sera toujours en contradiction avec celui qui ne voudra pas mettre à la guérison un tems convenable. D'ailleurs, les accidens qu'on a vu succéder à des cures trop précipitées, sont un avertissement que les praticiens ne doivent jamais bannir de leur mémoire. Lorsque la Teigne est invétérée, et qu'il importe de changer le mode des propriétés vitales du cuir chevelu, nous mettons néanmoins en usage une pommade épilatoire qui a pour base la potasse du commerce et la chaux carbonatée. Au bout de quelques jours de pansement, les cheveux qui recouvrent l'éxanthême tombent; le cuir chevelu blanchit; les démangeaisons diminuent, et le malade parvient à une guérison radicale, quand on y fait concourir avec ce topique les moyens internes, tels que les préparations sulfureuses, les sucs dépuratifs des plantes fraiches et autres médicamens analogues. Voilà donc deux méthodes que je propose à mes lecteurs pour procéder à la guérison des Teignes. Il est évident qu'elles suffisent pour remplir ce but. C'est perfectionner le traitement de ces maladies, que de le simplifier ; c'est même le moyen unique de parvenir un jour à extirper une affection si funeste pour des êtres qui commencent la vie, et qui ont un si grand besoin de nos soins, de notre intérêt et de notre appui.

LES PLIQUES.

CONSIDÉRATIONS GÉNÉRALES SUR LES PLIQUES.

LXXV. Le nom que porte la maladie dont nous allons traiter, lui vient de ce que les cheveux s'agglutinent et s'entortillent d'une manière inextricable, en formant des mèches, des queues, des touffes ou des masses qu'il est impossible de démêler. C'est une affection endémique qu'on rencontre sur-tout en Pologne, en Lithuanie, en Hongrie, en Transilvanie, depuis la source de la Vistule jusqu'aux monts Krapach, en Prusse, en Russie, et dans la Grande-Tartarie. On l'a observée en Suisse, en Alsace, dans le Brisgaw et dans la Belgique. On la trouve quelquefois en France, quoique bien rarement; il paroît même que l'Europe n'est pas la seule partie du globe où elle ait été remarquée. D'après Roderic-à-Fonseca, qui le tenoit d'un témoin digne de foi, lequel avoit voyagé dans la nouvelle-Espagne, les Indiens, qui boivent de certaines eaux corrompues, sont sujets à une maladie qui a beaucoup d'analogie avec la Plique. En effet, les cheveux se contournent ou s'agglomèrent comme dans cette dernière affection, et il en suinte une matière visqueuse et fétide. Cette maladie est donc plus généralement répandue qu'on ne le croit communément.

LXXVI. La Plique n'est pas une maladie qui soit

uniquement propre à l'homme ; elle peut généralement attaquer tous les animaux domestiques. On a vu quelquefois, à Paris, des chevaux qui en étoient atteints ; et M. Husard, habile vétérinaire, a recueilli deux cas de ce genre : mais ce phénomène s'observe sur-tout en Pologne et dans quelques endroits de la Russie. Elle attaque fréquemment les bœufs, les moutons, les chiens, etc. qui habitent un semblable climat. Les loups et les renards y sont pareillement exposés. Cette affection singulière, qui n'épargne les poils de presqu'aucun quadrupède, semble respecter les volatiles, et ne point atteindre les plumes des dindons, des poules, des coqs et autres oiseaux de basse-cour.

LXXVII. On croit assez généralement que la maladie dont nous allons nous occuper, s'est propagée de l'Asie en Europe, par les invasions des Tartares ; et Hirschel, un des meilleurs auteurs qui aient écrit sur ce sujet, fixe cette époque vers 1287. Stabel fait remonter sa première apparition vers 1387, par conséquent cent années plus tard. Un passage de la vie du B. Ladislas, rapporté par Ducange, fait déjà mention de la Plique, et détruit entièrement l'opinion de ceux qui lui assignent une origine plus récente.

LXXVIII. Géhéma cherche également à prouver l'origine tartare de la Plique; et il s'appuie, à cet égard, de l'autorité de Hirtemberg, historien polonais du dix-septième siècle. Cet historien fait voir combien alors on connoissoit peu, dans son pays, la nature de la Plique, et quelle idée absurde on se formoit de son origine. Aussi Géhéma assure que, dans ce même temps, les Professeurs de Cracovie n'osoient point entreprendre la cure de cette affection; il ajoute qu'ils s'adressèrent à l'Université de Pavie, pour obtenir des éclaircissemens nécessaires sur son traitement, et qu'ils envoyèrent même dans cette ville plusieurs de leurs malades.

LXXIX. Depuis cette époque, plusieurs observateurs, parmi lesquels il suffit de citer Hirschel, Hoffmann, Stabel, Gilibert, etc. ont dirigé plus particulièrement leurs recherches vers cette maladie singulière. Vicat a publié quelques Mémoires sur le même sujet. M. Delafontaine, premier chirurgien du dernier roi de Pologne, a aussi mis au jour un Livre estimé sur cette matière; et en dernier lieu, MM. Roussille-Chamseru et Larrey, ont émis des opinions contradictoires, qui vont donner carrière à des études intéressantes.

LXXX. Il n'est point de genre de maladie qui réclame de plus profondes recherches, relativement à ses symptômes, à son origine, à ses causes et à sa curation : aussi, en abordant un pareil sujet, n'ai-je pu me dissimuler les difficultés sans nombre dont j'allois m'environner. En effet, cette affection si singulière, dont je dois entretenir mes lecteurs, est fort rare : je suis d'ailleurs placé à une distance considérable du climat qui favorise son développement. C'est en quelque sorte une substance exotique que j'ai à décrire, pour me servir du langage des

Naturalistes : je suis donc privé des ressources dont je jouissois, quand je me suis livré à l'étude des Teignes, si fréquentes parmi nous.

LXXXI. Quant à la Plique, j'ai eu à la vérité l'occasion de l'observer trois fois; d'abord sur deux mendians polonais, que leur vie errante avoit conduits jusqu'à Paris, et en second lieu, sur une femme née dans l'un des départemens septentrionaux de la France. Mais malgré le soin que j'ai pris de rassembler les symptômes divers qui caractérisent cette affreuse maladie, je sens que je n'ai pu contempler, de mes propres yeux, toutes les conditions particulières que doit lui imprimer l'influence des lieux et de la température atmosphérique. J'ai été dès-lors contraint de recourir aux travaux des Médecins étrangers, et d'ajouter les faits multipliés dont ils ont bien voulu me faire part, au petit nombre de faits que j'avois vu moi-même. Je suis donc plus redevable à leur expérience qu'à la mienne. J'ai choisi, du reste, parmi mes correspondans, ceux dont la véracité est la plus authentique, et je n'avancerai rien qui n'ait eu des témoins irréfragables.

LXXXII. J'ai suppléé d'ailleurs à l'éloignement des lieux, en faisant transporter à Paris, plusieurs têtes d'individus qui avoient succombé à la Plique, et j'ai pu les étudier à loisir. C'est ainsi que les Naturalistes s'arrogent des productions étrangères pour leur instruction, et rassemblent souvent, dans leurs cabinets, des richesses qui appartiennent aux pays les plus lointains et les plus variés. Pourquoi le Patologiste ne marcheroit-il pas sur leurs traces ? Je remarque seulement que de tels échantillons ne sauroient offrir des tableaux complets : ils sont comme ces dépouilles curieuses, mais inertes, que nous rapportent tant de savans voyageurs, et qui ne nous apprennent rien sur les mœurs et sur la manière de vivre des animaux. Mais je remarque aussi qu'un pareil inconvénient n'aura point lieu dans cette circonstance, puisque des praticiens longuement exercés à l'observation, m'ont fourni des renseignemens certains sur les symptômes divers qui peuvent caractériser la marche des Pliques, et ont tenu, pour moi, un registre fidèle de tous leurs effets sur le théâtre même des causes qui les produisent.

LXXXIII. Afin de classer d'une manière convenable les phénomènes des différentes Pliques, les auteurs ont désigné, par des noms particuliers, leurs caractères physiques principaux, et ont établi, pour cet objet, des distinctions superflues, que je me borne à rappeler. C'est ainsi, par exemple, qu'ils qualifient du titre de *vraie Plique*, celle qui tient à une altération générale de l'économie animale, ou qui semble être le résultat de la métastase critique d'un principe de maladie ; et ils appellent *fausse Plique*, celle qui est produite par un excès de malpropreté, qui n'est point accompagnée de symptômes généraux, et qui n'existe probablement que dans les cheveux. Les Médecins polonais assurent que c'est l'espèce d'altération que MM. Larrey et Roussille-Chamseru ont eu occasion de remarquer dans leur voyage à Posen. On a eu pareillement recours aux expressions vagues de *bénigne* et de *maligne*, quand ils ont voulu retracer la plus ou moins grande intensité des symptômes qui signalent une affection si étrange. Ils donnent le nom de *Plique simple*, à celle qui n'attaque qu'une partie chevelue du corps ; et de *Plique composée*, à celle qui atteint toutes les parties chevelues, même les ongles des mains et des pieds. Les Pathologistes connoissent encore la *Plique larvée* ou *cachée*. Cette dénomination lui vient de ce qu'on ne peut l'apercevoir, lorsque la tête est poudrée, et de ce que les cheveux conservent leur forme et leur situation ordinaires, quoiqu'on ne puisse les démêler. Enfin, il font mention de la *Plique isolée*, dans laquelle la matière trichomatique pénètre à la vérité la substance des cheveux, mais ne s'arrête qu'à leur portion intermédiaire. On ne la voit point se manifester à leurs racines ou à leurs pointes.

LXXXIV. Attachons-nous aux distinctions réelles et importantes, qui constituent des caractères spécifiques et tranchans. Tous les caractères extérieurs des Pliques se rapportent donc à trois formes principales. Dans la première, les cheveux s'agglutinent, en se divisant par mèches séparées ; dans la seconde, ils s'alongent en queue, en prenant un accroissement excessif ; dans la troisième enfin, ils s'agglomèrent par touffes, par masses ou par pelotons. Ces trois formes primitives m'ont déterminé à n'établir que trois espèces de Plique, qui se modifient néanmoins, et comprennent sous elles quelques variétés. Au surplus, j'ai fait figurer et graver ces différens aspects avec un soin particulier, qui tient au vif desir que j'avois d'éclairer les phénomènes obscurs d'une maladie si peu connue, et si peu étudiée par les gens de l'art.

LXXXV. J'écris cette dissertation dans un moment où la Plique semble être devenue l'objet de l'attention générale. Ne dois-je pas tenir la balance au milieu de tant d'opinions contradictoires, qu'on a émises dans ces derniers temps sur cette singulière maladie? ne devançons point l'expérience. On a vu des Praticiens qui avoient en quelque sorte vieilli sur le champ de l'observation, avouer encore l'insuffisance de leurs recherches. Imitons leur exemple, et attendons de nouveaux faits, avant de transiger sur les différens points d'une doctrine qui est du plus grand intérêt pour les Pathologistes.

PREMIÈRE SECTION.

FAITS relatifs à l'histoire particulière des Pliques.

ESPÈCE PREMIÈRE.

PLIQUE MULTIFORME. *PLICA caput-medusæ.* (1)

Plique dans laquelle les cheveux ou les poils se mêlent et s'agglutinent par mèches séparées plus ou moins grosses, plus ou moins longues, plus ou moins flexueuses, ce qui les fait ressembler à des cordes, et les a fait comparer à des serpens.

Obs. Cette espèce comprend plusieurs variétés, parmi lesquelles on distingue sur-tout :

A. LA PLIQUE MULTIFORME EN LANIERES. *Plica caput-medusæ laciniata.* — Dans cette variété, les cheveux sont divisés par mèches; mais les touffes des cheveux paroissent comme déchirées.

B. LA PLIQUE MULTIFORME EN VRILLES. *Plica caput-medusæ cirrhata.* — Cette Plique prend son nom de l'extrémité des mèches qui se roulent et s'entortillent à la manière des vrilles qu'on observe dans certains végétaux.

TABLEAU DE LA PLIQUE MULTIFORME.

LXXXVI. DE même que dans l'état de santé les cheveux ou les poils de l'homme peuvent quel-

---

(1) Consultez les planches VI et VII de mon ouvrage in-folio, sur les Maladies de la Peau, observées à l'hôpital Saint-Louis.

quefois se désunir naturellement, et se disperser en boucles plus ou moins nombreuses, de même, dans l'état de la maladie que nous décrivons, ils peuvent se séparer et s'agglutiner par mèches distinctes les unes des autres. Tout ce qu'on raconte de la tête de Méduse et des autres Gorgonnes, n'a rien de plus effrayant que le spectacle que nous offre alors la Plique multiforme. Souvent ces différentes mèches conservent, en s'allongeant, la roideur et la consistance des cables les plus forts; souvent elles forment des inflexions, des ondulations analogues à celles des serpens, ce qui leur donne une sorte de ressemblance avec ces reptiles, et communique l'aspect le plus terrible à la physionomie des malades; souvent enfin, on observe sur le trajet des mèches plusieurs renflemens et nodosités considérables. Dans quelques cas, les mèches vont en diminuant de calibre; dans d'autres cas, elles augmentent de volume, et chacune d'elles se termine en une énorme massue. Il n'est pas très-rare que les mèches affectent une forme applatie, au lieu de prendre la forme cylindrique. On a cité, dans quelques ouvrages, l'exemple d'un individu qui portoit plus de soixante Pliques immenses. Ces Pliques surpassoient la largeur d'une queue de castor, et descendoient jusqu'au coccix. Skummovius prétend les avoir coupées. Qu'on s'imagine l'épouvante que doivent répandre autour d'eux les individus atteints de cette espèce de Plique, lorsqu'ils se livrent aux excès de la boisson, et par suite aux emportemens de la colère! Quand l'un des deux mendians polonais que j'ai observés à Paris étoit plongé dans l'ivresse, ce qui lui arrivoit fréquemment, sa démarche chancelante, et les mouvemens continuels de ses bras, lui donnoient l'air d'Oreste agité par les Furies.

Si la maladie est grave, les cheveux sont pliqués jusqu'à leurs racines; si elle est peu intense, ils ne sont collés que par leurs extrémités : souvent aussi ils sont divisés vers le milieu de leur trajet, et sont fortement agglutinés vers leurs base ou vers leurs pointes. Il n'est pas rare de voir, lorsque les symptômes de la Plique multiforme diminuent, des cheveux sains remplacer les cheveux malades, lesquels s'isolent et se séparent de la tête; quelquefois enfin on aperçoit les cheveux sains au travers des cheveux malades, et l'œil exercé les distingue aisément.

Les Pliques peuvent tomber et se remplacer successivement; mais les secondes ne se forment que lorsque les premières commencent à se séparer, et lorsque des cheveux nouveaux ont paru. Le journal de Médecine, publié par Vandermonde, fait mention de l'épouse d'un bourgeois de Bitche, parvenue à sa soixante-deuxième année. Elle étoit affectée de la quatrième Plique depuis l'âge de seize ans. Cette Plique s'étoit tellement amincie à la partie supérieure de l'occipital, lieu de son insertion, qu'il n'étoit pas difficile de prévoir sa chute prochaine. Une cinquième Plique, d'environ trois pouces de longueur, croissoit à côté pour lui succéder. On assure que celle qui étoit sur le point de tomber, étoit longue de quatre pieds, et que sa circonférence, qui étoit de deux pouces, présentoit trois ou quatre nœuds fort larges.

Il paroît que la Plique multiforme est plus fréquente chez les hommes que chez les femmes. On l'a observée quelquefois chez les nouveau-nés : ce cas, du reste, est excessivement rare, puisque M. de Lafontaine n'a pu remarquer qu'un seul fait de ce genre, depuis vingt-cinq ans qu'il habite la Pologne. L'enfant étoit né avec trente petites Pliques ; sa mère et sa grand'mère avoient été atteintes de la même affection : il avoit eu cinq frères, pareillement venus au monde avec les cheveux pliqués.

Je n'ai voulu, du reste, retracer dans ce tableau que les caractères physiques qui signalent particulièrement la Plique multiforme. Les phénomènes généraux et propres aux différentes espèces dont il s'agit, seront exposés avec les détails nécessaires dans la seconde partie de cette dissertation.

Observations relatives à la Plique multiforme.

LXXXVII. *Première Observation.* — J'ai observé il y a peu de temps à Paris, Thomas Quart (dit le *Gueux*), dont l'histoire est intéressante à raconter. Il s'occupoit habituellement à ramasser des chiffons dans les rues, ou demandoit l'aumône, quand cette ressource ne lui suffisoit pas pour vivre. Il étoit âgé de quarante-cinq ans, très-robuste, d'une constitution marquée par la prédominance bilieuse. Il avoit un air sinistre, et toujours affamé. Sa barbe longue et touffue, ses sourcils épais et arqués, lui donnoient un aspect sombre et farouche. Presque toutes les parties de son corps étoient velues. A ce physique véritablement pittoresque, il joignoit une malpropreté dégoûtante, dans laquelle il paroissoit se complaire, et qui le rendoit hideux à contempler. Il aimoit passionnément à boire et à s'enivrer ; et lorsqu'il avoit un peu plus d'argent qu'à son ordinaire, il consumoit en un instant ce qui auroit pu le faire subsister pendant plusieurs jours. Il avoit une aversion invincible pour le travail ; trouvoit d'ailleurs sa condition très-heureuse. Dans les premiers temps où j'ai eu l'occasion de le voir, les longs poils de sa barbe ne s'étoient point encore pliqués, et il se mettoit souvent aux gages des peintres pour leur servir de modèle. Cet homme étoit polonais. Il étoit né à Belséjour, village voisin de Varsovie, d'une femme du pays et d'un Français qui étoit au service du roi Stanislas, en qualité de tapissier. Ses parens n'avoient jamais eu la Plique ; il est vrai qu'ils vivoient dans une condition aisée, où on rencontre beaucoup plus rarement cette maladie. Thomas Quart éprouva à l'âge de trois ou quatre ans, une gourme très-abondante, qui donna lieu à la chute de tous ses cheveux. Cependant ils repoussèrent, et lorsqu'ils eurent atteint une longueur considérable, ils se pliquèrent. La révolution de Pologne survint ; cet homme se réfugia en France à l'âge de dix-huit ans, pour y exercer l'état de son père. Vers cette même époque, il se laissa cheoir du haut d'un arbre, et fut grièvement blessé à la tête. On le porta à l'Hôtel-Dieu, et c'est-là que ses cheveux pliqués lui firent ressentir des douleurs très-vives. Immédiatement après sa guérison, il se fit hermite dans la forêt de Senart. L'ordre du couvent dans lequel il entra, n'admettant ni les cheveux, ni la barbe, on le rasa. Il resta dans cette solitude jusqu'à l'âge de trente ans, s'occupant aux travaux de la campagne. Son monastère ayant été détruit dans le commencement des troubles révolutionnaires qui agitèrent la France, il tomba dans l'indigence la plus affreuse. Dès-lors, il fut contraint de se faire employer dans les travaux publics. Le peu de soin qu'il prit de sa tête, et la honteuse crapule dans laquelle il vécut depuis ce temps, firent que ses cheveux se pliquèrent avec la même intensité qu'auparavant. Les douleurs céphalalgiques dont j'ai fait mention plus haut, se réitérèrent, et le malade éprouva un tiraillement, une roideur dans tout le cuir chevelu, qui l'empêchoient de mouvoir le col. Il prit alors le parti de se faire couper les cheveux et la barbe ; ce qui ne fut suivi d'aucun accident fâcheux. Depuis l'an 1793, il a subi trois fois la même opération. Il y a environ dix-huit mois qu'il rentra ivre dans une chétive chambre qu'il occupoit au faubourg Saint-Marçeau. Bientôt après il voulut en sortir ; mais, dans le trouble de ses fonctions intellectuelles, il passa par la fenêtre, au lieu de prendre le chemin de la porte, et tomba d'un deuxième étage dans une cour pavée. Il se fit seulement un plaie longitudinale à la région temporale du côté droit. Il fallut de rechef le transporter à l'hôpital, d'où il étoit déjà sorti depuis six semaines, guéri d'une contusion qui lui avoit été faite sur les reins par la roue d'une pesante voiture. Pour mieux panser sa blessure, on lui enleva presque tous ses cheveux, qui étoient noirs et d'une extrême finesse. On lui laissa uniquement autour de la tête une couronne composée de cinquante mèches pliquées, c'est-à-dire rapprochées les unes des autres, mêlées et agglutinées par une matière grasse, onctueuse, très-fétide, et d'une odeur *sui generis*. Leur arrangement ne pouvoit mieux être comparé qu'à la texture d'un feutre. Ces mèches, assez longues pour couvrir une partie de la face, étoient à-peu-près de la grosseur du petit doigt; quelques-unes d'entre elles étoient très-petites, et sembloient se rapprocher pour former des mèches plus considérables. La manière dont les cheveux étoient mêlés, donnoit aux mèches une forme contournée, noueuse; elles étoient plus grosses à leur base qu'à leur sommet, terminé par une pointe très-déliée. A l'époque dont je parle, sa barbe n'étoit point pliquée, parce qu'il avoit l'attention de la laver tous les jours à la première fontaine qui s'offroit à sa rencontre, ou dans l'eau de la Seine. Par ce moyen, disoit-il, il empêchoit les poils de s'échauffer. Il faut croire qu'il a négligé dans la suite ce soin important de propreté; puisque nous l'avons revu six mois après avec plusieurs pliques au menton, lesquelles étoient infectées d'une multitude innombrable de poux. Il exhaloit en dernier lieu une odeur si repoussante, que personne ne vouloit le loger. Tous les traits de sa physionomie étoient altérés par la maigreur; sa voix étoit foible et rauque; il mendioit son pain par des sons plaintifs et entrecoupés.

Il expectoroit sans effort une matière purulente. Une soif inextinguible le dévoroit, et le contraignoit sans cessse à faire des excès nouveaux dans la boisson du vin, de la bière et des liqueurs spiritueuses. Ses jambes chancelantes pouvoient à peine le supporter dans les rues. J'examinai la couleur de sa peau, qui étoit devenue terreuse et scorbutique, depuis qu'il couchoit la nuit sur les fumiers. Il fut un temps, moins malheureux pour son existence, où cet individu si singulier s'avisa d'établir une sorte de spéculation sur les Pliques qui se manifestoient à la partie antérieure de sa tête. Il les laissoit couper, pour de l'argent, à deux élèves de médecine, pour lesquels il étoit devenu un objet d'étude et d'observation. Je lui achetai moi-même trois mèches, que je conserve encore dans ma collection pathologique.

Deuxième Observation.—Il y a peu d'années que l'on vit mourir à Paris, un mendiant septuagénaire, fort lié d'amitié avec le malade précédent, et qui avoit exercé long-temps le même métier que lui. Je n'ai pu recueillir que fort peu de détails sur sa manière d'exister. Ce vieillard avoit pareillement reçu la naissance en Pologne. Il portoit sur le sommet de sa tête une très-petite quantité de cheveux blancs, lesquels étoient pliqués par mèches très-séparées les unes des autres. Sa barbe grisâtre subit un mode d'altération absolument analogue dans le dernier temps de sa vie. Il se livroit immodérément aux excès de la boisson; il étoit d'une saleté repoussante, et constamment dévoré par la vermine. Cet homme excitoit beaucoup la curiorité des enfans, qui se rassemblant autour de lui, et l'accompagnant dans les rues, rioient de son délire bachique, de ses agitations et de ses attitudes burlesques. Il périt victime d'une brûlure qu'il se fit à la jambe, un jour qu'il s'étoit endormi ivre auprès d'un grand feu.

Troisième Observation. — Le fait que je vais exposer a été consigné dans une dissertation inaugurale sur la plique, par le docteur Jean-Mathias-Cordaly. Un ouvrier de la partie de la Pologne qui est voisine de la Silésie, âgé de quarante-deux ans, étoit atteint d'un gonflement œdémateux des pieds, et de douleurs vagues dans tout le corps, particulièrement dans les membres. Il éprouvoit des céphalalgies continuelles, et six mois s'étoient à peine écoulés, que ses cheveux étoient déjà agglutinés en petites cordes tournées en spirale, de figure et de longueur différentes. Cette maladie étoit héréditaire en lui, puisque son père et sa mère en avoient été affectés pendant toute leur vie. L'individu même dont il s'agit, avoit ressenti quelques accidens de la Plique dans son enfance. Dans cette seconde invasion, comme le pouls étoit dur et fébrile le soir, et que les souffrances étoient plus vives, on administroit quelques remèdes tempérans. Le matin, au contraire, comme le pouls étoit naturel, on faisoit prendre jusqu'à trente gouttes de teinture alkaline martiale, mêlée avec du savon de térébenthine, et cette dose étoit réitérée quatre fois. On y joignoit une décoction de bois de gayac, de racines d'oseille, de réglise, de salsepareille et de sommités de houblon; on avoit aussi recours à la saponaire, aux feuilles du cochléaria et du ménianthe. Tous les cinq jours, on donnoit de la manne et de la rhubarbe. Après deux mois de traitement, le malade entra en convalescence. Ses cheveux étoient encore plus contournés qu'auparavant. On lui prodigua les médicamens balsamiques et toniques. On eut soin de couper avec des ciseaux les cheveux pliqués à l'endroit où l'on avoit aperçu une quantité considérable de squammosités. Tous les symptômes diminuoient de plus en plus; mais bientôt il se manifesta une tumeur inguinale, accompagnée d'une certaine douleur et de quelques mouvemens fébriles. On la fit mûrir par des cataplasmes émolliens; on l'ouvrit ensuite avec une lancette, et il en sortit une matière jaunâtre, ichoreuse, et d'une grande fétidité. Ce qui est véritablement digne de remarque, c'est qu'à l'aide de cet ulcère, les cheveux se purgèrent de la matière visqueuse qui les tenoient agglutinés, et qu'ils se déroulèrent. La nouvelle plaie fut pansée d'après les procédés ordinaires, et cet homme recouvra entièrement sa santé. Les poils du pubis restèrent seuls pliqués; on n'osa point en opérer la section.

Quatrième Observation. — Il faut, sans contredit, rapporter à cette espèce la Plique observée par Sauvages, et dont il fait mention dans sa *Nosologie méthodique*. Celui qui en étoit affecté, étoit un capitaine qui avoit servi vingt ans en Pologne. Il en revint avec tous les symptômes de la phthysie pulmonaire, et une Plique velue qui ne recouvroit pas entièrement la tête : elle étoit uniquement composée de trois mèches de cheveux d'une ténuité extrême. Comme cette maladie n'étoit d'ailleurs accompagnée d'aucun symptôme fâcheux, il la portoit depuis fort long-temps sans avoir jamais songé à la guérir : il la conservoit au contraire avec un soin particulier. Il tenoit beaucoup au préjugé que l'on a dans les campagnes des environs de Varsovie, de Wilna, et dans tous les lieux où cette maladie est endémique, préjugé qui consiste à la regarder comme un accident salutaire pour l'économie animale. Ce militaire, du reste, garda cette Plique jusqu'à l'âge de soixante-dix ans, sans autre inconvénient qu'une douleur qu'il ressentoit à la racine des cheveux, pour peu qu'on les pressât : toutes les fonctions s'exécutoient d'ailleurs avec beaucoup de régularité.

LXXXVIII. L'espèce de Plique que nous venons de décrire, paroît être la plus fréquente de toutes ; mais comment établir une juste proportion dans le rapport du nombre des espèces, quand les auteurs ont si mal retracé ce genre de maladie, quand ils ont établi des distinctions futiles et négligé des distinctions importantes ? Le secours des monographies et la méthode analytique, introduiront un jour plus d'exactitude dans ce calcul.

ESPÈCE DEUXIÈME.

PLIQUE A QUEUE OU SOLITAIRE. *Plica longicauda* (1).

Plique dans laquelle les cheveux ou les poils ne se divisent point, comme dans la précédente, en mèches distinctes et nombreuses, mais se réunissent pour acquérir un allongement excessif, qui la fait ressembler à une queue de cheval ou de tout autre quadrupède.

Obs. Parmi les variétés de la Plique à queue ou solitaire, on peut noter celles qui suivent :

A. La Plique a queue ou solitaire latérale. *Plica longicauda lateralis.* — Souvent il en paroît une de chaque côté des tempes ; d'autrefois il n'en paroît qu'une d'un seul côté.

B. La Plique a queue ou solitaire fusiforme. *Plica longicauda fusiformis.* — Celle-ci est une queue cylindrique, qui diminue progressivement de calibre en manière de fuseau.

C. La Plique a queue ou solitaire falciforme. *Plica longicauda falciformis.* — Dans cette variété, la Plique est recourbée à son extrémité inférieure, comme l'instrument que l'on désigne sous le nom de *faulx*.

D. La Plique a queue ou solitaire en massue. *Plica longicauda clavæformis.* — Cette Plique est tellement renflée à son extrémité inférieure, qu'elle présente quelquefois l'aspect d'une massue énorme.

Tableau de la Plique à queue ou solitaire.

LXXXIX. Je parle de cette Plique, d'après un échantillon que j'ai sous les yeux, et d'après les re-

(1) Consultez la planche IX, de mon ouvrage in-folio, sur les Maladies de la Peau, observées à l'hôpital Saint-Louis.

lations qui m'ont été transmises par des médecins observateurs. Elle offre des circonstances déplorables; elle attaque sur-tout les femmes, parce que leurs cheveux sont naturellement plus longs que ceux des hommes. Cependant on la voit aussi survenir chez les individus du sexe masculin, particulièrement chez les Cosaques, qui ont la tête rasée sur les parties latérales, et ne conservent qu'une seule touffe à l'occiput. Alors la matière de la Plique se concentre dans cette touffe villeuse. L'afflux continuel des forces vitales, imprime une énergie particulière à sa végétation, et lui fait acquérir avec les années une longueur extraordinaire. M. de Formey, médecin ordinaire du roi de Prusse, vit dans les environs de Lowitz, un individu occupé à garder les pourceaux. Il avoit la tête chauve; mais toute la masse de cheveux située au-dessus de la nuque, avoit pris un accroissement si prodigieux, qu'elle descendoit jusqu'aux jarrets. Dans le Muséum d'Histoire naturelle de Dresde, on remarque une Plique polonaise qui a près de neuf pieds de longueur, ainsi que le docteur Flajani a eu occasion de s'en convaincre, en la mesurant lui-même. On voit dans l'intérieur du même établissement, la peau du cheval d'Auguste II, roi de Pologne. La queue de cet animal est d'une étendue démesurée : les crins de cette queue ne sont point entremêlés, mais sont infiniment plus gros que de coutume.

L'incommodité principale causée par cette espèce de Plique, est le poids énorme dont elle est pour les malades. Le plus souvent ils sont condamnés à la laisser traîner par terre; ce qui les fatigue au-delà de toute expression, par l'effet du tiraillement douloureux qu'endure le cuir chevelu. Quelquefois il leur est impossible de marcher, et ils passent leurs jours dans l'inaction la plus triste. Plusieurs exécutent une progression pénible, en portant la tête penchée en arrière, et sont forcés à tous les instans de prendre du repos.

Il est assez commun de voir la Plique à queue ou solitaire, former divers plis autour des épaules ou des reins des personnes qui en sont affectées; ces circonvolutions ont quelque chose d'effrayant au premier aspect, et rappellent les serpens monstrueux qui embrassoient le corps de Laocoon. On a rencontré souvent des infortunés qui soutenoient cette pesante queue avec leurs mains, ou lui donnoient des points d'appui par des liens fixés à leurs vêtemens, lorsqu'ils alloient mendier leur pain dans les villages de la Pologne.

Dans certains cas, la Plique à queue ou solitaire va en diminuant de circonférence, depuis sa partie superieure jusqu'à sa partie inférieure. Dans d'autres cas, elle se renfle dans son extrémité, et se termine en globe ou en massue. Elle part tantôt du sommet, tantôt du milieu, tantôt du bas de la tête. Le plus souvent elle est unique sur le cuir chevelu; ce qui la fait désigner, par quelques Pathologistes, sous le nom de *solitaire;* et nous avons cru devoir lui conserver cette dénomination. On cite néanmoins une circonstance où il s'en forma deux qui croissoient isolément sur chaque côté des tempes. Cette Plique

ttaque quelquefois le pubis, les aisselles, le ster-
um, etc.

Ceux qui sont fatigués par la longueur prodi-
ieuse de la Plique à queue ou solitaire, n'osent
rocéder à sa section, parce qu'ils redoutent l'hé-
orrhagie ou la rétropulsion de la matière tricho-
atique. Il peut arriver néanmoins qu'elle s'use par
effet du frottement ou par vétusté, et qu'il s'en
étache quelque portion. On l'a vu aussi se séparer
pontanément et en entier de la tête, après avoir
ris un accroissement extraordinaire, et s'être con-
idérablement amincie à sa racine. Apinus fait men-
ion d'une malade de Brunswick, dont la Plique,
ui avoit sept pieds de longueur, tomba après dix
ns d'existence, sans causer aucun symptôme fâ-
heux. On a aussi parlé d'une dame polonaise,
arvenue à un âge très-avancé, qui avoit porté plu-
eurs Pliques successives, lesquelles se détachoient
ommunément du cuir chevelu, après un espace
'environ sept années. Il est digne d'observation,
u'il n'en paroissoit jamais deux à-la-fois.

bservations relatives à la Plique à queue ou solitaire.

XC. *Première observation.* — C'est ici le cas de
iter l'observation d'une infortunée Polonaise, dont
n a gravé le dessin dans plusieurs journaux scien-
ifiques. C'étoit une paysanne des terres du prince
e Radziwil, mariée à l'âge de quinze ans. Elle n'en
voit que dix-huit, lorsqu'elle fut attaquée de cette

maladie endémique et populaire. Elle la porta pendant toute sa vie. Durant ce temps, elle éprouva de douleurs et un desséchement universel dans les articulations, qui l'empêchoient de se mouvoir et d sortir. Elle restoit toujours couchée, et ne changeoit de situation que deux fois chaque année, e hiver et au printemps. Elle aimoit si fort le froid qu'à l'approche de la saison rigoureuse, elle n pouvoit endurer aucune sorte de chaleur, pas mêm l'approche d'une chandelle allumée. A la moindr élévation qui survenoit dans la température atmosphérique, elle se faisoit placer dans les endroits les plu frais. Il est à remarquer qu'elle ne buvoit pas d liqueurs spiritueuses, comme il arrive d'ordinair aux personnes qui sont atteintes de ce genre d'affection. Elle ne mangeoit que du mauvais pain e des végétaux cruds. Elle mourut à l'âge de soixant dix-sept ans. Le docteur Flourike, médecin d prince de Radziwil, fit dessiner cette femme de so vivant, avec sa Plique, qui avoit quatre aunes d long et une palme de large. Cette Plique auroit e encore plus d'étendue, selon M. Flouricke, si, pendant le cours de ses cruelles souffrances, le frottement et la malpropreté n'en avoient détruit une portion considérable.

Deuxième Observation. — M. le docteur Corona m'a dit avoir observé à Rome, un hermite polonais, dont la Plique étoit si longue, qu'elle s'étendoit de son lit jusqu'à terre. Cet homme étoit pâle; il avoit la respiration très-difficile, et tomboit de jour en jour dans une prostration de forces extraordinaire. Il succomba à cette désastreuse maladie. Quand on lui coupoit des portions de sa Plique, il en résultoit un flux de matière sanguinolente, qui effrayoit les assistans. On fut obligé de renoncer à cette opération.

Troisième Observation. — M. le comte de S***, polonais, m'a remis les détails qui vont suivre : Une pauvre femme, née à la campagne, non loin des bords de la Vistule, étoit depuis longtemps tourmentée par une affection périodique de la poitrine, qui l'empêchoit de se livrer à aucun exercice fatigant. A une époque assez avancée de sa vie, elle éprouva une fièvre rémittente bilieuse, dont les redoublemens avoient beaucoup d'intensité. Cette maladie se termina par une exsudation extraordinaire du cuir chevelu, ou plutôt il s'établit un flux critique vers la tête, qui fit disparoître l'infirmité ancienne; car, dans la suite, cette femme fut entièrement délivrée des gênes considérables de la respiration, qui l'oppressoient par intervalles, et qu'aucun remède n'avoit pu soulager. Mais peu à peu ses cheveux se pliquèrent, et se convertirent en une queue cylindrique qui s'alongea prodigieusement de jour en jour, au point qu'elle pendit bientôt jusqu'à terre. La malade conservoit, dit-on, précieusement cette queue traînante, et la regardoit comme un préservatif contre toute autre maladie. Elle s'en servoit pour attirer la compassion des riches qui lui donnoient de l'argent pour elle et pour ses enfans. Cette Plique n'avoit ni renflement ni nodosités. M. le comte de S***. ne savoit absolument rien sur les circonstances qui accompagnèrent la mort de la malade.

Quatrième Observation. — Je vais consigner ici

une observation qui a été faite par Stabel. La femme d'un paysan nommé Kobiéla, âgée de vingt ans, d'une constitution robuste, ayant toujours joui d'une santé régulière, fut un jour attaquée, sans cause manifeste, de douleurs lancinantes et continuelles à la tête, ainsi qu'aux articulations. Peu de temps après, il se forma de petits ulcères sordides dans le fond de la gorge et dans l'intérieur des narines; les mains et les pieds étoient remplis de tubercules dispersés çà et là. Administration des mercuriaux, tant à l'extérieur qu'à l'intérieur: mais ce traitement fut inutile. Les symptômes alloient croissant. Stabel examina attentivement toutes les circonstances, et vit que le virus qu'on avoit vainement combattu, n'étoit point de nature vénérienne, mais le résultat d'une Plique héréditaire qui tendoit à se développer. La malade éprouvoit toutes les nuits une sueur visqueuse à la tête; l'appétit étoit dépravé; les ongles étoient rudes au toucher et recourbés: on administra les diaphorétiques. Par l'usage continué de ces moyens, la Plique commença à s'allonger, et parvint peu-à-peu à une longueur considérable: les ulcères se cicatrisèrent; les tubercules et nodosités disparurent; tous les symptômes que je viens d'indiquer cessèrent entièrement.

XCI. Cette Plique est une de celles dont les phénomènes étonnent le plus l'imagination et la pensée. L'allongement extraordinaire qu'acquièrent les cheveux, prouve le rôle important que doit jouer le système pileux dans l'économie animale, et peut frayer une route nouvelle aux expérimentateurs physiologistes

ESPÈCE TROISIEME.

PLIQUE EN MASSE. *PLICA cespitosa* (1).

Plique dans laquelle les cheveux ou les poils se mêlent, se collent et s'agglomèrent ensemble, sans jamais se séparer, au point de n'offrir aux regards de l'observateur, qu'une masse informe plus ou moins volumineuse, qui surcharge la tête d'un poids énorme.

Obs. On peut signaler, comme variétés de la Plique en masse :

A. LA PLIQUE EN MASSE MITRIFORME. *Plica cespitosa calyptræformis.* — Cette Plique forme, sur la tête, une espèce de coiffe ou de calotte.

B. LA PLIQUE EN MASSE GLOBULEUSE. *Plica cespitosa globiformis.* — Cette variété acquièrt quelquefois un volume très-considérable : souvent on ne voit qu'un seul globe ; d'autrefois on en remarque plusieurs ; ce qui donne à la tête du malade un aspect monstrueux.

TABLEAU DE LA PLIQUE EN MASSE.

XCII. CETTE espèce de Plique, que j'ai soigneusement observée dans une circonstance à Paris, offre un mélange inextricable de cheveux qui cons-

(1) Consultez les planches VIII et IX de mon ouvrage in-folio, sur les maladies de la peau, observées à l'hòpital Saint-Louis.

tituent une seule masse, tantôt en forme de calotte, tantôt en forme de globe plus ou moins volumineux. Il arrive quelquefois que rien ne change, du moins en apparence, dans l'arrangement primitif des cheveux, lesquels se maintiennent dans la même situation où ils étoient à l'instant de l'invasion de la maladie. C'est ainsi qu'on a vu une dame, coiffée en boucles très-élégantes, conserver la même frisure pendant une certaine série d'années. Les Pathologistes désignent ce mode particulier d'altération, sous le nom de *Plique larvée*, parce qu'à la première vue, il est difficile de la reconnoître.

La Plique dont il s'agit est souvent si volumineuse et si pesante, que les individus qui en sont affectés, peuvent à peine supporter un si lourd fardeau. Qu'on se représente ces infortunés avec une masse monstrueuse de cheveux contournés et pliqués, vacillant à chaque pas, et se soutenant avec difficulté dans les rues ! Leur fatigue et leur embarras offrent un spectacle digne de pitié.

Quelquefois les masses ou touffes de cheveux pliqués se manifestent isolément sur les côtés, sur le devant ou sur la partie postérieure de la tête, d'où résultent différentes difformités. On observe alors que les tiraillemens que supporte ordinairement la peau du crâne, n'ont lieu que dans les endroits où les cheveux se pliquent. On mettroit vainement une adresse infinie à passer le peigne au travers des cheveux pour les démêler; les cheveux se replient et se roulent d'une manière surprenante. Dans plusieurs cas, il est absolument impossible de toucher à l'épaisseur de ces touffes villeuses, sans provoquer des douleurs vives.

La Plique en masse est très-commune chez les femmes qui ont une grande quantité de cheveux. sa couleur ordinaire est d'un châtain assez clair. On a vu pourtant des Pliques en masse qui étoient blanches, quoique ce phénomène soit excessivement rare. M. le docteur de Lafontaine m'en a fait parvenir un échantillon. Je citerai plus bas l'observation qu'il m'a communiquée à ce sujet. On a eu l'occasion de remarquer fréquemment cette plique sur les parties génitales de la femme.

Malgré l'ennui extrême qu'occasionne l'énorme fardeau de la Plique en masse, croira-t-on que les malades sont réduits à la regarder comme un bienfait de leurs dieux pénates, et à craindre toujours qu'elle ne disparoisse? Leurs alarmes du reste sont très-fondées; mais les faits qui les rendent légitimes, concernent généralement toutes les espèces de Pliques. Nous traiterons ailleurs de cet intéressant phénomène.

Observations relatives à la Plique en masse.

XCIII. *Première Observation.* — J'ai observé à Paris, la Plique en masse chez la nommée Éléonore Gaudray, âgée de trente-huit ans, native de Lille, département du Nord. Cette femme étoit depuis long-temps au service d'une actrice célèbre de la capitale. Elle étoit d'une taille assez haute; sa physionomie étoit fort agréable. Son tempérament étoit bilieux et cholérique, ses sourcils bruns, ses cheveux châtains. Parvenue à l'âge de seize ans, elle se livra au penchant de l'amour, et cohabita avec un militaire ivrogne, qui la promenoit dans les cabarets, et lui fit sans doute contracter le goût qu'elle manifesta dans la suite pour l'eau-de-vie et les liqueurs spiritueuses. Quoi qu'il en soit, vers cette époque, elle tomba dans une sorte d'abrutissement, dont sa maîtresse cherchoit vainement à la faire rougir. Dès-lors, les traits de sa figure devinrent moins réguliers. Il se manifesta des crachemens de sang, et une toux opiniâtre qui duroit toute la nuit, en sorte que personne ne pouvoit dormir autour d'elle. Il survint de plus une fièvre brûlante, dont les accès s'allumoient le soir, et alarmoient tous ceux qui connoissoient la malade. Un régime adoucissant sembla calmer les douleurs et le désordre de la poitrine; mais presqu'aussitôt des migraines fréquentes tourmentèrent Éléonore Gaudray. Sa face devint rubiconde, et son teint enflammé comme celui des personnes qui s'abandonnent habituellement aux excès de la boisson. Une humeur visqueuse, dont l'odeur étoit aussi étrange que fade, afflua bientôt vers toutes les parties de la tête. La pauvre malade fit d'inutiles efforts pour nettoyer et démêler ses cheveux; ils s'agglutinèrent de jour en jour, et formèrent une épaisse et large calotte, dont l'aspect étoit feutré, et ressembloit assez bien au corps d'un chapeau dont on auroit entièrement coupé les bords. Ce qu'il y a de remarquable, c'est que lorsque cette grande masse villeuse étoit humide ; la poitrine étoit singulièrement soulagée. Dans le cas contraire, quand l'humeur visqueuse se desséchoit, il se déclaroit des anxiétés nouvelles dans les organes de la respiration. Les crachats devenoient sanguinolens. Cependant, cette femme continuoit toujours d'abuser du vin et des liqueurs fortes. Un jour, les maîtres qu'elle servoit, en revenant du spectacle, la trouvèrent ivre et couchée devant le feu. Ses vêtemens étoient en partie brûlés. On la chassa de la maison ; mais on la reprit quelque temps après, à cause de son extrême fidélité, et de quelques autres qualités qu'on lui avoit constamment reconnues. Après plusieurs années de souffrances, cette malheureuse femme m'a été envoyée à l'hôpital Saint-Louis, expectorant le pus, en proie à une fièvre continuelle, enfin avec tous les symptômes de la consomption pulmonaire. D'autres infirmités sembloient se réunir pour l'accabler. Elle avoit des fleurs blanches, des foiblesses et des langueurs d'estomac ; elle étoit en outre tourmentée d'une chute de l'intestin rectum. Je lui prodiguai des soins, particulièrement ceux qui devoient tendre à appaiser l'irritation de la poitrine et des quintes de toux qui la déchiroient. Un jour, elle se leva en sursaut pour prendre un bouillon qu'on lui présentoit, et mourut subitement. Je fis procéder à l'ouverture du cadavre. Je rendrai compte de cette autopsie dans un autre article.

Deuxième Observation. — Le fait que je viens d'exposer a beaucoup de rapport avec l'observation suivante de M. de Lafontaine, qui pratique notre art avec une grande distinction à Varsovie. Une dame, âgée de vingt-six ans, souffroit depuis long-temps d'un point de côté, avec toux et palpitation de cœur. Ces symptômes disparurent, et elle recouvra sa santé. Après un excès d'eau-de-vie, qu'elle aimoit beaucoup, il survint un crachement de sang, et enfin des ulcères au poumon. On administra le quinquina, le lait d'ânesse, le lichen d'Islande, etc. La malade se trouva sensiblement mieux; mais elle éprouva de fortes douleurs à la tête. Un vésicatoire à la nuque parut la soulager. Il survint des sueurs grasses au cuir chevelu, et enfin une grande Plique en masse. Le retour de la santé, la cessation de la toux, ainsi que des crachats, lui rendirent le goût pour les liqueurs spiritueuses. Après de nouveaux excès, elle succomba au bout de six semaines.

Troisième observation. — C'est encore à M. le docteur de Lafontaine que je dois la communication du fait que je vais rapporter. Il a bien voulu y joindre l'échantillon de la Plique qui fait le sujet de l'observation, et j'ai pu en faire un examen très-attentif. Il s'agit d'une dame qui, jusqu'à l'âge de quarante-six ans, n'avoit éprouvé aucun genre de maladie. Elle avoit accouché de six enfans très-sains. Vers l'an 1800, elle ressentit une douleur au-devant de la tête; cette douleur ne se faisoit ressentir que dans une espace d'environ deux lignes, à l'endroit même où les cheveux commencent à se développer. Ce qu'il y a de surprenant, c'est que le moindre attouchement exercé sur cette place, occasionnoit des convulsions, tandis qu'on pouvoit presser impunément les autres parties du cuir chevelu, ainsi que le front. La sensation que la malade éprouvoit étoit brûlante, comme si elle eût été produite par un fil d'archal enflammé. C'est en vain que, pour en diminuer la force, on avoit recours à l'eau froide, à la glace, à la neige, etc. Cette douleur extraordinaire fut accompagnée d'un accident aussi pénible pour la dame dont il s'agit, que pour ceux qui l'entouroient. La malade commença bientôt à exhaler une odeur si fétide, que son mari, ses enfans, ses domestiques même, ne pouvoient rester un quart-d'heure dans sa chambre. On avoit beau mouiller les habits et le lit avec des eaux odoriférentes, avec du vinaigre, etc., on avoit beau remplir les appartemens des parfums les plus exquis, rien ne pouvoit pallier ou affoiblir cet excès de puanteur. L'urine, mais sur-tout la sueur et les règles, surpassoient tout ce que le mot de *mauvaise odeur* peut exprimer. Après une sueur abondante, la surface du corps de la malade prit une couleur brune, assez analogue à celle que donne la lèpre dans certaines circonstances. Ce n'est qu'avec beaucoup de peine, et après qu'on l'eut bien lavée, qu'elle recouvra sa blancheur naturelle. Cette matière infecte, qui dégradoit et souilloit ainsi le systême dermoïde, n'étoit autre chose que l'exsudation trichomatique, devenue si abondante, que les cheveux ne suffisoient point à la contenir. Le linge conservoit toujours, après la menstruation, des taches brunes que les lessives ne pouvoient faire disparoître. Cette malade passoit son temps à la campagne, faisant fort peu de remèdes.

Enfin elle résolut de se rendre dans une ville voisine, pour y consulter les gens de l'art. Elle contracta dans la route une fièvre catarrhale, accompagnée d'une violente inflammation des yeux. Les soins qu'on lui donna, furent infructueux. Après un séjour de trois mois, elle se détermina à venir chercher des secours à Varsovie, où elle réclama les conseils et les soins de M. de Lafontaine. Comme elle arriva fort affoiblie, ce dernier ne songea d'abord qu'à rétablir ses forces par un régime restaurant et par le repos. Au surplus, tous les accidens annonçoient une Plique larvée. D'ailleurs, sa grand'mère et sa mère avoient éprouvé jadis cette maladie. M. de Lafontaine ordonna divers médicamens pour en faciliter l'éruption à la tête; entre autres moyens il employa extérieurement une décoction de plantes aromatiques qu'il unit à de la moutarde. Dans la troisième semaine qui suivit l'usage de ces remèdes, le dépôt critique s'effectua dans les cheveux, lesquels étoient fort longs et fort touffus. Il se développa une Plique d'un volume prodigieux. Durant ce temps, la malade eut plusieurs fois des convulsions, qu'on appaisoit par les opiacés. L'extrême fétidité dont j'ai déjà fait mention plus haut, disparut quelques heures après l'apparition de la Plique; mais la céphalalgie augmenta de nouveau d'une manière insupportable. Sans doute la crise n'étoit pas complète; car le deuxième jour après que la plique fut formée, la malade éprouva de nouveau quelques mouvemens convulsifs, et sua considérablement de la tête. Enfin il se fit une énorme fissure au travers de cette masse extraordinaire de cheveux agglutinés; et pendant douze jours, il en découla une matière brune et horriblement repoussante par sa puanteur. A cet inconvénient s'en joignoit un autre; c'est l'innombrable quantité de poux qui tourmentoit cette infortunée. M. de Lafontaine la délivra bientôt de ceux qui occupoient la couche extérieure de la Plique, par l'huile de lavande et l'onguent mercuriel; mais il falloit atteindre ceux qui se trouvoient sous la couche la plus inférieure. Cet habile chirurgien se détermina à opérer trois incisions au milieu de cette énorme touffe villeuse, et dans toute sa longueur. Les poux eurent dès-lors une issue, et la malade put s'en débarrasser à l'aide des moyens déjà indiqués. Deux jours après, par un événement inattendu, les incisions se joignirent, ensorte qu'on ne reconnoissoit plus l'endroit où elles avoient été faites. Six semaines s'étoient à peine écoulées, que la malade étoit entièrement rétablie. Il n'y avoit plus de traces de cette inflammation opiniâtre des yeux dont j'ai fait mention. Des remèdes toniques, une nourriture restaurante, le vin, l'air frais, etc. contribuoient à lui donner tous les jours de nouvelles forces. Dans la douzième semaine, M. de Lafontaine fit une ligature à la Plique, qui commençoit à s'isoler de la tête, et bientôt la coupa totalement.

Quatrième observation. — Le même auteur rapporte une observation intéressante d'une Plique en masse, qui se manifesta au pubis d'une jeune femme, dans le moment où elle alloit devenir mère pour la seconde fois. Malgré des douleurs vraies et fortes, l'accouchement n'avançait pas : on examina dès-lors de plus près l'état des organes, et on s'aperçut qu'une touffe villeuse, d'un très-grand volume, oblitéroit la vulve, au point qu'il étoit impossible d'y introduire le doigt. Cette Plique avoit commencé de se former dans le cinquième mois de la grossesse. Une très-petite ouverture donnoit passage à l'urine : M. de Lafontaine proposa sur-le-champ de la couper ; mais la femme ne voulut point y consentir, craignant, comme c'est l'ordinaire, les suites fâcheuses de cette opération. Cependant les souffrances de l'enfantement devenoient toujours plus intenses, et la mère s'affoiblissant à un point extrême, il fallut procéder à l'excision de la Plique : aussi-tôt l'accouchement se termina sans le moindre accident pour la malade, et l'affection des poils ne reparut pas.

XCIV. Si l'on procède à un rapprochement judicieux des quatre observations que je viens d'exposer, on se convaincra aisément que le cas qui s'est présenté à moi dans le sein de l'hôpital Saint-Louis, est totalement semblable à ceux que l'on voit si souvent en Pologne. Je conserve dans mon cabinet les échantillons qui offrent entre eux une identité frappante. Ce que je dis de la Plique en masse, je puis l'appliquer aux autres espèces, que j'ai cru devoir décrire dans cet ouvrage avec plus d'exactitude, de détail et de précision qu'on ne l'avoit fait jusqu'ici. Il ne me reste maintenant qu'à signaler les phénomènes généraux propres à un genre si singulier de maladie.

SECONDE PARTIE.

Des Faits relatifs à l'histoire générale des Pliques.

XCV. Fidèle à l'ordre que j'ai déjà suivi, en exposant les faits qui concernent le genre des Teignes, je vais renfermer dans cette seconde partie tous les divers points de vue que m'a offert la considération générale des Pliques. Cet ordre est celui qui me paroît le plus conforme à la marche de l'analyse, à laquelle les sciences doivent de si grands progrès. Sans cet ordre méthodique, les objets glissent, pour ainsi dire, dans la mémoire, et passent sans aucun intérêt pour l'esprit.

ARTICLE PREMIER.

Des Phénomènes généraux qui caractérisent la marche des Pliques.

XCVI. L'invasion des différentes espèces de Pliques commence ordinairement par un abbatement universel, un engourdissement dans tous les membres du corps; des douleurs vagues se font d'abord ressentir dans les articulations des mains et des pieds, gagnent ensuite les omoplates, l'épine du dos, et s'étendent bientôt à la région postérieure du col et de la tête. Le soir, il se manifeste un accès fébrile qui se prolonge très-avant dans la nuit, et se termine par une sueur visqueuse, gluante et excessivement fétide.

Le matin, le pouls est naturel : il y a une sorte de rémission dans les symptômes que je viens d'indiquer.

XCVII. Aux douleurs arthritiques qui constituent presque toujours le début de cette singulière et déplorable affection, viennent se joindre des mouvemens convulsifs dans les muscles, des soubresauts dans les tendons, un tintement d'oreilles très-pénible, une céphalalgie atroce que les malades cherchent vainement à calmer par des médicamens sédatifs ou narcotiques, des vertiges, une pesanteur autour des orbites, des picotemens, et une sensation très-incommode de resserrement dans la partie postérieure du cuir chevelu.

XCVIII. Mais bientôt un phénomène externe, et très-surprenant pour le physiologiste observateur, se déclare. Les cheveux se mêlent, s'entortillent, s'agglutinent, se séparent en faisceaux ; on les voit s'arranger en petites cordes tournées en spirale, en sorte que la tête paroît environnée d'un amas de couleuvres effrayantes qui rappellent l'image affreux d'une Gorgone. On les voit aussi s'alonger comme des queues traînantes qui atteignent les jarrêts, et quelquefois pendent jusqu'à terre ; on les voit enfin se hérisser comme les poils d'une bête fauve, ou comme les soies qui se dressent le long du col des pourceaux. Enfin il arrive quelquefois que les cheveux s'entassent en globes ou en masses informes, qui deviennent de lourds fardeaux pour ceux qui les portent. Les poux fourmillent au milieu de ces touffes villeuses, en une multitude extrême, et avec une promptitude qu'on ne peut exprimer. A la base de ces touffes, on voit une grande quantité d'écailles furfuracées.

XCIX. Au surplus, on pensera, avec juste raison, que les formes singulières et bizarres qu'affectent les Pliques diverses qu'on a remarquées, dépendent souvent de la manière d'être des cheveux. Beaucoup de Polonais les coupent et les conservent habituellement fort courts. Certains se font raser la tête, et ne laissent venir qu'une touffe plus ou moins considérable à son sommet. Les femmes, au contraire, brillent par une belle et longue chevelure; ce qui donne lieu à des modifications sans nombre dans la figure de leurs Pliques. On en voit qui, surprises en quelque sorte par la maladie après la toilette la mieux soignée, restent pendant plusieurs années avec des cheveux élégamment frisés.

C. La Plique n'attaque pas seulement le cuir chevelu; elle se manifeste également dans les autres parties du corps humain qui sont pourvues de poils. Elle survient quelquefois au menton, aux aisselles, à la région sternale, et surtout aux organes de la génération des deux sexes. Le professeur Kaltschmid, à Jena, conservoit dans son cabinet le pénil d'une femme, duquel sortoit une Plique si monstrueuse, qu'elle auroit fait aisément le tour du ventre de la personne à qui elle avoit appartenu.

CI. Le virus trichomatique s'introduit souvent jusque dans les ongles des mains et des pieds, particulièrement chez les individus qui sont chauves. L'analogie de structure de ces organes avec les cheveux, explique facilement cette dégénération hideuse. Tantôt ils prennent un accroissement prodigieux ; tantôt ils s'épaississent, et offrent beaucoup d'aspérités au toucher. Ils deviennent jaunâtres, livides, noirs comme la corne d'un bouc, ou quelquefois même ils sont crochus comme les griffes des quadrupèdes carnassiers. On observe, du reste, que l'altération des ongles n'arrive que long-temps après l'altération des cheveux ou des poils.

CII. Toutes ces déformations physiques et extérieures que nous venons de signaler, sont causées et entretenues par la sécrétion extraordinairement abondante qui suinte des parties couvertes de villosités, et qui constitue la Plique proprement dite. Cette excrétion, qui afflue surtout vers la tête, ne s'échappe pas uniquement des pores de la peau du crâne, mais encore des cheveux eux-mêmes, ainsi que l'ont constaté des observations microscopiques. On a vu, en effet, que les extrémités des canaux capillaires exhaloient une espèce de vapeur qui se déposoit et se condensoit ensuite dans leurs interstices. Quelques auteurs assurent que cette matière est d'une nature ichoreuse et sanguinolente. Mais on a beaucoup exagéré les idées sur cet objet. Si le dépôt qui s'en fait dans les cheveux est si copieux que ceux-ci ne puissent la contenir, alors ils se rompent dans leur milieu, et la matière s'écoule au-dehors en très-grande quantité. Elle exhale une odeur *sui generis*, qui est très-repoussante pour l'odorat. Cette odeur a beaucoup de rapport avec celle de la graisse rancie, comme il m'a été facile de m'en convaincre sur les malades que j'ai observés à Paris, et sur les échantillons de Plique qui m'ont été envoyés par M. de Lafontaine.

Il est vrai que cette odeur varie dans quelques circonstances. M. le docteur Niszkouski a vu chez une jeune demoiselle, une Plique des aisselles qui étoit très-aromatique, et qui répandoit le parfum de l'ambre.

CIII. Il paroît que la Plique étend particulièrement ses ravages sur les cheveux châtains. Elle affecte néanmoins assez fréquemment les cheveux les plus noirs, et même ceux qui sont d'une couleur rougeâtre, comme, par exemple, chez certains juifs. L'expérience prouve aussi que les cheveux blancs ne sont point à l'abri de l'infection, quoiqu'ils jouissent d'une vitalité moins active que les précédens. Les journaux du temps ont rapporté qu'on a vu autrefois à Bitche, un vieillard, né à une très-petite distance de cette ville, lequel portoit une grande Plique flottante sur ses épaules, très-hérissée et blanchie par les années. M. de Lafontaine m'a fait parvenir de Varsovie une Plique en masse, dont la couleur grise démontre l'âge avancé de la personne qui en avoit été atteinte. C'étoit une malheureuse femme, qui avoit tellement souffert des suites d'une goutte vague, qu'elle avoit perdu l'usage de tous ses membres. Ses forces s'épuisèrent entièrement, et elle succomba au milieu des plus vives douleurs.

CIV. Jusqu'à présent, je n'ai retracé que les accidens les plus ordinaires de la Plique. Mais cette affreuse maladie acquiert souvent le plus grand degré d'intensité; elle revêt une multitude de physionomies; et dès-lors le caractère de ces symptômes paroît entièrement subordonné à la direction que prend la matière trichomatique dans l'économie animale

Fait-elle son irruption vers l'organe cérébral ? des accès épileptiques se déclarent. Souvent les malades sont foudroyés par l'apoplexie ; quelquefois ils sont en proie à des transports maniaques. Stabel cite l'exemple d'une femme qui avoit éprouvé une violente frénésie avec fièvre aiguë, une aliénation marquée de l'esprit et un délire furieux. Ces désordres ne cessèrent, que lorsque les cheveux commencèrent à se pliquer.

CV. Si la métastase s'opère vers le systême de la respiration, elle détermine l'asthme, l'hydrothorax, les crachemens de sang, la phthysie pulmonaire, le catarrhe suffocant. Les palpitations suivent les atteintes du systême circulatoire. Enfin, quand le virus de la Plique affecte l'estomac, les intestins ou les autres viscères contenus dans la cavité abdominale, on voit arriver le flux dyssentérique, la diarrhée, les coliques, l'hypocondrie, la mélancolie, etc. La faculté digestive est pervertie. On a vu naître chez certains individus, non seulement un penchant irrésistible pour les boissons spiritueuses, mais aussi des goûts bizarres, dépravés, en un mot le vrai *pica*. M. de Lafontaine avoit fait cette remarque, et je l'ai confirmée sur les trois individus malades que j'ai observés par moi-même. On a vu survenir l'inflammation ou l'ulcération du foie, etc. Chez les femmes, la menstruation est troublée ou interrompue, et communément elle ne reprend son cours régulier et périodique, que lorsque la Plique vient se manifester à la tête.

CVI. Stabel a particulièrement observé que les

effets du virus trichomatique diffèrent à raison des systêmes organiques dans lesquels il pénètre en premier lieu. C'est ainsi que, lorsqu'il s'introduit dans le systême lymphatique, il donne naissance à des engorgemens glanduleux, très-rebelles aux moyens curatifs. Il se forme des nodosités et des tubercules dans les articulations, des squirres, etc. La peau se décolore, et acquiert une couleur terreuse. Il n'est pas très-rare de voir cette maladie produire la carie des os, pénetrer même jusqu'à la moëlle de ces organes. Un juif qui portoit une Plique à la tête, en fut promptement guéri par un charlatan. Il lui survint un abcès au front, suivi d'une carie, qui, en trois années de temps, avoit acquis beaucoup d'étendue. Il fut trépané par M. de Lafontaine, qui parvint à le guérir. Stabel parle d'un empyrique qui pratiquoit la médecine en voyageant dans les campagnes de la Pologne. Il coucha dans un lit qui avoit servi à une personne atteinte de la Plique, et ne tarda pas lui-même à en être infecté. Il eut recours aux plus violens drastiques. Mais bientôt il ressentit des douleurs vives à la tête et dans les jointures des membres. Toute la surface du corps se couvrit d'ulcères sordides. La nutrition cessa de s'opérer; les forces s'anéantirent. Les os devinrent friables; lorsqu'on vouloit essayer de le lever de son lit, les deux tibias se fracturoient. Quand il essayoit de lever le moindre fardeau avec le bras, les os de l'épaule se rompoient avec éclat. Les différens moyens médicaux et chirurgicaux furent inutiles; il mourut dans l'état le plus déplorable.

CVII. J'ai déjà dit que la Plique étoit annoncée par des symptômes plus ou moins graves, qui devançoient de plusieurs jours son invasion; mais quelquefois aussi elle se déclare sans aucun accident précurseur, et sans exciter la moindre sensation douloureuse. Tantôt elle se forme lentement et successivement, tantôt elle se manifeste avec une rapidité inconcevable. L'événement le plus léger suffit quelquefois pour provoquer son développement. Il n'est pas rare, aussi quelle survienne sans cause apparente. M. de Lafontaine fait mention d'une jeune dame qui dînoit un jour en très-bonne gaîté, et qui en fut atteinte subitement. On peut également assurer, d'après des observations très-exactes, que le virus trichomatique peut se communiquer par la génération, et qu'après la naissance il peut rester caché un grand nombre d'années dans l'économie animale, sans produire aucun effet nuisible, principalement lorsqu'on mène une vie régulière et sobre, et qu'on évite tout ce qui porte atteinte à la santé. Mais si quelques personnes n'en ressentent aucune incommodité notable, d'autres deviennent la proie des accidens les plus funestes.

CVIII. Je n'ai jamais eu l'occasion d'observer les phénomènes de la Plique chez les quadrupèdes. On dit qu'ils ont une analogie très-frappante avec ceux que l'on remarque chez l'homme. La douleur se peint dans leur physionomie, et s'exprime par leurs gestes inquiets. Les chiens sur-tout sèment par-tout l'épouvante, parce qu'ils paroissent être enragés. Lorsqu'ils marchent, leur queue traîne entre leurs jambes, leur gueule est écumante. Ils n'aboient pas, mordent tout le monde, même leurs maîtres, cessent de prendre de la nourriture, se heurtent aveuglément contre les murs, etc. Il est vrai qu'ils ne redoutent pas l'eau; au contraire, ils en boivent beaucoup dans cette maladie. Il est pourtant nécessaire d'ajouter que leur morsure ne donne point la rage. Il en est de même des loups, des renards, des chats, des brebis, etc. Les chevaux s'affoiblissent; ils perdent leur courage et leur vivacité, sont incapables de tout travail, ne mangent point, mais sont tourmentés par une soif inextinguible. Il faut bien que la Plique imprime une grande dégénération au bétail, puisque les bouchers refusent d'acheter, pour la consommation des villes, les bœufs qui en sont affectés. Les pelletiers et les corroyeurs ne réussissent jamais à donner à leur peau l'apprêt convenable. La corne même de ces animaux est tellement altérée, qu'il est difficile de la faire servir à la confection des peignes ou d'autres objets de commerce et d'utilité.

CIX. Je viens de rapporter les phénomènes principaux qui, le plus communément, caractérisent la naissance, le développement et la terminaison des différentes espèces de Pliques; mais lorsque ces phénomènes ne produisent leurs terribles effets que dans l'intérieur du système humain, il est souvent difficile de les distinguer et de les reconnoître, parce qu'ils prennent le masque des autres maladies. Que faut-il faire alors? Il importe de s'assurer de tous les signes qui peuvent confirmer l'existence de la Plique: ainsi, on examine s'il n'y a point quelque disposition héréditaire à cette maladie, si le malade n'auroit pas pu la contracter par la voie de la contagion. On cherche à apprécier quels sont les dangers auxquels il s'est exposé. Il est des signes qui sont encore plus concluans, comme, par exemple, les céphalalgies et les sueurs visqueuses qui se manifestent quelquefois à la tête, la malpropreté des cheveux, les petites écailles qui se forment, etc. Il faut avoir égard aux ongles, qui présentent des altérations très-remarquables, qui offrent une grande rudesse au toucher, qui ont une couleur livide, et qui quelquefois sont dans une sorte de fonte et de décomposition. L'assemblage de ces divers signes et de beaucoup d'autres, indique presque toujours, d'une manière certaine, l'existence du virus trichomatique, surtout quand on habite les lieux où cette maladie a coutume de se manifester.

ARTICLE II.

Des rapports d'analogie observés entre la Plique et les autres Maladies.

CX. Le tableau des phénomènes de la plique doit nous ramener nécessairement à la considération de ses rapports d'analogie avec les autres maladies. Certains auteurs ont cru apercevoir une similitude frappante entre cette affection et la teigne. L'identité du siége et de quelques-uns de ses effets, tels que l'altération des ongles, l'apparition des écailles sur le cuir chevelu, etc. semblent confirmer cette similitude. D'autres jugent qu'elle diffère peu de la maladie vénérienne, par les douleurs ostéocopes dont elle est accompagnée. Plusieurs d'entre eux ont cru que, dans les cadres de Nosologie, il convenoit de la placer à côté de la Goutte, à cause des douleurs articulaires et des nodosités qui se forment aux pieds et aux mains. Enfin, quelques-uns les comparent au rhumatisme. Ce qu'il y a de vraisemblable, c'est que l'éruption de la Plique, qui paroit en quelque sorte critique, et sa chute spontanée sur-tout, qui met souvent fin à toute maladie; le danger qu'il y a d'en faire l'excision prématurée, etc.; tous ces phénomènes ont certainement une liaison intime avec la chute spontanée des cheveux dans nos climats, à la suite de beaucoup de maladies aiguës et quelquefois chroniques; chute qu'il est quelquefois très dangereux de hâter, comme le docteur Lanoix l'a très-bien démontré et qui est ordinairement accompagnée ou précédée d'une augmentation de sédiment dans les urines.

CXI. Au surplus, ce qui fait que les Pathologistes ont autant insisté sur les rapports de la Plique avec d'autres maladies, c'est que cette affection extraordinaire prend, pour ainsi dire, le masque de toutes les infirmités humaines. Appuyons cette assertion par quelques exemples. Je citerai les faits suivans, contenus dans un ouvrage qui a pour titre: *Primitiæ physico-medicæ, ab iis qui in Poloniâ et extrà eam medicinam faciunt collectæ*. Ces faits ont été recueillis par le docteur Gottlob Ephraïm Herrmann. *Premier cas*. Un homme de la Lithuanie, âgé de trente-six ans, ayant de l'embonpoint, d'une constitution robuste, menant une vie peu sobre, après avoir éprouvé des coliques atroces dans l'abdomen, fut atteint d'une diarrhée sanguinolente. Ce flux dura cinq jours, sans qu'il y eût une prostration notable dans le système des forces, sans que l'appétit fût diminué, ainsi que le sommeil. On jugea d'abord que ce flux étoit hémorroïdal, et par conséquent salutaire. Quoi qu'il en soit, comme ce flux s'étoit prolongé pendant quatorze jours, et qu'il survenoit de la torpeur dans la main gauche, ainsi que des frissons fébriles, on consulta le médecin, qui examinant toutes les circonstances, ne savoit d'abord à quel genre de maladie attribuer de tels accidens; mais qui, bientôt après, conjectura qu'on pourroit bien les rapporter à la Plique. Durant la nuit, sommeil inquiet, côté gauche presque immobile. Tous les membres finirent par se paralyser. Après cinq semaines de traitement, par les remèdes vulgairement regardés comme dépuratifs, les cheveux commencèrent à s'agglutiner à l'occipital, vers la fin de la suture sagittale, et vers le commencement de la suture lambdoïque. Il se forma une Plique qui fut bientôt longue d'une aune, et avoit plus de trois pouces d'épaisseur. C'est alors seulement que les forces se rétablirent, que les tintemens d'oreille commencèrent à s'évanouir; le teint du malade s'anima, et il ne tarda pas à recouvrer la santé: il vécut ensuite plusieurs années. La Plique ne tomba point d'elle-même, et il ne la fit point couper. *Deuxième cas.* Il s'agit d'une femme de condition, d'un tempérament sanguin, belle, très-abondamment réglée, ayant été trois fois mère. Après des chagrins dont on ignore la nature, elle éprouva tous les symptômes d'une fièvre continue: ni la saignée, ni les boissons nitrées, ni les diaphorétiques n'apportèrent le moindre soulagement: elle tomba dans un délire maniaque, ensorte que trois hommes suffisoient à peine pour la contenir. On conseilla une émulsion camphrée, à prendre par cuillerées. C'étoit la nuit: par erreur des domestiques, la malade prit une trop grande quantité de cette potion: dès-lors, convulsions si violentes, qu'on fut obligé de la lier, pour qu'elle ne se jetât pas par la fenêtre. Un peu de calme et de sommeil succéda néanmoins à cet état extraordinaire; il se manifesta un léger prurit à la tête, et bientôt les cheveux se pliquèrent: par des substances légèrement sudorifiques, la matière du trichoma fut poussée vers le cuir chevelu, et la malade se rétablit. *Troisième cas.* Une veuve qui avoit atteint sa quarante-sixième année, d'un embonpoint considérable, coupa une Plique multiforme dont elle étoit atteinte. Un an s'étoit à peine écoulé, qu'elle ressentit des douleurs arthritiques très-violentes: ces douleurs s'appaisèrent d'elles-mêmes; et on n'essaya aucun remède, dans la crainte de rappeler la Plique. Peu de temps après, cette femme éprouva un vif chagrin par la mort de son mari; les symptômes suivans se manifestèrent: le matin, vomissemens et coliques ventrales très-vives; palpitations, souffrances dans l'épine du dos, sentiment de froid sur le vertex, diminution de l'appétit, etc.: le soir, des frissons avec des alternatives de chaleur, sommeil interrompu, terreurs paniques, des quintes de toux, le hoquet, etc. On consulta plusieurs médecins, même des charlatans, qui tous se formèrent une idée différente de la maladie, et par conséquent administrèrent divers médicamens. Les uns regardoient cette affection comme hystérique; les autres la rapportoient à la présence des vers: enfin, il y eut une telle lutte d'opinions, que la malade ne savoit à quoi s'en tenir. Herrmann néanmoins attribua, avec juste raison, ces symptômes à une Plique imprudemment coupée. Il annonça qu'il faudroit plusieurs mois pour opérer la guérison: il conseilla les médicamens propres à faire renaître la maladie des cheveux, et cette femme fut rendue au calme et à la santé.

CXII. Le docteur Ernest-Jérémie Neifeld a également consigné, dans le recueil mentionné plus haut, une observation que je rapporte, parce qu'elle éclaire la même question. Un homme d'une constitution cholérique, arrivé à l'âge de soixante-dix ans, ayant suivi les armées, monté à cheval la nuit et le jour, ayant le corps fatigué par les travaux les plus durs, s'étant nourri d'alimens salés, fumés, et d'une digestion difficile, ayant bu du vin avec excès, n'avoit cependant ressenti aucun détriment dans l'exercice de ses fonctions; mais lorsque les forces de son corps ne purent plus tenir à ce genre de vie, et qu'il fut contraint de garder le repos, il se plaignit de douleurs rhumatismales dans les articulations. On estima que ces douleurs céderoient à la saignée et à un exercice modéré. Si l'on excepte ces douleurs, il jouissoit d'ailleurs d'une santé assez bonne. Quelques années après, pendant le repas, il fut soudainement pris d'une tension très-incommode au vertex et aux paupières. Le médecin qu'on appela, ne porta son attention que sur l'état de la maladie présente, et jugea que la fonction du nerf optique étoit peut-être interrompue par une congestion ou par un amas de matière séreuse. Administration des résolutifs internes, des céphaliques, des laxatifs légers, tels que la rhubarbe, etc.; emploi des pédiluves. On fit fomenter les yeux avec le baume de vie d'Hoffmann. La vue se rétablissoit progressivement par l'effet de ces remèdes: cependant, les douleurs rhumatismales persistoient. Après quelques mois, apparition des mêmes symptômes; application des mêmes moyens avec le même succès. La vision n'étoit pas tout-à-fait rétablie, mais elle étoit bien moins obscure, et le malade souffroit beaucoup moins des paupières. Je supprime ici des détails superflus, et je me contente de dire que le plus heureux changement s'opéra dans l'économie du malade. Ne sachant à quoi l'attribuer, on aperçut enfin une Plique à laquelle personne n'avoit songé. Depuis ce temps, l'individu dont il s'agit n'éprouva aucun symptôme fâcheux. La marche de cette maladie démontre clairement que la cause de la cécité et des autres symptômes qui se sont manifestés chez le malade, étoit une matière trichomatique, qui avoit long-temps resté inactive dans l'économie animale, sans aucune incommodité pour le malade, et qui s'étoit enfin déployée.

CXIII. Presque tous les faits recueillis par M. de

Lafontaine, et consignés dans l'ouvrage qu'il a écrit sur ce sujet (Voyez *Chirurgisch medicinische abhandlungen vershiedenen inhalts Polen bettreffend*), concourent à établir ce rapport intime de la Plique avec plusieurs autres affections. Ce praticien a vu les symptômes de la péripneumonie et de la phthysie disparoître par l'apparition du trichoma. Un homme frappé d'une paralysie générale, après quelques légers accès apoplectiques, recouvra l'usage de tous ses mouvemens aussitôt que la transition de cette même matière se fut opérée à la tête, aux poils des aisselles, à ceux du pubis, etc. L'inoculation de ce virus guérit une femme prise d'une amaurose des deux yeux. Le fait qui suit est tellement digne de remarque, qu'il est nécessaire de le détailler. On conduisit à M. de Lafontaine quatre enfans qui étoient frères, et atteints tous les quatre de nyctalopie. Leurs parens avoient eu la Plique, et ils avoient été nourris par leur mère. M. de Lafontaine parvint, avec beaucoup de succès, à leur inoculer le virus de cette affection, et ils recouvrèrent la faculté de voir. Je pourrois multiplier infiniment les citations de ce genre; mais je me borne à l'exposition du fait suivant, que le docteur Niszkouski a eu la complaisance de me communiquer. Ce fait est relatif aux maladies diverses qui peuvent précéder la formation de la Plique, et disparoître après son développement. Une demoiselle née de parens assez riches, et entrée à l'âge de dix-huit ans au couvent des religieuses de Wilna, y prit librement le voile. Cette jeune personne, douée d'une complexion très-délicate, commença insensiblement à perdre sa gaîté naturelle: on la trouvoit souvent plongée dans une profonde mélancolie, sans qu'on pût en découvrir la cause. Dans la suite, elle éprouva de fréquens accès de migraine; contractions douloureuses de l'épigastre, suppression des règles, lassitude dans tous les membres. Un jour, se trouvant dans un meilleur état de santé qu'à son ordinaire, elle alla au chœur, et y resta plus d'une heure: l'air humide du mois de mars lui fit éprouver de légers frissons. Rentrée dans sa cellule, elle éprouva un abattement total, une douleur dans les articulations, et particulièrement dans un genou; qui l'obligèrent de garder le lit. Elle s'affoiblit considérablement; le pouls devint fréquent; la respiration un peu gênée, sans qu'il y eût cependant aucune affection locale des poumons; douleur à l'épigastre, avec des nausées et des vomissemens: le genou affecté étoit rouge et très-douloureux. On prescrivit les toniques. Ce traitement fut continué pendant six jours avec un régime convenable: le septième jour tous les symptômes furent plus intenses, le pouls plus fréquent; il survint de la difficulté dans l'émission des urines: le huitième, il y eut une éruption de dartres miliaires: le neuvième, changement en mieux; les pustules plus abondantes sur les extrémités inférieures, distilloient une humeur séreuse en telle quantité, que très-souvent il falloit changer le linge. La malade se sentit fort soulagée. Enfin, le douzième jour, la fièvre cessa, et il ne resta qu'une foiblesse contre laquelle l'usage d'une infusion de quinquina et une diète nourrissante furent employés avec succès. Dans cet état de convalescence, la malade apprit la triste nouvelle de la mort subite de son père : ce chagrin produisit une grande commotion. Desséchement spontané de l'éruption herpétique, dont j'ai déjà fait mention ; douleur à l'épigastre et dans les membres ; fièvre forte et céphalalgie continuelle. Tous les remèdes internes furent inutiles : une limonade et quelques tasses d'un bouillon léger, un vésicatoire à la nuque et des lavemens ; voilà tout ce qu'il fut possible de mettre en usage, pendant les trois jours qui suivirent cette rechute. Le quatrième, la malade commença à ressentir une tension dans la partie chevelue de la tête, et la douleur s'y fixa. La coutume des religieuses d'avoir la tête toujours couverte, devint alors très-favorable au développement de la Plique. Le sixième jour, céphalalgie moins forte, cessation du vomissement. La malade prit une poudre composée d'un demi-grain d'opium et d'ipécacuanha, mêlé avec du sucre. Le septième jour, mouvemens fébriles, anxiété, sentiment de froid passager à la tête, qui annonçoit une solution critique de la maladie : le huitième, rémission complète de tous les symptômes. La malade se plaignit d'une vive démangeaison dans le cuir chevelu : lorsqu'elle changea de bonnet, on lui trouva la tête et les cheveux humectés d'une matière visqueuse, produisant une odeur désagréable. Tout s'améliora ; le sommeil et l'appétit se rétablirent. Le onzième jour, la religieuse étoit levée, et s'occupoit à démêler ses cheveux, dont la totalité étoit entrelacée et collée ensemble : le soin qu'avoit pris la malade de les séparer, n'avoit servi qu'à les arranger dans une touffe plus régulière. La Plique formée, conserva une sorte d'onctuosité pendant plusieurs semaines. Cependant, sa complexion foible l'obligea de prendre des précautions : elle quitta le régime austère du couvent, prit une nourriture plus succulente, et continua plusieurs mois l'emploi des extraits amers. Il paroît, du reste, que le germe de cette funeste affection avoit été transmis héréditairement à la malade, puisque sa sœur avoit les ongles épais, inégaux, racornis, opaques, en un mot, tels qu'on les observe chez les personnes attaquées de la Plique : en les ratissant, on apercevoit plusieurs couches, dans lesquelles il étoit facile de distinguer des petits canaux remplis d'une matière épaisse et glutineuse. Ce phénomène s'étoit aussi manifesté chez la mère.

CXIV. Au surplus, ces aspects divers sous lesquels se développe la Plique, prouvent moins son analogie avec les autres maladies, que l'extrême mobilité du virus trichomatique, qui est susceptible d'atteindre tous les systèmes et organes de l'économie vivante. Qui ne voit pas que cette affection, si difficile à connoître, doit changer de physionomie, selon qu'elle attaque les os, les membranes, le périoste articulaire, les tendons, les muscles, le cerveau, les nerfs, les organes des sens, les poumons, les viscères abdominaux, les glandes, le système lymphatique, etc. !

ARTICLE III.

Discussions sur la nature de la Plique.

CXV. Il convient qu'après avoir exposé les rappor d'analogie qui existent entre la Plique et quelques au tres maladies, nous fassions connoître les discussion qui se sont élevées dans ces derniers temps, sur l vraie nature de cette affection. Ces discussions on fait un grand bruit dans les écoles, et des savan très distingués semblent se diviser encore sur l'un des questions les plus importantes de la pathologie Je dois consigner ici les principales pièces qui on donné lieu à ce procès scientifique, qui, au momen où j'écris ces lignes, n'est point encore terminé.

CXVI. Les médecins et chirurgiens qui ont e occasion de voyager en Pologne, à l'époque des der nières guerres, n'ont pas tous vu de la même ma nière les phénomènes constitutifs de la Plique. L plupart ont envisagé cette maladie comme une af fection terrible pour l'espèce humaine, essentielle ment digne de nos observations, qui, heureusemen pour elle, est exclusivement bornée à un seul pays D'autres, parmi lesquels il faut principalement dis tinguer MM. Roussille-Chamseru et Larrey, pen sent au contraire que la Plique n'est point une affec tion *sui generis*, qu'elle est purement factice, e que, dans le plus grand nombre des cas, il faut l rapporter à la négligence absolue de tous les soin de propreté chez le peuple Polonais, à leurs habi tudes superstitieuses, etc. M. Larrey croit en outr que les accidens du trichoma, retracés avec tant d'étendue dans les livres de l'art, proviennent le plus ordinairement d'une syphilis transportée de l'Asie en Pologne, par les Sarmates, et dont les symptômes ont été masqués et dénaturés par le changement du climat et du régime.

CXVII. Il paroît toutefois que ces opinions ne sont pas nouvelles, ainsi que l'a remarqué M. le docteur Chaumeton, qui a combattu avec beaucoup d'énergie l'assertion des deux auteurs célèbres que je viens de citer : pour le prouver, il allègue le passage d'une thèse, soutenue en 1801, à Francfort-sur-l'Oder, par Hirsch Enoch. Cette thèse a pour titre : *De dubio Plicæ Polonicæ inter morbos loco dissertatio inauguralis*. Elle a été soutenue sous la présidence du docteur C. A. W. Berends. L'auteur s'exprime d'une manière non équivoque : *Puto trichoma illud famosum neque ex inquinatione humorum oriri, neque per recens contagium propagari posse, sed potiùs omnem intricationis causam redire ad incolarum superstitionem pariter ac plebis rudioris sordes; neque ut aliquid novi et inauditi in medium proferre videar, hanc sententiam profiteor, cum potiùs eamdem in quam octoginta ab hinc annis scriptores clarissimi obierunt, opinionem in memoriam revocare velim.* On voit, d'après ces paroles, que l'auteur de la thèse ne croit pas énoncer une idée nouvelle, et qu'il ne fait que ressusciter une opinion mise au jour depuis long-temps. Quand à l'origine syphilitique que l'on donne à certains phénomènes de la Plique, Wolframm avoit déjà écrit qu'il falloit la considérer comme une sécrétion critique du virus vénérien dans les cheveux; et il attestoit l'avoir toujours guérie par les mercuriaux. Mais, comment, dit M. Fournier, la Plique seroit-elle une dégénérescence vénérienne, la syphilis ayant été apportée du nouveau monde, et non de l'Asie où elle n'existoit pas. Observons en outre que la maladie vénérienne n'a pu développer la Plique, puisqu'elle n'a paru en Europe qu'au quinzième siècle, et que la Plique existoit bien antérieurement à sa découverte.

CXVIII. Au surplus, MM. Roussille-Chamseru et Larrey ont consigné des développemens très-utiles à l'histoire de la Plique, dans les excellens mémoires qu'ils ont présentés aux académies savantes. L'un des principaux résultats de leurs observations, est que la saleté et la misère étant les seules causes de cette endémie, il seroit facile, à l'aide des précautions simples qu'indique l'hygiène, d'extirper ce prétendu fléau de la Pologne. Ils établissent aussi que dans toutes les circonstances on peut et on doit même opérer la section de la Plique, malgré les craintes chimériques des médecins et les préventions populaires. M. Roussille-Chamseru cite l'exemple d'un homme âgé d'environ quarante-cinq ans, logé dans la basse-cour de la maison qu'il habitoit: pour se débarrasser de cette infirmité dégoutante, cet individu coupa ses cheveux courts, comme ceux d'un Jokéi, s'assujétit à l'usage du peigne, sans qu'il lui survînt le moindre accident. De pareils faits se trouvent cités par d'autres auteurs.

CXIX. Cependant, M. Mouton, Chirurgien-Major

de la Garde Impériale, qui parcouroit la Pologne dans les mêmes temps que MM. Roussille-Chamseru et Larrey, a publié des opinions très-différentes sur la nature de cette affection; il pense à la vérité que lorsque la Plique se déclare avec un caractère chronique, on peut opérer impunément la section des cheveux: mais, quand la Plique affecte une marche aiguë, lorsqu'il y a un état de fièvre, qui ne peut se dissiper que par des mouvemens critiques, cette opération ne peut manquer alors d'être fatale. M. Mouton affirme d'ailleurs que la Plique est certainement une maladie *sui generis*, et non le simple produit de la malpropreté. Car on voit journellement, dans des bourgs et des villages déserts de la Basse-Bretagne, des paysans qui sont tout aussi sales que les Polonais. Ils portent les cheveux étalés comme eux, et néanmoins, il ne se manifeste jamais, dans leur économie aucune indisposition qui ressemble à la Plique. Ce phénomène se montra-t-il jamais chez les villageois Espagnols, quoiqu'ils couvrent de chapeaux de laine leur tête chargée de poux? Les paysans Russes, dit M. Robin, ne sont pas plus propres que les paysans Polacres; ils ont de longues barbes et de longs cheveux, portent des bonnets fourrés, des doubles capotes de peaux de mouton, etc., et cependant, il ne se manifeste chez eux aucun signe de Plique. On ne voit pas de Pliques en Prusse, et toute la basse classe couche l'hiver entre deux lits de plumes dans une maison très-chaude, où le poële est constamment chaud. M. Mouton a vu à Bischoffwender, petite ville de Prusse, un cheval dont la crinière étoit parsemée de nœuds et d'entrelacemens inextricables, quoique cet animal fut lavé tous les jours avec le soin le plus scrupuleux. C'est ici le cas de rappeler l'histoire d'un Juif opulent que traitoit M. Fournier à Marienverder sur la Vistule. Sa maison étoit somptueuse. Ayant séjourné pendant sa jeunesse, dans les principales villes de l'Europe, il avoit contracté l'habitude des bains, des ablutions, etc. Quoiqu'il fût d'une propreté recherchée, les cheveux et les poils du pubis étoient pliqués.

CXX. Au surplus, les différentes questions sur la nature de la Plique s'agitoient avec véhémence au sein de la société médicale de Paris, lorsque M. Chaumeton, médecin ordinaire des armées françaises, lui a fait parvenir un mémoire rempli de faits intéressans. Cet infatigable observateur, range aussi la Plique parmi les maladies les plus graves et les plus contagieuses, il examine surtout les cas où on peut l'exciser sans péril. Si les cheveux atteints sont déjà desséchés, et ne conservent aucune mauvaise odeur, s'ils ne sont point collés à la tête, et s'ils tiennent à des cheveux sains, nouvellement survenus depuis la cessation des symptômes généraux de cette affection, on peut et on doit même en délivrer le malade par l'excision. Dans la circonstance contraire, si la Plique est fraîche, et si son odeur est nauséabonde, si les accidens ordinaires persistent, il est téméraire d'en effectuer la section. M. Chaumeton appuye cet avis sur deux faits qui ont eu l'issue la plus fâcheuse. Joseph Sagaczow, né à Bobrownik sur la Vistule, indépendamment d'une dyssenterie légère, dont il étoit affecté, avoit les cheveux feutrés dans toute leur longueur et remplis de poux, ce qui donnoit à sa tête l'aspect le plus horrible. Il mourut trois jours après qu'on lui eut coupé les cheveux. Ses yeux s'étoient couverts d'une espèce de membrane muqueuse qui interceptoit les rayons lumineux, et il s'étoit manifesté la plus violente céphalalgie. Jean Wakowski, âgé de dix-neuf ans, né à Jatanewia en Pologne, atteint d'une Plique cespiteuse, et d'une fièvre adeno-méningée, succomba pareillement victime d'une opération contraire aux principes de l'art.

CXXI. On s'imagine aisément que ces assertions contradictoires ont dû provoquer des répliques de la part d'un savant aussi laborieux que M. Roussille-Chamseru. Aussi les détails que contiennent ses réponses sont-ils du plus grand intérêt. Mais la persévérance qu'il a montrée dans son opinion, lui a suscité de nouveaux adversaires, parmi lesquels il faut d'abord citer M. Schuller, professeur à Cracovie, où ce genre d'affection s'observe très-souvent, et M. Robin, ancien chirurgien du Grand Frédéric, roi de Prusse. M. Robin est un vieillard vénérable par son expérience et par son zèle infatigable pour les progrès de l'art. On peut même dire que le mémoire qu'il a donné sur cet objet est un modèle de méthode et d'analyse. Il commence d'abord par affirmer que la Plique est véritablement une maladie endémique dans plusieurs villages polonais. Elle attaque toutes les classes et tous les rangs dans la société. Il a vu plusieurs Seigneurs polonais qui en étoient atteints. Il a connu un prêtre catholique, nommé Mohilow, qui étoit d'une propreté exquise, et qui pourtant ne put se soustraire aux accidens de la Plique. D'une autre part, M. Robin a eu occasion de disséquer, à l'hospice de Bicêtre, des criminels qui avoient été enchaînés pendant vingt ou trente ans dans les basses fosses de cette maison; leurs cheveux et leurs barbes fourmilloient de vermine, sans pourtant être pliqués. Combien de vieilles malades gardent le lit pendant plusieurs années, sans s'occuper de la moindre toilette, et pourtant leurs parties génitales ne sont jamais affectées par une semblable maladie?

CXXII. Mais, ce qu'il y a surtout d'intéressant dans le travail de M. Robin, ce sont les expériences ingénieuses qu'il a tentées pour s'opposer au développement de cette terrible affection. Il rasa habilement la tête à de jeunes garçons, à l'instant où quelques légers symptômes de cette affection se développoient, et lorsqu'on pouvoit encore démêler les cheveux avec ou sans pommade, ce moyen mis en usage plusieurs fois n'empêcha point la maladie de se former ensuite suivant le cours ordinaire. Il appliqua sur la tête rasée plusieurs pommades simples, ou dans lesquelles on faisoit entrer le calomelas, l'onguent mercuriel, l'onguent citrin, etc. Il eut recours à des lotions aqueuses, astringentes ou aromatiques, à des douches, etc. Il administroit intérieurement les martiaux, le souffre, le mercure, les sudorifiques, etc. et toujours inutilement. Enfin, il tenta, sur deux jeunes garçons bien portans, l'application d'une calotte de poix résine, composée de trois pièces, qu'il arracha le troisième jour. Ce procédé fut infiniment plus douloureux que lorsqu'on l'employe pour le traitement de la Teigne. Aussitôt après l'opération, l'un d'eux tomba dans un délire convulsif. Chez tous deux, ajoute M. Robin, les implantations capillaires fournirent du sang pendant plus d'une heure. Le corps entamé s'enflamma, ulcéra et suppura pendant dix ou douze jours sur la tête de celui qui avoit éprouvé des convulsions ; on appliqua des fomentations émollientes. Sur la tête de l'autre, on mit de l'eau de goulard légèrement animée. Le premier faillit perdre la vie dans les premiers jours de l'opération et sans l'autorité du comte de Sallohub, seigneur du lieu, qui protégeoit les expériences de M. Robin, il est probable que la témérité de ce médecin, eût été sévèrement punie. Au surplus ces malheureux enfans ne gagnèrent rien à ces tentatives hardies. Leurs cheveux repoussèrent avec une étonnante vigueur, sans être exempts de la maladie qu'on avoit voulu prévenir.

CXXIII. M. Robin pense toutefois qu'on a beaucoup exagéré les faits qui doivent servir à l'histoire de la Plique ; c'est ainsi qu'il conteste le caractère contagieux qu'on lui attribue, et en cela, il se trouve en opposition avec MM. de Lafontaine, Joseph Frank, Bréra, Chaumeton et beaucoup d'autres écrivains. Il a vu un français qui a cohabité impunément pendant six mois avec une jeune polonaise dont les cheveux et les poils du pubis étoient pliqués. Un comte polonais entretenoit plusieurs jeunes filles dans un sérail ; il communiquoit habituellement avec quatre d'entre elles qui en étoient infectées et pourtant, il ne la contracta jamais ; de tels exemples sont fréquens.

CXXIV. Nous pourrions sans contredit donner plus d'étendue à cet article, en faisant l'énumération de tous les argumens qui ont été émis dans cette discussion polémique; mais M. le docteur Vassal a rempli complètement cette tâche dans un excellent mémoire qu'il a présenté dans le temps à la société médicale de Paris. D'ailleurs, ceux qui connoissent toutes les difficultés de l'expérience, jugeront avec nous qu'il est nécessaire d'acquérir de nouveaux faits, avant de prononcer un jugement dans cette matière. Imitons les praticiens sages qui ont vieilli sur le théâtre de l'observation et qui n'en sont pas moins contraints de se retrancher dans un doute prudent et philosophique, sur les phénomènes de la science quand ces phénomènes ne sont pas rigoureusement constatés.

ARTICLE IV.

Des causes organiques qui influent sur le développement des Pliques.

CXXV. Nous pensons que c'est perdre le temps en discussions futiles et superflues, que de rechercher les causes organiques qui peuvent influer sur le développement des diverses Pliques dans l'économie animale. Cette affection désastreuse est le résultat d'un principe morbifique dont on ignore absolument la nature. On sait seulement que ce principe porte spécialement son action sur les tégumens de la tête, sur l'universalité du système Pileux, sur les ongles, etc. Mais connoît-on mieux le virus qui développe l'infection syphilitique, la variole, la goutte, le rhumatisme, le scorbut, etc.?

CXXVI. Les auteurs ont émis un paradoxe très-extraordinaire. Ils ont dit que dans le temps où les Tartares faisoient des irruptions dans la Pologne, ces peuples, qui ne vivent que de chair crue ou d'alimens indigestes, souillèrent les femmes de la nation par un commerce impur. Dès-lors, le sang contracta une fatale dégénération qui fit éclore la Plique, maladie nouvelle pour les humains, et qui, à cette époque, étoit aussi peu connue en Europe que l'étoit la vérole, avant qu'on eût découvert le Nouveau-Monde. Une telle assertion est certainement dénuée de toute vraisemblance; car comment expliquer l'apparition du trichoma dans les chevaux, les vaches, les chiens, les loups, les renards, les chats et autres quadrupèdes munis de poils?

CXXVII. Certains assurent que la Plique n'a acquis le caractère dangereux qu'on lui reconnoît, que par sa complication avec le virus syphilitique. Je crois pouvoir attester, dit Hirschel, qu'avant que la maladie vénérienne eût été connue en Pologne, la Plique n'avoit jamais produit les symptômes graves qui la font redouter aujourd'hui, et qu'ils ne lui sont propres que depuis le moment funeste où ce fléau dévastateur a passé de l'Amérique en Europe. Il fait observer, en outre, qu'aucun auteur n'a écrit sur le trichoma avant cette époque. Hirschel ajoute que, chez tous les individus où la Plique est suivie d'accidens fâcheux, il y a complication des deux maladies.

Aussi la vérole est-elle très-répandue en Pologne, et elle y produit de grands désastres. On a vu souvent, selon le même auteur, dans les villes de ce royaume, une quantité considérable d'habitans succomber de la manière la plus sinistre à ce terrible fléau.

CXXVIII. Mais il est plus convenable d'établir que la Plique est une affection *sui generis*, qui opère sa crise par le cuir chevelu, comme les Teignes, dont nous avons déjà fait mention. La matière visqueuse qui colle et agglutine le système pileux, est une excrétion dont se purge l'économie animale. De-là vient que cette excrétion est le plus souvent salutaire. Ceux qui en sont atteints, la conservent quelquefois toute leur vie, sans qu'aucun trouble survienne dans les fonctions, excepté les accidens qui sont inséparables de l'existence du trichoma. Il est également constaté, par l'observation, que ceux qui éprouvent les effets dont il s'agit, sont exempts d'autres maladies qui tirent leur origine de la prédominance lymphatique: ils sont également à l'abri des inconvéniens attachés à la répercussion de la transpiration insensible, etc. Le peuple même n'ignore pas ces vérités.

CXXIX. On a même remarqué qu'il ne falloit rien craindre de la durée de cet acte secrétoire dans l'économie animale, à moins qu'on n'ait imprudemment tenté de diminuer ou de supprimer une semblable excrétion. Quelquefois elle persiste toute la vie, et les organes s'y habituent tellement, qu'elle devient, pour ainsi dire, indispensable; quelquefois aussi la nature la fait cesser spontanément, et détache les cheveux agglutinés. Le même accident se passe du reste dans les fausses Pliques. C'est précisément ce qui a été observé à Paris, chez une malade confiée aux soins de M. le docteur Duffour, et que ce médecin m'a mis à même de voir et d'interroger. Cette femme, après des chagrins très-violens et une grossesse très-orageuse, essuya une fièvre d'abord angio-ténique, puis adynamique, dont la crise s'effectua sans doute par les cheveux, puisqu'ils s'entrelacèrent et s'agglutinèrent à un tel point, qu'il étoit impossible de les démêler. Mais quelque temps après cette fausse Plique se détacha spontanément de la tête, entraînant avec elle l'épiderme du cuir chevelu, en sorte qu'elle présentoit la forme d'une perruque.

CXXX. Parmi les causes organiques qui favorisent le plus l'apparition des phénomènes de la Plique, il faut surtout distinguer la disposition constitutionnelle et héréditaire de certains individus. En effet, on voit souvent cette maladie se transmettre de génération en génération, et les nouveau-nés présenter l'empreinte de ses symptômes les plus fâcheux. On observe même assez fréquemment qu'elle attaque le père et le petit-fils, tandis que le fils est épargné, caractère qui lui est commun avec d'autres maladies, particulièrement avec la goutte. Enfin, il n'est pas rare que le virus du trichoma subsiste dans l'intérieur de l'économie animale, sans donner, comme j'ai déjà eu occasion de le dire, des marques apparentes de son existence, et n'éclate que lorsque des circonstances favorables le développent. Parmi ces circonstances, il faut surtout distinguer le tempérament marqué par la fibre lâche et la prédominance muqueuse.

ARTICLE V.

Des Causes extérieures qu'on croit propres à favoriser le développement des Pliques.

CXXXI. Les causes extérieures qui influent sur le développement de la Plique, sont vraisemblablement en très-grand nombre, et c'est souvent le concours de leur influence qui rend leurs effets plus violens. Hercules Saxonia rapporte cette maladie à la constitution humide de l'atmosphère, et insiste mal-à-propos sur ce sujet. Ceux qui l'attribuent à la qualité sulfureuse saline, ou métallique des eaux, ne sont pas mieux fondés en raison. Car il s'ensuivroit de cette hypothèse, que les étrangers qui vivent en Pologne y seroient pareillement sujets; et pourtant il est d'observation qu'ils n'en sont presque jamais atteints. C'est sans doute par la difficulté qu'il y a d'entrevoir et d'assigner les causes extérieures de la Plique, que des paysans superstitieux font ridiculement provenir ses divers accidens de la malveillance de quelques esprits aériens.

CXXXII. M. de Lafontaine ne croit point que l'eau, ni l'air, ni la nourriture, contribuent à la formation de la Plique. M. Gilibert soutient une opinion contraire, et prétend que la diète animale y coopère puissamment. C'est le grand usage de la viande qui est cause que la transpiration des habitans de la Lithuanie est d'une odeur forte et extrêmement désagréable. Il est certain que, lorsqu'on examine la manière de vivre et les usages des Juifs polonais, chez lesquels la Plique est on ne peut plus fréquente, on se persuade sans peine combien les écarts diététiques doivent influencer l'origine et la propagation de cette maladie, puisque ceux qui y sont principalement sujets, ne se nourrissent principalement que de viandes salées ou de boissons spiritueuses, et surtout de l'eau-de-vie, qui ne leur plaît jamais tant que lorsqu'elle est empyreumatique.

CXXXIII. Hirschel croit que la malpropreté influe singulièrement sur la propagation de la Plique. En effet, la plupart des Polonais ne démêlent que fort rarement leurs cheveux, et ne se nettoient jamais la tête. Ils se couvrent d'ailleurs de bonnets fourrés, ce qui produit vers le cuir chevelu un afflux considérable d'humeurs. Le cuir chevelu devient, pour ainsi dire, l'égout de tous les organes, et toutes les matières hétérogènes s'y portent. Alors les pores des tégumens sont tellement obstrués, que la matière de la transpiration doit nécessairement se faire jour à travers la substance creuse et vasculeuse des cheveux: elle les colle ensemble, et donne lieu à ces agglomérations hideuses.

CXXXIV. Ce qui ajoute aux inconvéniens de la malpropreté, c'est la manière dont les enfans (particulièrement ceux des Juifs) sont élevés; la plupart sont nourris dans des appartemens mal-sains et très-peu spacieux, dans lesquels néanmoins trois ou quatre familles sont quelquefois entassées, avec de la volaille et autres animaux domestiques. Souvent, dans ces repaires infects, la même nourrice allaite plusieurs enfans à la fois. Ces malheureux individus, parvenus à l'âge de quatorze ou quinze ans, donnent, par un mariage précoce, l'existence à de nouveaux êtres aussi chétifs que ceux à qui ils doivent le jour, et aussi disposés qu'eux aux maladies lymphatiques.

CXXXV. Beaucoup d'auteurs assurent que la Plique polonaise est une maladie contagieuse. Si les expériences que j'ai tentées à Paris pour prouver ce mode de communication, n'ont pas reussi, c'est sans doute parce que les cheveux malades dont je me suis servi dans mes essais, n'étoient pas fraîchement coupés, et que la matière visqueuse étoit desséchée. On raconte qu'une jeune dame française ayant contracté la Plique à Varsovie, entra dans un tel dépit, qu'elle se fit un plaisir de la propager, en faisant essayer un bonnet très-élégant, qu'elle portoit, à plusieurs femmes de sa connoissance. On la gagne souvent par le coït, et en même temps que la maladie vénérienne. M. le docteur Bréra atteste avoir vu deux soldats prussiens à l'hôpital de la Charité de Berlin, lesquels avoient pris la Plique, en 1795, en cohabitant avec des Polonaises captives. Il n'est pas rare de voir quelques-uns des accidens de la Plique se transmettre par l'allaitement. C'est le cas d'une femme dont parle M. de Lafontaine, et qui avoit été élevée par une nourrice infectée du trichoma. Elle souffroit fréquemment des douleurs arthritiques; à la suite d'un abcès, elle éprouva une carie au sacrum: jamais ses cheveux ne s'altérèrent; mais de trois enfans qu'elle eut, deux vinrent au monde pliqués. Enfin, il faut regarder comme une cause

-équente de contagion, les vêtemens, les chapeaux, s bonnets, les coiffes, les peignes, etc.

CXXXVI. Il ne faut pas révoquer en doute l'in-luence des affections [illegible] sur la production de à Plique. La colère et l'effroi la communiquent uelquefois d'une manière soudaine. Un homme fut ttaqué dans sa maison par des voleurs, qui le liè-ent et lui enlevèrent une partie de ce qu'il pos-édoit. Il fut tellement frappé de terreur, qu'il prouva un violent accès de fièvre, au bout duquel es cheveux s'agglutinèrent en une masse informe, vec gonflement de la face et du col. La matière lutineuse qui sortoit du cuir chevelu, exhaloit une xcessive puanteur.

ARTICLE VI.

Considérations physiologiques sur les fonctions des cheveux et des poils dans l'économie animale; utilité de ces Considérations pour l'intelligence des Phénomènes de la Plique.

CXXXVII. Jusqu'à présent, on s'est peu occupé les fonctions des cheveux et des poils dans l'écono-nie du corps vivant. Aucun sujet néanmoins n'est plus nécessaire à approfondir pour pénétrer le vé-itable siége de la Plique. D'ailleurs, ces organes ouent un rôle dont on ne sent point assez l'impor-ance. La physiologie et la pathologie le démontrent. Rien n'a donc plus d'attrait pour notre curiosité, que l'étude de ces canaux si fins et si déliés, répan-lus avec tant d'abondance sur toute la périphérie du systême humain, et qui concourent à-la-fois à son ornement et à sa conservation.

CXXXVIII. Mon intention n'est point de répéter ici tout ce qu'on a écrit dans les livres, touchant la structure physique des cheveux et des poils. On est pénétré d'étonnement, quand on songe que ces organes sont formés d'une matière mucilagineuse que le travail des forces vitales réduit en filamens, par un mécanisme analogue à celui de la toile de l'araignée ou du tissu du ver-à-soie. L'anatomie nous les montre renfermés à leur base dans de petits sacs membraneux, ordinairement désignés sous le nom de *bulbes*, et pénétrés de toutes parts par des vaisseaux sanguins et par des nerfs. Quand on les considère ainsi enchâssés dans ces sacs, on croit voir des plantes qui se développent dans des vases. Aussi leur nutrition s'opère-t-elle par une espèce de suc qu'ils pompent dans le bulbe, et qui les parcourt jusqu'à leur extrémité.

CXXXIX. Les cheveux et les poils ont une analogie frappante de structure avec la peau. Comme elle, ils sont revêtus d'une enveloppe épidermoïque qui est toujours blanche, quoiqu'ils présentent différentes nuances. Mais ces nuances proviennent de la matière diversement colorée qui circule dans l'intérieur de leurs cavités. C'est sans doute cette ressemblance d'organisation qui les a fait regarder par quelques Physiologistes, comme une prolongation de l'enveloppe tégumentaire.

CXL. Ce qui, du reste, confirme davantage cette analogie que nous venons d'établir, c'est la couleur

les cheveux, ainsi que des poils, qui suit ordinaire-
nent celle de la peau : quand celle-ci est très-blanche,
ls sont communément blonds ou châtains ; lorsqu'elle est brune, ils sont noirs ; enfin, quand elle
st roussâtre, ils sont rouges. Ajoutons que cette
imilitude de couleur ne se manifeste pas unique-
nent dans le corps en santé, mais encore dans les
orps décolorés par quelque altération morbifique
lu système dermoïde. On trouve dans les *Opuscoli
celti* de Milan, l'histoire d'un paysan, mort de
hthysie pulmonaire dans l'hôpital de cette ville. Le
adavre de cet individu, transporté au lieu commun
es inhumations, se distinguoit aisément de tous les
utres par la blancheur éclatante de sa peau, de ses
heveux et de sa barbe. On observe dans ce moment
l'hospice de Bicêtre, une espèce d'albinos, né de
arens d'ailleurs très-sains, et dans la classe des ou-
riers. Sa peau est blanche comme la neige, aussi
ien que ses cheveux, qui sont en outre fort touffus
t presqu'aussi rudes que la crinière d'un cheval. La
ıême disposition se remarque dans les cils, les poils
es aisselles, des parties génitales et de l'universalité
es tégumens. On puiseroit beaucoup d'autres faits
e ce genre dans les recueils scientifiques.

CXLI. La couleur des cheveux et des poils est
onc un phénomène plus important à méditer qu'on
e le croit vulgairement. En effet, c'est leur couleur
ui marque l'énergie des forces vitales et la nature
u tempérament de l'homme. Les cheveux noirs in-
quent la force ; les cheveux blonds décèlent un état
e foiblesse et de langueur. Les cheveux rouges pa-

roissent être le résultat d'une organisation imparfa et maladive, et inspirent généralement une so d'aversion. Les cheveux blancs qui accompagne la vieillesse, annoncent l'atonie des tégumens de tête et la disette des sucs nutritifs. « On les v » (pour me servir des expressions de M. Lanoix » semblables à des rameaux non avivés, se détach » peu-à-peu, après avoir observé dans leur dépér » sement toutes les nuances de la dégradation et » la mort ». Personne n'ignore que dans les endro où il y a des cicatrices, ces organes offrent moins vigueur et une teinte moins foncée. Je remarq journellement qu'après la guérison de la teigne p l'application de la calotte ou autres topiques, l cheveux qui repoussent sur les parties ancienneme malades, sont pâles et décolorés, tandis que ceux q croissent dans les parties saines, conservent le teinte naturelle.

CXLII. J'ai deja dit que la couleur particuliè des cheveux et des poils éclairoit infiniment le ph siologiste sur le tempérament physique des indiv dus; je puis ajouter, par conséquent, qu'elle do fournir des renseignemens avantageux au praticie sur les diverses maladies cutanées auxquelles so spécialement enclins ces mêmes individus. J'ai e l'occasion fréquente de faire cette étude comparé à l'hôpital Saint-Louis. Il conste, par mes rema ques continuelles, que les hommes à cheveux blonc ou roux, sont presque toujours sujets à la dartr furfuracée, affection qui décèle en eux une foibless radicale du systême dermoïde, et un état maladi des exhalans, qu'il est difficile de déterminer. De-là vient sans doute que les tourmens affreux du prurigo attendent souvent ces mêmes hommes dans leur vieillesse.

CXLIII. Les phénomènes et altérations qu'éprouvent les cheveux et les poils dans plusieurs maladies, n'ont presque pas été considérés. Madame P***, dans une fièvre adynamique qui a suivi des couches très-laborieuses, a perdu la plus belle chevelure blonde au milieu d'un fluide visqueux qui inondoit sa tête de toutes parts, et cette chevelure a repoussé très-noire après son entier rétablissement. Jérôme B***, étoit né avec des cheveux bruns. Il les perdit dans une maladie, et il lui en vint d'autres d'un rouge ardent. La consistance et l'état physique des cheveux éprouvent également des changemens dignes de remarque. Je donne des soins à une femme dont les cheveux frisoient beaucoup avant son mariage; après son premier enfant, ils sont devenus constamment humides, au point qu'il est absolument impossible de les réduire en boucles. Les poils des aisselles, etc. sont devenus très huileux.

CXLIV. On doit peu s'étonner de cette funeste influence des maladies sur les cheveux et les poils, quand on songe que ces organes sont doués d'une sorte de sensibilité qui se développe bien d'avantage par l'état morbifique. Personne n'ignore qu'ils se dressent par l'effet de certaines passions, et ce phénomène paroît leur être commun avec les plumes des paons, des coqs, des dindons, agités par l'orgueil ou par la colère; avec celle des colombes auxquelles on a refusé de l'eau depuis quelques jours; avec les poils des chats ou autres quadrupèdes irrités; avec les crins des chevaux qu'anime l'ardeur des combats, etc. Quelquefois les affections morales frappent les tégumens de la tête d'une constriction spasmodique, qui empêche la circulation des sucs, et dessèche instantanément tout le systême pileux. Dans le temps sinistre où la terreur, réduite en systême politique, plongea la France dans un abîme de calamités, un malheureux jeune homme, qui devoit être supplicié le lendemain, vit ses cheveux blanchir entièrement dans l'espace d'une seule nuit.

CXLV. En général, quoique le systême pileux soit répandu dans toutes les parties du corps vivant, on observe néanmoins qu'il abonde principalement dans les parties destinées à de grands actes de l'organisation, ou à des fonctions très-importantes dans l'économie animale. Ainsi, il se manifeste d'ordinaire dans les organes de la génération des deux sexes, à l'époque où ces organes commencent à se développer. Il est même certains faits qui prouvent, d'une manière merveilleuse, cette correspondance des parties de la reproduction avec les cheveux et les poils. M. Moreau a présenté à l'École de Médecine de Paris, un enfant chez lequel le développement prématuré des testicules avoit tellement forcé le développement du systême pileux, qu'à l'âge de six ans sa poitrine étoit velue comme chez l'adulte le plus vigoureux; et ce petit homme est, depuis ce temps, forcé de faire sa barbe. Le fœtus est à peine parvenu à quelques mois dans le sein de la mère, qu'on apperçoit déjà très-distinctement des cheveux sur sa tête. Après la naissance, ces cheveux croissent de plus en plus, et forment une sorte de forêt autour du viscère le plus essentiel à la vie. On les voit ensuite se dessécher, blanchir ou se détacher du front de l'homme, à mesure qu'il approche du terme de son existence, et qu'il devient incapable de se reproduire. C'est ainsi que les bois des cerfs tombent, lorsque ces animaux deviennent moins agiles, et qu'ils perdent la faculté d'engendrer.

CXLVI. Ces divers phénomènes physiologiques inspirent le desir de rechercher quelles peuvent être les fonctions des cheveux dans l'économie animale. Cette matière est encore couverte d'un voile épais. Il faut bien néanmoins que ces organes aient quelque destination importante, puisqu'ils existent dans le fœtus, puisque les oiseaux mêmes sont munis de poils dans la coque de l'œuf qui les récèle. Les cheveux et les poils seroient-ils destinés à opérer la fonction exhalante, de concert avec la peau? En effet, quand l'action de l'une diminue, l'action des autres paroit augmenter, *et vice versâ*. Les nègres de l'Amérique ont les cheveux courts et crépus, parcequ'il se fait une déperdition très-abondante par le système cutané. Dans le Nord, au contraire, on transpire moins; aussi les cheveux sont-ils plus longs, et leur propriété hygrométrique plus considérable.

CXLVII. Kniphof pense que l'usage général des cheveux et des poils est de servir à une dépuration universelle des humeurs. C'est, selon cet auteur, à l'aide de leurs bulbes que s'opère ce phénomène. Ils servent en quelque sorte d'émonctoire à la lymphe. C'est ainsi que les feuilles des arbres travaillent à mûrir la sève végétale pour la perfection de la fleur et de la semence. Pour mettre dans son plus grand jour cette vérité, qu'on examine les maladies qui se jugent par les sueurs. Les cheveux sont tellement humectés d'une matière visqueuse, qu'il faut souvent changer de bonnet. D'une autre part, avant qu'on aperçoive la transpiration sur toute la surface du corps, les endroits couverts de cheveux ou de poils, tels que la tête, le menton, les aisselles, etc. répandent déjà des gouttes humides. Les cheveux et les poils exercent donc une fonction excrétoire dans l'économie vivante.

CXLVIII. D'autres faits prouvent, ce me semble, que des humeurs excrémentitielles sont chassées du corps vivant au moyen des cheveux et des poils. Les gouttes qui coulent de ces organes sur la face, ont un principe salin qu'il est facile de reconnoître, si elles pénètrent dans la bouche. Les tuniques et autres vêtemens de soie teints en rouge, prennent une couleur bleue, à cause de l'acidité de ce principe secrété par les poils sub-axillaires. Ceux qui se servent long-temps du même bonnet pendant la nuit, le trouvent enduit d'une matière onctueuse jaune. Le même phénomène arrive sur le linge du corps. Les parties de ce linge qui touchent les cheveux de la nuque et la barbe du menton, en sont pareillement recouvertes. Les personnes qui portent les cheveux très-longs, ont leurs habits tout souillés; d'où il suit manifestement que l'office des cheveux est d'excréter cette matière unguentacée.

LIX. Il y a, du reste, une foule de matières qu'on sépare de la tête par le moyen du peigne, et qui démontrent également la faculté excrétoire des cheveux et des poils. Kniphof cite l'autorité du professeur Ludwig, qui, dans sa dissertation *De humore cutem inungente*, conclut, d'après des observations faites sur les racines des cheveux, que les vaisseaux transmettent une humeur dans leur gaîne, humeur qui sert d'abord à les alimenter, et qui devient ensuite excrémentitielle. Mais cette idée avoit été déjà conçue par Hippocrate, ainsi que le remarque fort sagement M. Lanoix, dans un Mémoire qu'il a publié sur le danger de couper les cheveux dans quelques cas de maladies aiguës. Hippocrate, en effet, les croyoit destinés à pomper le superflu de l'humide que filtroient les glandes, et à s'en nourrir. C'étoit, selon ce grand homme, autant de syphons soutirant à leur profit les fluides gazeux ou les liquides que les forces vitales faisoient affluer dans les cavités intérieures du cerveau. Ainsi donc les poils de la moustache et de la barbe servoient à la dépuration des sucs salivaires. Ceux des parties génitales étoient réservés pour l'excrétion du résidu de la liqueur séminale. Les poils des sourcils et les cils avoient des rapports de fonction avec les larmes; ceux des fosses nasales, avec le mucus filtré dans ces cavités, etc. Au surplus, si ces vérités n'ont point, pour un observateur sévère, le caractère frappant de l'évidence, elles induisent du moins à penser que les cheveux et les poils jouent un rôle très-important dans le système des fonctions humaines; et, sous tous les rapports, ce sujet est digne de nos plus actives recherches et de nos plus profondes méditations. Les découvertes qu'on pourra faire à cet égard, éclaireront infailliblement les Pathologistes sur le siége spécial de la Plique, et sur les vraies méthodes qui doivent diriger son traitement.

ARTICLE VII.

Des résultats fournis par l'Autopsie cadavérique des sujets qui ont succombé à la Plique, ou qui sont morts pendant l'existence de cette affection.

CL. L'examen anatomique des sujets qui sont morts victimes de la Plique, ou qui ont perdu la vie par toute autre cause pendant qu'ils étoient en proie à cette affection, n'a fourni encore aucune lumière suffisante pour expliquer complétement sa théorie. M. de Lafontaine a procédé à la dissection de plusieurs individus qui n'avoient éprouvé la Plique que peu de temps avant leur mort, et chez lesquels, par conséquent, elle étoit encore près de la tête. Il a trouvé que les bulbes des cheveux étoient plus volumineux qu'à l'ordinaire; quand il pressoit ces bulbes, il en sortoit une liqueur jaunâtre, laquelle étoit absolument analogue à celle qui auroit pris la route des cavités capillaires, si la mort n'avoit point intercepté cet écoulement. Ce praticien d'ailleurs n'a eu occasion de faire aucune autre observation qui lui ait paru mériter d'être consignée dans son ouvrage. Pour ce qui nous concerne, nous n'avons recueilli que les deux cas qui suivent :

Première Autopsie cadavérique. — Il y a près de vingt mois qu'on apporta dans l'amphithéâtre de l'hôpital Saint-Louis, le cadavre d'un vieillard très-robuste, dont M. Aumont fit la dissection. Après un mûr examen, nous nous aperçûmes que les cheveux de la région occipitale étoient réunis en une masse d'un tissu très-serré. Ces cheveux, peu abondans, d'une finesse extrême, d'une couleur claire, voisine du blond, étoient crépus, très-mêlés, réunis par une matière grasse, jaune, fétide, et formoient une espèce de feutre, semblable à celui que présentent les cheveux pliqués. Des divers points de sa surface procédoient plusieurs mèches d'une grosseur médiocre, offrant beaucoup de densité jusqu'à la moitié de leur longueur. Là, elles se bifurquoient pour donner naissance à deux autres mèches, qui tantôt étoient pliquées, d'autres fois ne l'étoient point. Il ne me fut pas difficile de reconnoître la Plique multiforme en lanières (*Plica caput-medusæ laciniata*). Le cadavre d'ailleurs ne nous offrit rien de particulier, et l'état des poils des autres parties n'étoit en aucune manière altéré. L'homme qui fait le sujet de cette observation, étoit né à Fontenay en Brie, de parens français, agriculteurs. Il embrassa la profession de jardinier. Ayant éprouvé une maladie longue, à la suite de laquelle il perdit l'usage de ses membres, il entra à l'hospice des Vieillards incurables en 1789, et y resta jusqu'en l'an 1804, époque de sa mort. Pendant tout le temps qui s'écoula depuis son entrée dans cette maison, il ne fut jamais malade. Malgré sa difficulté de marcher, il aimoit à mener une vie fort active. Il étoit d'une malpropreté extrême, ivrogne, d'un appétit très-vorace, et fréquemment atteint d'indigestions. Il en éprouva successivement trois, et succomba. Cet homme n'avoit jamais voyagé en Pologne.

Deuxième Autopsie cadavérique. — J'ai déjà rapporté l'observation que j'ai eu occasion de faire à l'hôpital Saint-Louis, sur une femme née à Lille, département du Nord, et qui mourut des accidens de la Plique en masse (*Plica cespitosa*) M. Lenoble procéda à l'ouverture de son corps, et je remarquai avec lui les phénomènes qui suivent : les cheveux réunis, mêlés considérablement, et retenus dans cet état par une matière particulière. Cette agglutination villeuse formoit une large calotte qui couvroit toute la tête, et comprenoit tous les cheveux jusqu'à la racine ; le cuir chevelu étoit couvert d'une matière jaunâtre, sébacée, laquelle se trouvoit dans des petites dépressions qu'offroit cette même partie. Le tissu cellulaire étoit plus dense que de coutume. Le poumon du côté droit étoit sain, celui du côté gauche, dur, serré, rempli de petits tubercules purulens, plus nombreux à la partie supérieure qu'à l'inférieure ; quelques endroits étoient ulcérés ; d'autres offroient des petits points noirs et très-durs. La plèvre qui tapissoit cet organe étoit recouverte d'une fausse menbrane. L'abdomen nous présenta le foie très-volumineux, s'étendant jusque dans la région hypogastrique du côté droit, et occupant la région ombilicale du côté gauche. La matrice enflammée avoit son volume ordinaire. L'intestin rectum s'étoit déplacé, et ses menbranes épaissies formoient une large tumeur.

CLI. J'aurois pu rapporter les observations faites par Scultet, Hercules Saxonia et autres auteurs, sur les cadavres des invidus morts des suites de la Plique. Mais, par amour pour le merveilleux, ils ont mis beaucoup d'exagération dans les phénomènes qu'ils ont rapportés. Rien n'offre généralement des différences plus tranchées, que les résultats obtenus par l'anatomie pathologique de cette affection. Ces résultats sont totalement subordonnés à la direction qu'a pu prendre dans l'économie animale le virus mobile du trichoma. Tantôt c'est un véritable état de phlegmasie dans le parenchyme des plus nobles viscères, tels que le poumon, le foie, la rate, la vessie; tantôt ce sont des ulcérations profondes dans le tissu cellulaire ou dans les muscles, tantôt ce sont des caries aussi hideuses que celles qui caracterisent les affections syphilitiques; tantôt, enfin, ce sont des exostoses, des concrétions tophacées, qui attestent les douleurs articulaires que les malades ont eu à souffrir pendant leur vie.

ARTICLE VIII.

Des résultats fournis par l'analyse chimique des cheveux et de la matière de la Plique.

CLII. Pour mieux pénétrer la nature d'une maladie aussi extraordinaire que la Plique, j'ai dû nécessairement invoquer les lumières de la chimie moderne, comme je l'avois tenté avec quelque succès, quand j'ai écrit l'histoire pathologique de la Teigne. En conséquence, j'ai dirigé d'abord mon attention sur la savante analyse des cheveux, publiée depuis long-temps par Berthollet, l'un des plus profonds génies dont notre siècle s'honore. J'ai sollicité ensuite M. Vauquelin, pour qu'il entreprît un nouveau travail sur cette matière, qui me paroissoit être d'une importance majeure. Ses recherches ont eu un résultat fort intéressant. Je vais en faire ici l'exposition.

CLIII. J'avois fait parvenir à M. Vauquelin des cheveux très-variés par leur couleur, que j'avois recueillis dans l'intérieur de l'hôpital Saint-Louis, particulièrement des cheveux très-noirs et des cheveux très-rouges. Il résulte des essais de ce célèbre chimiste, que les premiers sont formés de neufs substances différentes : 1°. d'une substance animale, qui en fait la plus grande partie ; 2°. d'une huile blanche et concrète, en petite quantité ; 3°. d'une autre huile verte, fluide, plus abondante ; 4°. de fer, dont l'état, dans les cheveux, n'est pas encore léterminé ; 5°. d'une petite proportion d'oxide de nanganèse ; 6°. de phosphate de chaux ; 7°. d'un peu de carbonate de chaux ; 8°. de beaucoup de ilice ; 9°. de soufre. Les mêmes expériences font connoître que les cheveux rouges ne diffèrent des cheveux noirs, qu'en ce qu'ils contiennent une huile rouge, au lieu d'une huile verte ; enfin, que les cheveux blancs diffèrent des deux espèces déjà désignées, parce que leur huile n'est presque pas colorée, et qu'ils contiennent du phosphate de magnésie qu'on n'a pas trouvé dans les autres. D'après les connoissances acquises par M. Vauquelin, sur la nature des principes constitutifs des cheveux, il est à présumer que leur couleur noire est due à la combinaison du fer avec le soufre, et à une huile noire. Au moins, cette espèce de cheveux contient-elle une quantité de ces substances, suffisante pour colorer la masse de matière animale ; ce qui semble donner du poids à cette opinion, c'est que les cheveux blancs récèlent moins de fer. Quant aux cheveux rouges, il faut bien que ce soit une huile qui les colore, puisqu'ils prennent une nuance beaucoup plus foncée, aussitôt qu'on sépare cette huile, par le moyen de l'alkool.

CLIV. M. Vauquelin observe que, si ces faits sont constans dans les différentes sortes de cheveux, on pourra facilement rendre raison des couleurs variées qui les distinguent. La couleur noire seroit, par exempl[illegible] combinaison du fer métallique avec le soufre, et une huile noire comme un bitume. Les couleurs rouges et blondes seroient dues, au contraire, à la présence d'une huile rouge ou jaune; dont l'intensité, diminuée par une petite quantité de fer sulfuré, donne le roux; enfin, la couleur blanche résulteroit de l'absence du fer, ou au moins de la quantité extrêmement petite de cette substance. Il paroît que dans les cheveux rouges et blonds, ainsi que dans les blancs, il y a toujours un excès de soufre; car, quand on y applique des oxides métalliques blancs, tels que ceux d'argent, de plomb, de bismuth, de mercure, etc. ils noircissent très-promptement. Le soufre semble être combiné dans les cheveux avec l'hydrogène; du moins est-il vrai qu'il agit sur les oxides métalliques, à la manière de l'hydrogène sulfuré.

CLV. J'ai déjà eu l'occasion d'observer, dans l'article précédent, que les cheveux avoient blanchi par fois d'une manière aussi prompte qu'inattendue, par l'effet d'un vif chagrin ou d'une grande frayeur. Peut-on se rendre compte de ce phénomène, d'après la théorie chimique qui vient d'être établie? M. Vauquelin l'explique, ce me semble, très-ingénieusement, lorsqu'il suppose que, dans ces momens de commotion universelle, où les fonctions du corps vivant sont tout-à-coup troublées, il se développe dans l'économie animale un agent qui, passant dans les cheveux, décompose leur matière colorante. Il soupçonne que cet agent pourroit bien être d'une nature acide; car les cheveux noirs, trempés pendant quelque temps dans ces menstrues, surtout dans l'acide muriatique oxigéné, blanchissent très-sensiblement. La production spontanée d'un acide dans l'économie animale, ne doit pas paroître impossible à réaliser, quand les Physiologistes observent qu'un mouvement extraordinaire de fureur dans quelques animaux, suffit pour imprimer une qualité vénéneuse à leurs humeurs. Pour ce qui est de la blancheur qui survient aux cheveux graduellement et avec l'âge, ne peut-on pas dire que les matières qui servoient à leur coloration, cessent alors d'être secrétées par les organes accoutumés?

CLVI. Ainsi donc, les essais de M. Vauquelin prouvent que les cheveux contiennent deux substances principales; savoir, celle qui en forme le corps, et celle qui les colore. Qu'on ne pense pas que la dernière de ces substances soit homogène! Dans les cheveux noirs, c'est du fer sulfuré et une huile bitumineuse, ainsi que paroît le prouver la substance qui se sépare pendant leur dissolution dans la potasse; dans les cheveux rouges, c'est une huile de la même couleur; et dans les cheveux blancs, c'est la privation de ces substances. Les huiles grasses et diversement colorées qui existent dans les cheveux, donnent à ces organes la souplesse, l'élasticité, la propriété de ne point se dessécher, et de se conserver long-temps sans altération. Ce sont ces mêmes huiles qui les rendent susceptibles de se consumer avec tant de promptitude, et de jeter une flamme si vive quand on les approche des corps en ignition.

CLVII. Jusqu'à présent, il n'a été question que de la matière colorante des cheveux; passons maintenant à ce qui constitue essentiellement le corps de ces organes. Cette substance est de nature anima. Ce n'est point de la gélatine, puisqu'elle n'est p soluble dans l'eau, comme ce principe, etc. Ce n'e pas non plus à l'albumine qu'on peut rapporter formation des cheveux; car la solution de celle- est coagulée par la chaleur, les acides et l'infusi de noix de galle; tandis que l'autre ne l'est dans a cun de ces cas. L'albumine paroît d'ailleurs beau coup plus susceptible de décomposition. M. Va quelin pense donc que la matière dont la substan des cheveux se rapproche le plus (si toutefois n'est pas absolument la même), est celle que l chimistes modernes ont désignée sous le nom *mucus* ou de mucilage animal. Ce mucus est sépa dans les narines, dans la bouche, dans la trachée artère, le canal alimentaire, la vessie, et en génér dans toutes les cavités du corps. On sait qu'il don à l'eau beaucoup de viscosité, et qu'il lui communi que la faculté de mousser par l'agitation et l'ébulli tion. Dans l'irritation produite par le corysa, elle s file comme la substance de la soie, ou comme cell dont les araignées font leur toile, conserve de l transparence et de la flexibilité après la dessication et si elle contenoit un peu d'huile, elle ressemble roit entièrement à la substance des cheveux. L'épi derme, les ongles, la corne, la laine et les poils e général, sont aussi formés du même mucus animal et recèlent également dans leur composition une cer taine quantité d'huile qui leur donne l'élasticité et l souplesse qui leur sont propres.

CLVIII. On a soumis aux mêmes expériences

l'humeur de la Plique, et on a remarqué qu'elle contenoit à-peu-près les mêmes principes que les cheveux sains, mais en moindre quantité. Ainsi, il y a moins de soufre, moins de phosphate de chaux, à peine quelques indices de carbonate de chaux, très-peu de fer, point de sulfate de chaux, ni d'huile; mais ce qu'il y a de plus remarquable, c'est qu'elle se dissout très-facilement dans l'eau, même à froid, au lieu que la matière des cheveux ordinaires ne se dissout qu'à une haute température. Il paroît donc que l'humeur de la Plique est la substance des cheveux privés d'huile, et qui est surabondante à la formation des cheveux. Les échantillons de Plique que j'ai fournis à M. Vauquelin pour cette analyse, n'étoient pas très-frais; ils m'avoient été envoyés de Varsovie à Paris par M. de Lafontaine. L'humeur qui enduisoit et agglutinoit les cheveux, étoit devenue solide par son desséchement.

ARTICLE IX.

Considérations sur les Méthodes employées pour la guérison des Pliques.

CLIX. J'ai déjà eu l'occasion de faire observer que la Plique disparoît souvent d'elle-même, et par la seule puissance des forces vitales. J'ai cité un cas où des touffes villeuses d'une grandeur énorme, se détachèrent spontanément du cuir chevelu, entraînant dans leur chute des fragmens d'épiderme. Un semblable phénomène se remarque journellement dans la Pologne; et lorsqu'une Plique s'est ains isolée, l'homme superstitieux qui la portoit, va l'en terrer soigneusement dans le cimetière. Dans un pareille circonstance, quand la guérison s'opère na turellement, le médecin n'a rien à entreprendre. Se secours deviennent superflus.

CLX. Aussi est-il certain que, depuis fort long temps, les habitans de la Pologne éprouvent une ré pugnance extrême à faire guérir la Plique. Ils son accoutumés à l'envisager comme un bienfait du ciel On est véritablement surpris de les voir conserve religieusement une dégénération aussi hideuse qu repoussante. La plupart ne voient d'autre cause d ce fléau, que des influences sydérales qu'il est néces saire de respecter. Mais une croyance populaire repos quelquefois sur des vérités importantes. L'opinio vulgaire dont il s'agit, a dû résulter primitivemen des symptômes graves et pernicieux qui ont succéd dans quelques circonstances à la suppression sou daine de la Plique. Les hommes n'ont pu voir l'apo plexie, le catarre aigu, les spasmes, les convulsions les douleurs articulaires, les maladies organiques d tout genre, etc. devenir la suite funeste de la rétro cession du trichoma, sans frémir d'avance des moyen curatifs qu'on vouloit opposer à cette étonnant maladie.

CLXI. Cependant, que faut-il faire quand l Plique étend ses ravages, et quand les ressource de la nature sont impuissantes pour les arrêter Les soins de l'art sont alors indispensablement né cessaires. Le premier devoir est, sans contredit d'examiner alors qu'elle est l'époque de sa marche à laquelle cette affection est parvenue, et d'étudier ensuite les différentes complications dont elle est susceptible. On adapte le plan de guérison à ces divers cas. En second lieu, les médecins qui sont appelés à procéder au traitement de la Plique, doivent l'envisager comme le résultat d'une crise nécessaire, qui doit s'effectuer par les cheveux, les poils et les ongles. C'est une maladie errante dans l'économie animale, qui prend mille physionomies, mille formes. Malheur à ceux qui voudroient intercepter son abord vers ses couloirs ordinaires! Ils doivent, au contraire, le favoriser et l'entretenir.

ARTICLE X.

Du Traitement interne employé pour la guérison des Pliques.

CLXII. La méthode qu'il convient de suivre dans le traitement interne de la Plique, doit être absolument analogue à celle qui dirige la guérison des autres maladies du corps humain. Il faut observer avec attention la marche régulière de la nature. Puisque cette affection produit, d'après l'observation, un mouvement salutaire, il est manifeste que la première indication doit tendre à porter son dépôt critique vers la tête. En conséquence, après avoir éliminé, par des émétiques appropriés au tempérament physique des individus, les saburres gastriques qui surchargent les voies digestives; on excite doucement la diaphorèse par des boissons où l'on fait entrer la bardane, la fumeterre, le sassafras, le gaïac et autres substances végétales qui paroissent agir d'une manière spéciale sur les propriétés vitales des exhalans. On a très-anciennement recommandé le lycopodium. Mais les essais de M. de Lafontaine ne prouvent pas que cette plante jouisse d'une grande vertu. Le soufre-doré d'antimoine possède, parmi les minéraux, une réputation plus méritée, et tous les sages praticiens attestent que, dans le traitement de la Plique, il est presque aussi utile que le mercure dans la maladie vénérienne.

CLXIII. Dès qu'une fois la matière trichomatique a pris la route des cheveux, ce qui se reconnoît aisément à l'aspect onctueux que prennent ces organes, à l'humeur visqueuse qui vient inonder la tête du malade, on continue l'usage des légers sudorifiques, et on y joint l'emploi de quelques infusions ou décoctions délayantes et rafraîchissantes. On met alors en usage des plantes, telles que l'oseille, la poirée, la chicorée-sauvage, la laitue, le pissenlit, etc. Il faut donner des limonades, des boissons d'orge et de miel. Le médecin éclairé sait, du reste, ce qu'il doit employer en pareil cas, et je n'ai besoin de lui indiquer ici ni des remèdes, ni des recettes,

CLXIV. J'avertis seulemeut qu'il faut suivre avec une attention éclairée les mouvemens de la fièvre dont le malade est tourmenté, la modérer si elle est trop énergique, l'accroître si elle est trop foible. Quelquefois le dépôt critique s'opère avec violence, et de manière à épuiser entièrement le système des forces. Chez les personnes accablées par l'âge, le chagrin, ou par d'autres causes énervantes, la crise ne peut s'effectuer par les seuls efforts de la nature. Alors, sans doute, les médicamens toniques sont d'une nécessité urgente. De ce nombre doivent être le quinquina, la gentiane, les eaux ferrugineuses, toutes les substances amères, etc. Rien n'égale alors les avantages des bouillons de viande, des gelées et autres mets restaurans. Souvent la Plique est compliquée par la maladie vénérienne. Il importe d'obéir à ces indications nouvelles. Dans ce dernier cas, les mercuriaux doivent être habilement combinés avec les médicamens vulgairement usités contre le trichoma.

ARTICLE XI.

Du Traitement externe employé pour la guérison des Pliques.

CLXV. Les remèdes externes paroissent jouer un grand rôle dans le traitement de la Plique. C'est ainsi que, pour faciliter son éruption, les praticiens ont fréquemment recours à des fomentations douces et émollientes qui appaisent l'irritation du cuir chevelu. D'autres fois, il est important de produire un effet contraire, et on met en usage des topiques stimulans, tels que des vésicatoires, des synapismes, des emplâtres attractifs, dont l'action appelle, en quelque sorte, vers les tégumens de la tête le dépôt de la matière trichomatique, laquelle ne tarde pas à se déposer dans les cheveux ou dans les ongles. M. le docteur de Lafontaine fait frotter les bouts des doigts avec l'essence de cantharides, ou mieux encore avec une Plique fraîchement coupée, et qui conserve encore son caractère contagieux. Cette opération est souvent suivie d'un plein succès.

CLXVI. Cependant, il pourroit arriver que ces moyens fussent infructueux. Il faudroit examiner alors quels avantages résulteroient de l'application du moxa. On l'a vu réussir dans une circonstance qui mérite d'être rappelée. Une demoiselle de Moulins étoit depuis long-temps affligée de la Plique; elle éprouvoit des céphalalgies si cruelles, et étoit tellement en proie à la vermine, qu'on se détermina à lui couper les cheveux. Cette opération fut à peine terminée, qu'il s'écoula des racines de ces organes une humeur visqueuse et roussâtre. D'une autre part, les cheveux devinrent tellement sensibles à leur base, qu'au moindre attouchement la malade tomboit en défaillance; elle éprouvoit de telles fatigues dans les membres, qu'il lui étoit impossible de marcher. On avoit inutilement essayé l'emploi des bains, des lavemens, etc. Dans cet état extraordinaire, on se détermina à appliquer sur les tégumens de la tête plusieurs cylindres de coton. On assure que, dès le même jour, la jeune demoiselle se trouva infiniment mieux. Il s'établit une suppuration abondante, qui dura plusieurs mois, et mit fin à tous les symptômes fâcheux. Peu-à-peu, le boursouflement extraordinaire du cuir chevelu se dissipa; en un mot, tous les accidens qui avoient si long-temps alarmé les parens de la malade, disparurent, ensorte qu'à l'aide du moxa on parvint à opérer une entière guérison.

CLXVII. Au surplus, si ces moyens, malgré l'énergie de leur action, ne parvenoient point à diriger vers la tête le dépôt de la matière trichomatique, il faudroit pratiquer l'inoculation, d'après l'exemple de M. de Lafontaine. Cette opération s'exécute d'une manière très-simple. On choisit un malade chez lequel cette affection s'est nouvellement déclarée. On lui fait mettre, pour quelques heures, un bonnet, dont on couvre ensuite celui auquel on desire communiquer l'infection. On répète ce procédé autant qu'il le faut pour atteindre le but qu'on se propose. Il est avantageux de faire coucher les deux individus dans la même chambre; la matière du trichoma, transportée trop loin et exposée à l'air frais, perdroit son activité.

CLXVIII. Peut-on procéder sans péril à la section des Pliques? Cette question a occupé différens Pathologistes, et tous ne sont point entièrement d'accord sur ce sujet. M. de Lafontaine, avec lequel je m'en suis particulièrement entretenu durant le cours du voyage qu'il vient de faire à Paris, assure qu'il seroit dangereux de couper une Plique, à moins qu'elle ne soit déjà en partie détachée, et qu'elle ne communique avec les tégumens de la tête que par des cheveux parfaitement sains et nouvellement repoussés. Il veut, en outre, qu'elle ait perdu son odeur fétide et son aspect onctueux. J'ai déjà dit en commençant cette dissertation que M. Roussille-Chamseru étoit d'une opinion contraire. Les auteurs sont loin de s'accorder sur ce sujet.

CLXIX. Lorsque la Plique n'est point compliquée avec la maladie vénérienne ou avec le scorbut, ce que l'on reconnoît à la cessation des symptômes graves après la crise, Hirschel prescrit les minoratifs, tels que les sels neutres, les diaphorétiques, et spécialement les préparations antimoniales, etc. Le même auteur emploie également ces moyens avant l'éruption du virus trichomatique. Il fait souvent raser et laver la tête à l'eau froide; il considère ce dernier moyen comme très-utile, parce qu'il imprime de l'énergie aux propriétés vitales du cuir chevelu. Quand les symptômes sont très-graves, il recommande l'établissement des cautères, des sétons, afin d'affoiblir, par une irritation éloignée, le trop grand afflux de la matière trichomatique vers la tête. Il insiste aussi sur les pédiluves pour remplir la même indication. Enfin, lorsque la Plique n'est point de mauvais caractère, il la coupe peu-à-peu, en continuant les remèdes ci-dessus indiqués.

CLXX. La méthode de Hirschel renferme des vues très-saines; celle de M. de Lafontaine nous paroît toutefois mériter la préférence. On n'entrevoit point, effectivement, quel profit on peut retirer d'une section prématurée de la Plique, puisqu'elle ne contribue ni à dissiper le mal, ni à l'appaiser. Il seroit tout au plus avantageux de recourir à cette opération, ainsi qu'aux lotions d'eau froide, dans le cas où la maladie proviendroit d'un excès de malpropreté. Mais certes, Hirschel a trop vaguement indiqué les circonstances qui pourroient permettre ce genre de traitement. D'ailleurs, pour le mettre en pratique aussi généralement qu'il le propose, quelles nuances délicates à saisir, sur lesquelles l'œil du médecin le plus éclairé peut s'aveugler?

CLXXI. La coupe des cheveux paroît devoir entraîner d'autres inconvéniens. Il est une vérité pathologique incontestable, c'est la susceptibilité de certains organes pour les crises qui suivent ordinairement la terminaison des maladies. Oter à la matière de ces crises le moyen de les atteindre, c'est lui fermer le chemin, la contraindre de changer sa marche accoutumée, etc. Aussi voyons-nous que la crise trichomatique s'opère sur les ongles des pieds et des mains, sur les os, etc. chez les personnes chauves, parce que celles-ci ne lui offrent point les cheveux, qui sont les organes qu'elle choisit de prédilection.

LES DARTRES.

CONSIDÉRATIONS GÉNÉRALES SUR LES DARTRES.

CLXXII. Le sujet que je vais entreprendre est, sans contredit, le plus intéressant dont je puisse traiter dans cet ouvrage; car les Dartres attaquent tous les âges et toutes les classes de la société: partout ces tristes et repoussantes infirmités dégradent l'homme aux regards de l'homme. Cependant elles sont encore bien mal connues et bien mal décrites. Tâchons de porter, dans cette matière, le flambeau d'une expérience nouvelle et d'une observation plus rigoureuse. Les empyriques qui ont osé s'emparer de cette partie si essentielle de la Médecine-pratique, l'ont infectée d'erreurs et de préjugés: séparons avec soin la pure vérité de leurs hypothèses futiles et mensongères. Plus le nombre des faits s'agrandit à nos yeux, plus nos recherches doivent tendre à devenir plus exactes et plus positives.

CLXXIII. En effet, ces sortes d'éruptions semblent s'être infiniment multipliées depuis quelques siècles. Ne seroient-elles pas le funeste résultat des progrès de notre civilisation et des écarts de notre diététique? On seroit tenté de le croire, d'après le silence que gardent, à ce sujet, les premiers Pères de l'art. Du temps d'Hippocrate, on les envisageoit comme des phénomènes rares et inouis. Alors sans doute il se manifestoit des exanthèmes sur le système dermoïde ; mais ces exanthêmes avoient peu d'intensité, et n'étoient en quelque sorte que le symptôme le plus apparent de certaines fièvres épidémiques. La peau de l'homme s'est donc altérée davantage à mesure qu'il s'est corrompu ? Les empreintes qui la souillent, sont une des suites déplorables de ses déréglemens ; car la nature n'a point tissu avec tant d'habileté l'enveloppe du corps humain, pour qu'elle devînt la proie des maladies.

CLXXIV. Les Dartres, attentivement observées, produisent aujourd'hui des symptômes et des phénomènes si variés, qu'on les distingue aisément les unes des autres, et qu'elles réclament nécessairement une méthode de classification ; car si dans quelques circonstances, elles se montrent à peine sur le système dermoïde, dans d'autres cas elles le recouvrent d'écailles dures, de croûtes épaisses, de pustules tuberculeuses, de phlyctènes horribles, d'ulcères sordides, de gerçures énormes, etc. On en voit qui versent, sur des organes voisins, une sanie ichoreuse et fétide, qui établissent dans le tissu muqueux, des secrétions vicieuses, des végétations meurtrières ; qui creusent, rongent et consument nos tégumens, comme ces insectes avides qui dévorent l'écorce des arbres. Delà vient qu'il n'existe pas une seule, mais plusieurs espèces de Dartres : toutefois elles conservent une physionomie analogue, qui les fait rapporter au même genre.

CLXXV. Ce n'est qu'à l'hôpital Saint-Louis qu'on

peut les étudier sous des points de vue si différens ; ce n'est que sur ce théâtre que tout se montre à l'œil attentif de l'observateur, l'opposition ou l'analogie frappante de certains caractères physiques, l'influence de l'âge, du sexe, du tempérament, celle des conditions, des métiers, des habitudes, etc. ; c'est là qu'on peut constater mille assertions énoncées dans les livres de l'art, sur l'hérédité, la propagation, les métastases des Dartres ; c'est là qu'on acquiert une telle habitude de la contemplation de ces objets hideux, qu'on m'a vu souvent signaler et nommer une espèce d'éruption, alors même qu'il en restoit à peine la plus légère trace sur les tégumens : tant il est vrai que la vue est celui de nos sens dont la mémoire est la plus puissante !

CLXXVI. C'est surtout au milieu de cette réunion immense de malades, qu'on apprend à saisir les caractères communs qui lient entre elles les différentes espèces de Dartres, et qui en font en quelque sorte une même famille. Ces exanthêmes chroniques sont en général formés par des boutons pustuleux ou vésiculeux, environnés d'une aréole rouge, réunis en corymbe ou par groupes, qui enflamment la peau, et provoquent un sentiment de prurit, de tension ou d'ustion. Bientôt ces boutons se rompent naturellement ou artificiellement, et laissent échapper une matière ichoreuse ou purulente, laquelle se convertit en écailles ou en croûtes. Souvent ce sont des cicatrices indélébiles, qui succèdent à l'altération profonde du tissu dermoïque : enfin, la peau est âpre, et présente presque toujours une certaine tuméfaction au toucher. Les Dartres ne sont point, du reste, accompagnées de fièvres comme les autres exanthêmes dépurateurs; et dans les parties voisines de leur éruption, la peau conserve sa couleur naturelle.

CLXXVII. Comme on n'a point encore déterminé jusqu'où peut aller la dégénération du vice dartreux; comme les idées sont encore peu fixées relativement à son mode de propagation, cette maladie est devenue un objet d'épouvante et d'effroi pour beaucoup d'hommes. Certains la regardent comme un ferment corrupteur, qui communique sa mauvaise qualité à tous les corps qu'il touche ou qu'il approche: aussi ceux qui ont le malheur d'en être affectés, marchent-ils environnés d'une sorte de honte dans la société. On craint de séjourner sous le toit qu'ils habitent; on a horreur de leurs vêtemens; on n'ose se reposer sur les meubles qui ont été long-temps à leur usage. Cependant, s'il est vrai que quelques espèces de Dartres puissent se transmettre par la voie de la contagion, c'est à un degré bien foible, et d'ailleurs la plupart de ces maladies sont dépourvues de cette propriété funeste.

CLXXVIII. Par un singulier contraste, beaucoup de personnes regardent les Dartres comme des affections légères et de peu d'importance: ils vont même jusqu'à dire que, dans tous les cas, il faut redouter de les guérir, parce que leur développement est salutaire à l'économie animale. Mais que penseroient ces personnes, si elles voyoient ainsi que moi plusieurs des individus qui en sont atteints, tomber et languir dans le marasme; si elles voyoient les fonctions du corps se pervertir successivement; et se préparer ainsi de loin la ruine entière des forces vitales? Des suites diverses de ces affections, la plus fatale est, sans contredit, l'infiltration universelle du tissu cellulaire. J'ai observé certains sujets, qui, dans une époque avancée de l'infection dartreuse, étoient pris d'une toux importune; qui expectoroient un mucus épais, dont l'odeur seule provoquoit la nausée; qui étoient tourmentés par un sentiment de suffocation, etc. Souvent, dans ces tristes conjonctures, les malades se félicitent de ce que leur épiderme s'exfolie en petites lames; mais ce dépouillement continuel n'indique alors autre chose qu'une altération profonde et radicale du systême dermoïde, et la conversion totale des humeurs en virus herpétique.

CLXXIX. La Pathologie cutanée a été, jusqu'à ce jour, tellement négligée par les gens de l'art, qu'on trouvera dans ce travail une multitude de faits entièrement nouveaux pour la science. Rien n'excite davantage l'étonnement, que les détails qui se sont présentés à moi dans le cours de ces contemplations intéressantes. Pour les retracer convenablement, il faudroit avoir le pinceau d'Arétée, de cet observateur immortel, l'un des premiers créateurs de la Médecine descriptive. Afin de me rapprocher d'un si grand modèle, je me suis servi de tous les moyens de recherche que les sens pouvoient me fournir: non-seulement je me suis appliqué à discerner les formes innombrables des différentes espèces de Dartres, mais j'ai étudié jusqu'aux nuances infinies que présente leur couleur, qui est tantôt blanchâtre, tantôt grisâtre, tantôt verdâtre, tantôt rougeâtre ou noirâtre, selon la cause qui les produit et les entretient.

CLXXX. Ma première étude au sein de l'hôpital Saint-Louis, a été de suivre les Dartres dans les différens siéges qu'elles occupent. La peau a des emplois si variés, que les maladies dont elle est atteinte changent continuellement d'intensité, à mesure qu'elle change de structure et d'usage. C'est ainsi que la Dartre squammeuse, par exemple, est d'un caractère plus pernicieux et plus opiniâtre, lorsqu'elle attaque l'intérieur des oreilles où se secrète le cérumen, les bords des lèvres fréquemment arrosés par la salive ou irrités par le contact des alimens, les fosses nasales habituellement remplies par le mucus qui leur est propre, les paupières baignées de l'humeur que filtre la glande lacrymale, etc.

CLXXXI. J'ai sur-tout rappelé un fait que les Médecins modernes me paroissent avoir perdu de vue; c'est que les Dartres se propagent souvent du systême dermoïde jusque sur le systême muqueux: alors il s'établit sur les membranes de ce dernier systême des douleurs vives, qu'on rapporte sans fondement à une irritation nerveuse, lorsqu'elles ne sont que le résultat de la présence du virus herpétique. Hippocrate, du reste, paroît avoir fait cette observation, lorsqu'il énonce que ces affections se dirigent quelquefois sur l'organe de la vessie, ce qui produit des maux interminables. Enfin, j'ai pu remarquer les effets du vice dartreux, lorsqu'il se porte sur le cerveau, sur le foie, ou sur d'autres viscères non moins importans de l'économie animale. Cette considér tion m'a conduit à des vérités fort utiles pour théorie générale des maladies chroniques.

CLXXXII. La peau, comme les Phisiologistes démontrent, est l'émonctoire des excrémens les pl volatils du corps vivant, et des résidus les plus sin ples de sa nutrition. Il falloit apprécier quel éto l'état des fonctions de cette enveloppe pendant l'exi tence des Dartres; c'est ainsi que j'ai constaté qu ses propriétés exhalantes étoient presque nulles dai certaines circonstances. Nous avons vu, à l'hôpit Saint-Louis, des malades dont la transpiration cu tanée étoit, pour ainsi dire, interrompue, et rem placée par une exhalation pulmonaire beaucoup plu abondante que de coutume. La matière de cett exhalation sortoit quelquefois en une quantité si con sidérable, qu'après s'être exhalée en vapeur, elle s condensoit par la fraîcheur de l'air et des voûtes de salles, et retomboit en rosée sur les draps ou couver tures des lits, qu'elle mouilloit et imbiboit dans un très-grande étendue: nous observions en outre qu cette vapeur, qui s'échappoit des organes de la res piration, étoit d'autant plus considérable que l'at mosphère étoit plus refroidie, et que les malade étoient restés plus long-temps la veille plongés dan le bain.

CLXXXIII. Il est un point de médecine descrip tive qui est d'un intérêt extrême pour les Patholo gistes, et dont j'ai cru devoir m'occuper avec l'atten tion la plus soutenue; c'est que chaque affectior herpétique provoque son mode particulier de douleur ou de prurit sur le systême dermoïde. Tântôt la sensation est presque nulle, ou n'est pas plus vive que celle que donneroit la simple application d'une mouche à la surface de la peau; tantôt, pour me servir du langage figuré des Médecins arabes, cette sensation est aussi incommode que les morsures simultanées d'une grande quantité de fourmis. Quelquefois c'est une démangeaison violente et continuelle, qui fait que le malade trouve un plaisir indicible à se gratter et à se déchirer l'épiderme; quelquefois c'est un sentiment de tension insupportable; dans d'autres cas enfin ce sont des élancemens, comme si le derme étoit traversé par une multitude d'aiguilles ou de dards. J'ai vu certains dartreux qui se croyoient investis par des ceintures de feu, ou en contact avec des tisons brûlans, etc.; j'ai interrogé soigneusement les malades sur tous ces divers genres de souffrances: avec quelle éloquence ils peignent leurs intolérables tourmens! combien de fois ne m'ont-ils pas fourni eux-mêmes les expressions les plus énergiques, pour retracer ce qu'ils éprouvoient!

CLXXXIV. C'est en me livrant à une semblable étude, que j'ai pu méditer sur ces accès de prurit et de démangeaison, vulgairement indiqués par ceux qui les éprouvent, sous le nom de *crises dartreuses*. Aucune plume n'avoit encore retracé ces irritations soudaines, qui se déclarent souvent à des temps déterminés, comme les paroxysmes des fièvres intermittentes: alors les malades ont beau se contenir, leurs mains sont portées machinalement, et par une force irrésistible, sur les parties de leurs corps qui sont affectées de Dartres; une sorte de fureur s'em pare d'eux; ils parcourent successivement tout l siége du mal avec leurs ongles, et s'écorchent ave une sorte de délice, jusqu'à ce que le sang arriv Ces phénomènes ne seroient-ils que des mouvemen particuliers de la nature, qui tend à se pratique des couloirs et des issues?

CLXXXV. Les recrudescences ou rechutes dar treuses étoient une matière à peine ébauchée. J'a prouvé qu'elles avoient le plus grand rapport ave les récidives, dont toutes les maladies sont en gé néral susceptibles; qu'elles exigeoient par consé quent les mêmes précautions et les mêmes moyen prophylactiques. Il suffit souvent qu'il reste, dan l'économie animale, un atôme de venin herpétique pour que l'affection puisse ressusciter d'une manièr inattendue et avec les mêmes dangers qu'aupara vant. Les Dartres naissantes ressemblent à ces étin celles légères, qui se convertissent quelquefois e vastes incendies.

CLXXXVI. Dans l'étude approfondie que j'a faite des Dartres, je me suis particulièrement occup de remonter à leur source primitive: je crois qu c'est la seule manière d'arriver à une guérison cer taine et permanente. Parmi les faits que j'ai recueil lis, il en est un qui est aussi consolant qu'il est re marquable; c'est que le virus herpétique n'est pa aussi transmissible par la voie de la contagion, qu le vulgaire le présume. Je puis alléguer des expé riences qui ont été faites sur moi-même. Et quel es l'homme qui ne voudroit pas découvrir une vérit dans une science, quand ce seroit au péril de sa santé? J'ai donc manié familièrement la matière des croûtes et des pustules dartreuses; je n'ai pas craint de l'appliquer sur quelques parties de mon corps, sans que jamais je me sois vu atteint par l'infection. Un élève zélé pour son art, s'est soumis vainement à des essais semblables. Peut-être faudroit-il des tentatives plus réitérées et plus prolongées: toutefois, est-il vrai de dire que le virus dartreux ne se communique qu'avec une extrême difficulté; qu'il faut des causes intérieures ou organiques, qui nous disposent à son atteinte, etc.

CLXXXVII. J'ai voulu ouvrir aux praticiens différentes sources d'indications curatives, et peut-être suis-je parvenu à quelques règles utiles à cet égard. Par exemple, j'ai souvent été à même d'observer que, pendant l'administration d'un remède, les affections herpétiques augmentoient pour quelques jours, et qu'alors la moindre commotion dans le mouvement du sang et des humeurs suffisoit pour faire éclater, dans toute leur énergie, des maladies qui étoient cachées et silencieuses. J'ai prouvé que, dans une telle circonstance, il ne falloit pas sans doute se désister des moyens qu'on avoit adoptés. Lorry a vu lui-même le mal s'accroître durant les quarante premiers jours, et diminuer ensuite successivement par l'effet des procédés qu'il employoit. J'ai démontré aussi combien il importoit de combattre une affection cutanée, alors même qu'elle avoit disparu, comme on poursuit un ennemi long-temps après qu'il a pris la fuite: j'ai prouvé enfin, que déterminer l'état des propriétés vitales dans chaque maladie de la peau, c'est presque arriver à la guérison, etc.

CLXXXVIII. Je n'indique ici, du reste, que quelques-uns des points de vue généraux qui ont attiré mon attention dans l'étude d'une famille aussi nombreuse que celle des Dartres. Voulant traiter cette matière avec méthode, et par conséquent de la manière la plus profitable pour mes lecteurs, j'ai crû devoir séparer celles qui sont essentielles et idiopatiques, d'une foule d'autres éruptions qui ne sont que l'indice ou le symptôme d'autres maladies, telles, par exemple, que les exanthêmes scrophuleux, scorbutiques. Je les ai surtout soigneusement distinguées de ces stigmates sans nombre, phénomènes honteux de la débauche et des excès funestes du rapprochement des sexes ; je veux parler des signes extérieurs de la syphilis. Quoique ces affections soient liées avec les Dartres par plusieurs traits de ressemblance, par les écailles, les croûtes et les ulcérations qu'elles développent, elles ont néanmoins des caractères propres, auxquels ne se méprend guère le Nosographe expérimenté : j'ai cru devoir en faire autant de genres distincts : cette séparation étoit d'ailleurs d'autant plus convenable, qu'il faut toujours approprier le remède aux causes.

CLXXXIX. La Pathologie cutanée n'a été malheureusement que trop cultivée par des observateurs superficiels, et on a confondu des choses essentiellement différentes par leurs attributs. J'ai dû opérer en conséquence des distinctions qui étoient indispensables. Mais les espèces que j'ai établies, sont fondées sur un si grand nombre d'observations, qu'on doit les considérer comme immuables. Les faits passent et repassent si souvent sous mes yeux, que j'ai saisi sans peine leurs plus constans caractères.

CXC. Toutefois, malgré le soin que j'ai pris de retracer, avec ses couleurs les plus vraies, la physionomie de chaque Dartre, je sens que beaucoup de choses ne peuvent se faire connoître par la tradition. Il en est de la Médecine, comme de toutes les sciences physiques : combien de vérités pathologiques qu'on ne sauroit transmettre par le discours, et qu'il faut pour ainsi dire conquérir par une longue pratique de l'art, et par une fréquentation assidue des hôpitaux, où l'on se livre à d'utiles et constantes comparaisons ! D'ailleurs les Dartres subissent une multitude d'altérations accidentelles, qui empêchent souvent de les distinguer. Mais ces tableaux aplaniront la route des praticiens, et faciliteront les études cliniques.

CXCI. Au surplus, il n'est pas encore temps d'exposer les phénomènes sans nombre qui caractérisent la marche des affections herpétiques. Tous les points de doctrine que j'ai réunis sur leurs causes, leur siége, leurs transformations, leurs métastases, leur terminaison, etc. seront discutés avec l'étendue nécessaire, dans la seconde partie de mon travail. Occupons-nous d'abord de la description des différentes espèces de Dartres : cherchons à rendre plus familière l'étude de ces dégoûtantes maladies, et tâchons de faire partager, à tous ceux qui se livrent à la pratique de notre art, nos goûts, notre zèle et notre ardeur. En m'occupant de ces tristes tableaux, j'en ai sévèrement écarté ce qui n'est point d'une vérité démonstrative : je n'ai pas oublié que la postérité répète les expériences, et qu'elle condamne à un juste oubli les observateurs qui manquent d'exactitude.

PREMIÈRE SECTION.

FAITS relatifs à l'histoire particulière des Dartres.

ESPÈCE PREMIÈRE.

DARTRE FURFURACÉE. *HERPES furfuraceus* (1).

Dartre se manifestant sur une ou plusieurs parties des tégumens par de légères exfoliations de l'épiderme, qui ressemblent aux molécules de la farine ou aux écailles du son. Ces petites écailles tantôt sont très-adhérentes à la peau, tantôt s'en détachent avec une extrême facilité.

OBS. J'ai recherché avec un soin particulier toutes les variétés qui pouvoient se rapporter à cette espèce de Dartre, qu'on peut regarder comme étant la plus commune: je n'ai rencontré que les suivantes:

A. LA DARTRE FURFURACÉE VOLANTE. *Herpes furfuraceus volitans.* — Les Pathologistes lui ont donné cette dénomination, parce qu'elle est remarquable par son caractère ambulant, qui fait qu'elle se manifeste successivement sur plusieurs parties du corps. Il faut observer en outre, que la matière farineuse ou les squammules qui la constituent, s'enlèvent quelquefois de la peau avec une telle facilité, qu'elles se répandent en grande quantité dans les lits où couchent les personnes qui en sont affectées. C'est la Dartre qui se déclare quelquefois sur le visage de ceux

---

(1) Consultez les planches XI et XII de mon ouvrage in-folio, sur les Maladies de la Peau, observées à l'hôpital Saint-Louis.

dont on a fait la barbe avec un rasoir mal nettoyé. Les individus qui ont les cheveux blonds ou roux, qui ont la peau blanche et sans énergie, y sont plus enclins que les autres.

B. La Dartre furfuracée arrondie. *Herpes furfuraceus circinatus.* — Cette variété se présente si fréquemment à l'hôpital Saint-Louis, que j'en pourrois citer des milliers d'exemples. Elle attaque ordinairement des sujets forts et robustes, chez lesquels prédomine le tempérament bilieux et sanguin : elle forme sur la peau des plaques circulaires ou arrondies, dont les bords sont plus rudes et plus élevés que le milieu : souvent même, à mesure que ces plaques s'agrandissent, leur centre devient parfaitement sain, et reprend la couleur naturelle. La Dartre furfuracée arrondie se manifeste de préférence aux bras, aux jambes, particulièrement au voisinage des articulations du coude et du genou.

Tableau de la Dartre furfuracée.

CXCII. Je doute qu'il y ait aucune Dartre qui porte une dénomination plus convenable que celle dont je vais tracer le tableau. En effet, j'ai vu des malades dont la figure étoit tellement recouverte de cette matière farineuse ou furfuracée, qu'ils ressembloient à des meûniers ou à des boulangers. Certains auteurs la désignent dans leurs ouvrages sous le titre de *Dartre sèche*, parce que les petits boutons qui lui donnent naissance ne fournissent en apparence aucun fluide. On s'aperçoit néanmoins d'une exsudation très-sensible, lorsqu'on l'observe très-attentivement dès son origine. D'autres praticiens l'ont appelée *Dartre bénigne*, à cause du peu d'intensité de ses phénomènes. Cependant, je l'ai vu si grave dans quelques circonstances, qu'elle suscitoit des démangeaisons vives et continuelles. Je l'ai vue de plus si opiniâtre, qu'elle résistoit à tous les moyens de l'art.

Je puis dire avoir surpris en quelque sorte cette espèce de Dartre dans le mécanisme secret de sa formation. Il se manifesta sur la peau du bras d'une pauvre femme une multitude de petits grains si peu perceptibles à la vue, que j'étois obligé de me servir d'une forte loupe pour les mieux apercevoir. Ces grains excitoient un certain prurit et une légère ardeur, sur l'endroit affecté. Je résolus de suivre d'une manière constante le développement de ces granulations, qui augmentèrent peu-à-peu de volume. La peau, enflammée et plus rouge que dans l'état naturel, devint enfin le centre d'une exfoliation de l'épiderme, laquelle se renouveloit continuellement, surtout quand la malade se grattoit pour appaiser la démangeaison.

La Dartre dont il s'agit prend, du reste, différentes formes à mesure qu'elle se développe dans l'économie animale. Tantôt la cuticule se résout en farine de couleur très-blanche, éparse çà et là sur les tégumens; d'autres fois (et c'est alors qu'elle a plus d'intensité), elle se dessine sur le derme en plaques rondes ou orbiculaires, dont les bords sont âpres, rudes et proéminens. Si on lave ces plaques furfuracées avec de l'eau tiède, la matière de l'exfoliation se détache, et l'endroit malade de la peau présente un aspect rouge et luisant. C'est surtout lorsque l'épiderme se convertit simplement en une substance farineuse, qu'il est facile de l'enlever. Un peu de salive suffit souvent pour la faire disparoître. Mais, au contraire, quand la Dartre manifeste les plaques arrondies dont j'ai parlé, et quand les petites écailles qui la constituent, ressemblent absolument à celles du son, il semble que ces dernières soient plus adhérentes au systême dermoïde. La couleur terne de ces squammules furfuracées n'est pas toujours aisée à déterminer. Parfois, cette couleur donne à la Dartre l'apparence des mousses ou des lichens. D'autres fois, elle se rapproche de celle qu'offre le plâtre des mûrs pulvérisé et sali par le contact de l'air.

La Dartre furfuracée se déclare généralement sur les endroits de la peau qui sont d'un tissu ferme et serré, au voisinage des aponévroses. De là vient qu'on la rencontre quelquefois sur le cuir chevelu, et qu'on la confondroit avec la Teigne qui porte le même nom (*tinea furfuracea*), si une longue habitude d'observer, et les plaques dartreuses qui se remarquent d'ordinaire sur le reste du corps, ne décéloient d'une manière positive son caractère spécifique. Mais le plus souvent, on la trouve à la partie externe de l'avant-bras, et au lieu de son articulation avec le bras, à la partie antérieure de la jambe et du genou, etc. Je l'ai fréquemment vue placée sur les sourcils, et c'est alors qu'elle est très-rebelle aux moyens curatifs. Elle peut du reste attaquer toutes les parties de l'appareil tégumentaire, et il est des individus qui en sont universellement couverts.

La marche de cette Dartre est très-variée. Car, si dans quelques circonstances, elle conserve long-temps le siége qu'elle a d'abord occupé, dans d'autres cas, elle disparoît soudainement pour se reproduire ailleurs sous la même forme. Il semble même que cette mobilité soit un de ses caractères distinctifs; car les autres espèces de Dartre sont plus fixes, et ne changent presque jamais de place.

Je ferai observer en outre que la Dartre furfuracée exécute une sorte de rampement à la surface de la peau. Ce phénomène, qui s'opère avec beaucoup de lenteur, explique l'etymologie des noms de *serpigo*, d'*herpes*, etc., que les auteurs ont primitivement imposé à ce genre d'affection, et qui sont encore employés par les pathologistes modernes.

C'est à l'aide de ce mouvement de reptation, que les plaques furfuracées s'agrandissent et s'étalent sur le système dermoïde. Alors elles perdent quelquefois la forme ronde et deviennent ovales ou triangulaires. On en voit qui affectent la figure d'un croissant; leur centre se guérit communément; les bords seuls restent rouges et élevés. Ces dispositions sont infiniment dignes de remarque pour un médecin observateur. Mais ces disques ou cercles furfuracés sont dans certains cas si nombreux, qu'ils recouvrent, ainsi que je l'ai déjà dit, la totalité des tégumens. Le derme s'irrite et s'enflamme de plus en plus, et il n'est pas rare de voir la Dartre furfuracée se changer en Dartre squammeuse. Cette conversion est de mauvais augure, parce que les malades sont exposés aux plus vives souffrances, et qu'ils peuvent tomber dans la cachexie scorbutique.

J'ai décrit la forme physique et les principaux caractères extérieurs de la Dartre furfuracée. Il me reste à parler des démangeaisons qu'elle occasionne. Ces démangeaisons, quoique peu considérables, sont souvent plus incommodes que les plus fortes douleurs. Elles se déclarent avec plus ou moins de vivacité, selon le siége qu'elles occupent. C'est ainsi qu'elles sont très-fatigantes à l'anus et sur la région du coccix, chez les hommes dont la vie est habituellement sédentaire. Elles deviennent surtout intolérables, lorsqu'elles attaquent les parties génitales des deux sexes. Alors, l'humeur onctueuse qui lubrifie naturellement ces organes, contribue singulièrement à les entretenir. Combien de fois n'a-t-on pas vu qu'elles se continuoient pendant plusieurs années sur les grandes lèvres des femmes, sans qu'on se doutât du virus herpétique qui les fomentoit! Dans cette circonstance, des praticiens ignorans ou inattentifs faisoient redouter, sans raison, une affection organique de l'utérus, ou tout autre accident non moins chimérique. Lorsque la Dartre furfuracée attaque les cils ou les paupières, elle y provoque une sensation de fourmillement, qu'il est très-difficile de calmer. Les malades ne cessent alors de frotter leurs yeux, ce qui ne fait qu'accroître l'irritation. On peut du reste avancer généralement que le prurit qu'excite la Dartre furfuracée est d'autant plus intense, qu'il a attaqué des parties plus éminemment douées de sensibilité. C'est pourquoi ce prurit se manifeste si vivement sur le visage. On y éprouve quelquefois une telle ardeur, que les malades n'osent approcher du feu. La chaleur du lit l'augmente considérablement.

La Dartre furfuracée ne porte d'ailleurs aucune atteinte aux fonctions intérieurs du corps vivant. Les individus qui en souffrent ont un appétit dévorant et des forces digestives très-puissantes. Ils sont robustes et vigoureux, desirent et exercent énergiquement le coït, etc.

Il paroît que la Dartre furfuracée n'est pas seulement une maladie particulière à l'homme, et qu'elle est commune chez différentes espèces de quadrupèdes. Je l'ai observée sur les naseaux d'un cheval, d'où elle s'étoit propagée successivement jusqu'aux oreilles. Cette éruption constituoit des plaques arrondies, circonscrites, isolées, comme dans l'une des variétés dont j'ai parlé (*herpes furfuraceus circinatus*). Elle fournissoit une multitude d'écailles fines, transparentes, entièrement analogues à celles du son de froment. Les démangeaisons qu'enduroit ce pauvre animal étoient si vives, qu'il se frottoit perpétuellement contre le ratelier, contre les parois des murs, etc. Les endroits de la peau où siégeoit la Dartre étoient durs et desséchés. Au surplus, cette Dartre, quant à sa marche et à ses symptômes, ne différoit en rien de la Dartre furfuracée humaine. Les auteurs vétérinaires ont négligé de la décrire avec les détails qui lui appartiennent.

Observations relatives à la Dartre furfuracée.

CXCIII. *Première observation.* — Rien de plus triste que l'histoire du malheureux malade que nous avons vu venir réclamer nos soins dans différentes circonstances à l'hôpital Saint-Louis. Il se nommoit le Tellier, étoit âgé d'environ cinquante-huit ans. Sa peau étoit d'une couleur brunâtre. Sa tête presque chauve, offroit çà et là quelques cheveux fins et entièrement blanchis. Il vivoit du travail de ses mains. Avant la révolution de France, il servoit en qualité de valet-de-chambre chez un membre du Parlement de Paris. Nous croyons utile de rapporter cette particularité de sa vie, parce qu'elle influa sur le développement de l'affection cutanée dont il fut ensuite la victime. Voici le fait, tel qu'il eut lieu dans le temps orageux que nous venons de rappeler. Un jour qu'il traversoit l'un des ponts de la Seine, il voit son ancien maître indignement traîné vers l'affreux supplice de la guillotine. A ce spectacle, il est frappé d'une telle terreur, qu'une éruption furfuracée se manifeste soudainement sur toute la périphérie de son corps. Cette affection prend le véritable caractère de la Dartre furfuracée. L'épiderme s'exfolie légèrement et offre l'aspect d'une farine très-blanche qui recouvre principalement le front, le menton, les tempes, l'occiput, la partie postérieure du col, la partie externe des deux bras, la poitrine, l'abdomen et les cuisses. Il se déclara en même temps des démangeaisons si vives, que le malade s'abandonna sans réserve au besoin indicible de se gratter. Lorsqu'il prenoit des bains tièdes, le prurit étoit moindre, et même s'appaisoit quelquefois entièrement. Mais passoit-il plusieurs jours sans recourir à ce moyen, nouvelle exfoliation furfuracée et prurit intolérable. Nous observions que cette matière farineuse se détachoit si facilement de la peau, qu'il suffisoit de frotter légèrement les membres avec un linge pour en faire tomber une quantité assez considérable. Souvent même cette matière se formoit en si grande abondance, qu'elle tomboit spontanément et d'elle-même sans aucune cause mécanique. Cette éruption dartreuse dont je parle, n'étoit point en plaques arrondies ou orbiculaires, comme il arrive communément. Tout le système dermoïde étoit affecté et se résolvoit en squammules furfuracées, ou en molécules farineuses. Nous traîtâmes cet infortuné par le régime le plus doux. Des bains émolliens qui lui furent assidûment prodigués, assouplirent l'épiderme, lui donnèrent une apparence plus saine, finirent même par détruire jusqu'aux moindres traces de cette affection herpétique. Mais cet homme étant sorti de l'hôpital, négligea tous les soins qui rendent une guérison solide et permanente. Il éprouva par sa faute des récidives tellement réitérées durant le cours de trois années, qu'il tomba dans l'affaiblissement et le marasme. Enfin, il succomba au sein de l'indigence et de l'ennui. Cette variété de Dartre, quoiqu'infiniment grave dans cette occasion, étoit celle que les auteurs ont designée sous le nom de Dartre furfuracée volante (*herpes furfu raceus volitans*).

Deuxième observation. — La variété dont je va maintenant retracer l'histoire est celle qui se mani feste le plus communément. Je l'ai indiquée plu haut sous le nom d'*herpes furfuraceus circinatu.* Je n'ai jamais vu de cas où cette affection ait été plu opiniâtre. Un jeune homme nommé Girou, qui exe çoit à Paris l'état de boucher, en fut atteint dix huit mois après sa naissance. Il la conserva plusieu années, sans qu'on l'attaquât par des remèdes. O redoutoit une répercussion funeste, et d'ailleurs on présumoit que cette éruption s'évanouiroit à l puberté. Espoir chimérique ! Au contraire, la ma ladie fit des progrès considérables, quand le suje dont il s'agit, fut parvenu à l'âge de vingt-ans. O le traita alors par différens moyens, dont quelque uns parurent réussir; mais la Dartre ne disparoissoi que pour un temps; elle se montroit de nouvea avec la même gravité qu'auparavant. Voici quell étoit la manière dont elle se développoit. Je voyoi d'abord la peau de l'individu se couvrir de très-petite plaques à-peu-près rondes, dont les bords s'éten doient par degrés, et s'élevoient très-sensiblemen au-dessus du niveau des tégumens. Ces plaque étoient toujours recouvertes d'une matière farineus d'un blanc grisâtre, qui s'enlevoit fort difficilement à moins que le systême dermoïde n'eût été long-temp mouillé par le contact d'un bain tiède; mais alors ell ne tardoit pas à se reproduire. Ces disques dartreux répandus ça et là sur toutes les parties du corps, masquoient principalement le visage, occupoient la poitrine, l'abdomen, les extrémités supérieures et inférieures, et laissoient des intervalles où la peau étoit absolument saine et naturelle. Cette disposition donnoit au malade quelque chose de hideux et de repoussant, au point que personne n'osoit habiter avec lui. Il jouissoit du reste, dans ses fonctions intérieures, d'une santé vigoureuse. Ses bras étoient musclés et volumineux, ainsi que ses cuisses, comme il arrive aux hommes qui vivent habituellement au milieu des émanations des boucheries. Cet homme, après six mois de traitement, sortit guéri de l'hôpital Saint-Louis, du moins en apparence. Peut-être n'eût-il éprouvé aucune rechute, s'il eût continué de prendre des bains, et s'il eût vécu dans une modération constante. Mais les personnes du peuple font rarement ce qui convient pour rendre durables les effets curatifs. Ce malheureux arrive tous les ans à l'hôpital Saint-Louis; et s'il en sort parfaitement rétabli, c'est toujours pour perdre le fruit des soins que nous lui avons prodigués.

Troisième observation. — Ce cas a beaucoup de rapport avec le premier dont j'ai fait mention. Le nommé Jacques-Philippe Adam, âgé de cinquante-trois ans, d'un tempérament bilieux-sanguin, doué d'ailleurs d'une constitution physique très-forte, vit incarcérer un de ses meilleurs amis. Trois mois après, nouveau chagrin, par la suppression d'une place qu'il occupoit. A la nouvelle de ce malheur, frisson très-fort, commençant par les pieds, se portant avec rapidité à la tête, et y produisant un bruit semblabl à celui d'un coup de pistolet. Je rapporte les propre expressions du malade ; ensuite chaleur considérable et sueur abondante la nuit. Le lendemain, érysipèl à la face, terminé au bout de sept jours, par le remèdes d'usage. Mais il resta des petits boutons qu le rasoir ne fit qu'écorcher. Alors la peau devin rude, rouge, et se couvrit d'une couche blanchâtre absolument semblable, pour l'aspect, à de la farine Cette couche tomboit très-facilement en poussièr au moindre frottement, et la peau qui en étoit re couverte ne présentoit aucune altération : elle étoi seulement un peu rouge. On doit noter comme un fait très-remarquable, que lorsque le malade cher choit à répercuter momentanément cette matière farineuse, il étoit pris d'un violent mal de tête, leque ne cessoit que lorsque la matière farineuse avoi reparu.

Quatrième observation. — Louise Largière étoi d'un tempérament sanguin ; elle avoit toujours ainsi que ses parens, joui d'une parfaite santé. Enceinte de quatre mois, elle fut soudainement affectée de violentes démangeaisons à la peau, ce qui la contraignit à se grater fortement. Il se manifesta presqu'en même-temps au coude du bras droit une très-petite plaque circulaire, qui détacha l'épiderme, et qui augmenta toujours progressivement en conservant toujours la même forme, ensorte qu'elle eut bientôt dépassé la grandeur d'un écu de trois livres. Bientôt, il parut d'autres plaques qui parcoururent les mêmes périodes d'accroissement ; et plusieurs se réunirent par leur circonférence, au point d'embrasser un grand espace dans différentes parties du corps. Ces éruptions ou couches furfuracées avoient une couleur blanche nuancée d'une légère teinte jaune; elles étoient relevées par leurs bords, lesquels étoient un peu dentelés. Quand les petites écailles des plaques se détachoient dans le bain, les endroits dartreux de la peau présentoient une surface luisante et d'un rouge très-vif. La malade guérit par les procédés mis en pratique à l'hôpital Saint-Louis.

Cinquième observation. — Quoique la Dartre furfuracée se manifeste le plus souvent chez les personnes qui vivent du travail de leurs mains, sur-tout chez celles qui sont d'une constitution très-robuste, on peut néanmoins la rencontrer dans tous les états. Une dame d'une très-haute stature, âgée d'environ vingt-huit ans, née dans l'Inde, sur les bords du Gange, mais ayant toujours habité les contrées méridionales de la France depuis sa première jeunesse, éprouva à la suite d'une affection rhumatismale assez vive, une éruption de ce genre, qui se porta principalement aux parties internes et externes des cuisses, ainsi qu'au visage. Voici quel étoit le caractère de cette affection : plaques d'abord légèrement rouges, peu saillantes, avec un léger prurit à la peau de ces parties, se développant ensuite davantage, offrant un interstice de peau saine dans leur centre, et une sorte de bourlet à leur circonférence, couvertes d'une couche farineuse d'un blanc grisâtre, laquelle résultoit de la desquammation de l'épiderme, et d'une humeur peu abondante concrétée. On voit que cette affection a la plus grande analogie avec les précédentes. Elle disparut par l'effet des bains sulfureux que l'on administre dans l'établissement de Tivoli.

Sixième Observation. — Marianne Soblain, moissonneuse, âgée de vingt ans, d'une constitution bilieuse, jouissant d'ailleurs d'une excellente santé, fut affectée d'une Dartre furfuracée (*herpes furfuraceus circinatus*). Ses parens n'avoient jamais eu aucune maladie de peau ; et la Dartre dont je parle, commença sans cause connue, d'abord par de petites éminences aplaties dans divers endroits du corps, et principalement aux articulations des bras et des jambes. Ces éminences étoient recouvertes de squammules furfuracées, qui tomboient par le frottement ou par le contact prolongé de l'eau, mais qui se reproduisoient sans cesse. Quand les petites écailles avoient disparu, la peau restoit d'un rouge rosacé. On remarqua que cette affection cutanée qui s'étoit développée aux premières chaleurs de l'été, s'évanouit vers la fin de l'automne, sans que la malade eût tenté l'emploi d'aucun remède. Ce phénomène eut lieu pendant trois années consécutives. C'est la quatrième année, que nous vîmes la malade venir réclamer nos soins à l'hôpital Saint-Louis. Elle prit les amers et une grande quantité de bains : elle parut ensuite entièrement guérie. Mais l'été suivant, cette Dartre opiniâtre se déclara de nouveau pour suivre ses périodes ordinaires, etc. C'étoit néanmoins à un degré moins considérable, et la malade observoit même que tous les ans, cette éruption alloit en diminuant d'intensité et d'étendue. Elle a fini par s'éteindre entièrement à l'aide des secours que nous lui avons administrés. La malade ne souffroit que des démangeaisons fort légères, qui ne l'empêchoient point de vaquer aux occupations les plus fatigantes.

CXCIII. La Dartre furfuracée est (ainsi que je l'ai déjà dit), l'espèce que les praticiens sont le plus à portée d'observer. Elle est si commune en Flandre et dans la Belgique, que beaucoup d'hommes la conservent pendant une longue suite d'années sans s'inquiéter de la guérir. Cependant, malgré sa fréquence, ceux qui en ont traité avant moi, ont négligé beaucoup de choses importantes dans sa description. J'ai fait tous mes efforts pour réparer les lacunes qui existoient à cet égard.

ESPÈCE DEUXIÈME.

DARTRE SQUAMMEUSE. *HERPES squammosus.* (1)

Dartre se manifestant sur une ou plusieurs parties des tégumens, par des exfoliations de l'épiderme qui constituent des écailles plus larges que dans l'espèce précédente. Ces exfoliations ou lames s'enlèvent aisément de la peau, quand on les saisit avec les ongles des doigts; souvent même elles tombent spontanément, à mesure qu'elles se dessèchent.

Obs. Parmi les faits divers que j'ai rassemblés, il en est un grand nombre qui autorisent à établir les variétés ci-dessous indiquées:

A. La Dartre squammeuse humide. *Herpes squammosus madidans.* — Dans cette variété, qui n'est malheureusement que trop fréquente, la peau exhale presque continuellement une humeur ichoreuse, qui ressemble à des gouttes de rosée. Cette humeur est quelquefois si abondante, qu'elle imbibe tous les linges qu'on applique sur le corps. Elle se manifeste le plus communément aux oreilles, au nez, à la bouche, aux parties génitales des deux sexes; mais souvent elle occupe l'universalité du système dermoïde; et, dans ce cas, les malades endurent des souffrances inexprimables, comme on peut s'en convaincre d'après les observations que j'ai recueillies.

B. La Dartre squammeuse orbiculaire. *Herpes squam-*

---

(1) Consultez les planches XIII, XIV et XV de mon ouvrage in-folio, sur les maladies de la peau, observées à l'hôpital Saint-Louis.

mosus orbicularis. — Celle-ci est le plus souvent sèche, et présente quelquefois l'aspect de plusieurs cercles qui seroient concentriques. Elle forme des écailles sèches, qui tombent et se renouvellent successivement. Elle se place ordinairement sur le milieu et le tissu graisseux des joues. Elle est beaucoup plus vive et plus enflammée dans certaines constitutions atmosphériques que dans d'autres.

C. La Dartre squammeuse centrifuge. *Herpes squammosus centrifugus.* — Cette variété de la Dartre squammeuse est vraiment singulière par ses phénomènes. On aperçoit, dans le creux des deux mains, des cercles ou points orbiculaires, lesquels résultent du desséchement de l'épiderme, qui blanchit. Ces cercles, plus ou moins nombreux, vont en s'agrandissant du centre à la circonférence, jusqu'à ce que la main se trouve totalement dépouillée : alors l'épiderme se reproduit, et l'affection dartreuse disparoît entièrement.

D. La Dartre squammeuse lichenoïde. *Herpes squammosus lichenoïdes.* — Cette Dartre est formée par des écailles dures, coriaces, blanchâtres, exactement analogues à des lichens par leur couleur et leur consistance. Nous avons observé, à l'hôpital Saint-Louis, un individu chez lequel cette ressemblance étoit si frappante, qu'on eût dit qu'il étoit tout couvert de ces végétaux parasites.

Tableau de la Dartre squammeuse.

CXCIV. La Dartre squammeuse que je vais décrire est infiniment plus grave que la Dartre furfuracée. Ce n'est pas, sans raison, que les auteurs lui ont donné le nom de *Dartre vive*, de *Lichen féroce*, etc. Nous avons dit que l'espèce précédente se manifestoit communément dans les endroits les plus secs des tégumens, et les plus voisins des articulations ou des aponévroses, etc; celle-ci, au contraire, paroît occuper, de préférence, les parties dans lesquelles la graisse, le mucus, le gluten abondent davantage. De-là vient qu'on la rencontre si fréquemment autour des oreilles, au nez, aux lèvres, au bout des mamelles chez les femmes, à l'anus, aux organes sexuels, au périnée, etc. Souvent, elle envahit l'universalité de la peau et y forme des plaques écailleuses, d'une étendue considérable. Enfin, elle n'épargne point les membranes muqueuses, et rampe quelquefois jusque dans l'intérieur de la bouche, du rectum et du vagin, d'où il est très-difficile de la déraciner.

Lorsque la Dartre squammeuse commence à se développer, le système dermoïde s'enflamme, s'irrite, et rougit ordinairement dans un ou plusieurs points de sa surface. Il s'y forme alors de très-petites pustules plus ou moins rapprochées, qui se multiplient en excitant un prurit excessif. Bientôt, il s'en écoule une matière ichoreuse, âcre, dont l'odeur (ainsi que j'ai eu plusieurs fois l'occasion de m'en convaincre) se rapproche beaucoup de celle de la farine échauffée ou du bois vermoulu. Les vaisseaux par lesquels l'épiderme s'unit à la peau se détruisent, et cette membrane se résout en écailles larges, humides et transparentes, lesquelles tombent, et sont remplacées par d'autres destinées à subir le même sort.

Dans cette variété de la Dartre squammeuse, qui a reçu le nom de squammeuse humide (*Herpes squammosus madidans*), la peau se fend, et prend un aspect gercé très-propre à la faire reconnoître, sur-tout quand elle est située à la bouche, aux oreilles, etc. Je ferai observer, en outre, que les grandes écailles qu'elle forme ne s'exfolient que par un de leurs bords, tandis que l'autre bord adhère fortement à la place qu'elles occupent, d'où on les enlève par lambeaux. Ce caractère physique, vers lequel j'appelle l'attention de mes lecteurs, peut servir à la faire distinguer de la Dartre furfuracée, dans laquelle les squammules se séparent entièrement et par la totalité de leur circonférence.

La Dartre squammeuse ne prend pas toujours la même physionomie. Souvent les malades ressentent simplement, dans une partie de leur corps, une sorte de tension et de gêne qui devient insupportable, et provoque le besoin de la gratter. Bientôt la peau de cette partie acquiert une rougeur aussi intense que celle du carmin, et suinte pendant l'espace de quelques jours. La matière de ce suintement donne lieu à la formation d'une écaille légère sous laquelle vient aboutir une humeur nouvelle. L'écaille tombe : le bouton grossit, s'enflamme, s'agrandit, suinte, et s'exfolie encore par le même mécanisme. Cette Dartre, qui se place communément sur le tissu graisseux de la joue, perd beaucoup de son intensité dans certaines influences atmosphériques, tandis qu'elle devient plus prononcée et plus ardente dans d'autres. Je l'ai vue acquérir une très-grande étendue chez un enfant de seize ans. Cette variété de Dartre s'agrandit en conservant toujours cette forme orbiculaire, qui lui a fait donner, avec juste raison, la dénomination d'*Herpes squammosus orbicularis.*

Ces écailles, qui constituent la Dartre que nous décrivons, prennent des formes très-variées. Souvent la Dartre squammeuse a pour signe extérieur le plus éminent, de tracer dans l'intérieur des mains des orbes qui vont en s'agrandissant du centre à la circonférence L'épiderme s'altère, blanchit dans plusieurs points de sa surface, et s'enlève circulairement ; c'est la variété que je désigne sous le nom de Dartre squammeuse centrifuge. Souvent aussi les écailles desséchées et coriaces prennent une consistance dure au toucher, et jusqu'à la couleur d'un jaune verdâtre qu'affectent les lichens dont l'écorce de certains arbres est constamment recouverte. La ressemblance est si frappante à l'extérieur du carpe et du métacarpe, du tarse et du métatarse, aux extrémités des mains et des pieds, qu'il seroit aisé de s'y méprendre. J'ai vu, du reste, dans la Dartre squammeuse lichénoïde, les ongles suivre la dégénération de la peau, se racornir, et contracter différens vices de conformation, souvent même tomber avec les débris de l'épiderme. Pareille remarque a déjà été faite dans la Teigne et dans la Plique.

C'est surtout lorsque la Dartre squammeuse suinte, et qu'elle est souillée de toutes parts par la matière ichoreuse, qu'elle provoque les démangeaisons les plus violentes. Alors la peau est si vivement et si universellement enflammée, qu'elle devient rouge comme le carmin. J'ai même expérimenté, dans cette circonstance, que l'eau qu'on jette sur leur corps se dessèche avec une rapidité étonnante. Les malades ne parlent que d'*âcreté de sang*, de *feu intérieur*, etc. Il en est qui se croient dans un brasier ardent lequel les dévore sans les consumer jamais. D'autres ressentent comme des flammes qui montent et traversent subitement le visage ou d'autres parties du système dermoïde. Aucun auteur n'a véritablement décrit, avec des couleurs assez fortes, les tortures innombrables dont ces infortunés sont la proie. Dans leur désespoir, ils invoquent la mort. J'en ai vu qui éprouvoient des atteintes si véhémentes, qu'ils vouloient se précipiter par les fenêtres de l'Hôpital Saint-Louis ; il y eut un malheureux perruquier qui essaya de se pendre avec la corde dont les malades se servent pour se soulever dans leur lit. Aucun repos n'est permis aux malheureuses victimes de la Dartre squammeuse. La nuit, sur-tout, la rosée muqueuse qui les inonde, les empêche de se livrer au sommeil, parce qu'elle provoque à chaque instant des démangeaisons nouvelles. J'en ai observé plusieurs qui, après avoir essuyé mille angoisses depuis la veille, se déchiroient encore au point du jour, au milieu des débris sanglans de leur épiderme. La situation de ces malheureux individus est véritablement des plus souffrantes et des plus pittoresques.

Quelquefois pourtant les démangeaisons que provoque la Dartre squammeuse ne sont pas continuelles. Les malades ont des instans de relâche, pendant lesquels leurs douleurs paroissent totalement amorties ; mais leur corps semble receler des humeurs ennemies qui éclatent à la moindre cause. Tout-à-coup, et sans qu'on s'y attende, un nouveau prurit se manifeste. La sensibilité de la peau se réveille, et s'exalte à un tel point, qu'elle absorbe toutes les facultés de l'ame. Ni les exhortations ni les reproches ne peuvent arrêter l'ardeur qu'ils ont à se gratter. La démangeaison s'étend à mesure que le malade tourmente et déchire son enveloppe cutanée, et l'infortuné parcourt ainsi avec ses ongles la totalité de son épiderme. Qui peindra sur-tout les cuissons que l'on éprouve, lorsque la Dartre squammeuse se porte sur la membrane muqueuse du vagin, de la verge, des fosses nasales, de la voute du palais ! L'humeur qui lubrifie naturellement cette membrane est un aliment continuel pour l'inflammation ; et le supplice qu'on endure, se perpétue souvent toute la vie.

J'ai souvent vu survenir, dans la Dartre squammeuse, les phénomènes les plus alarmans. J'ai vu le visage et le corps des malades s'œdématier, et le tissu cellulaire se bouffir et se gonfler par l'irritation herpétique. Nous avons été souvent contraints de traiter des hydrothorax, des ascites, des anasarques, etc. Les douleurs et le prurit s'appaisent alors communément ; mais ces fonctions internes s'exécutent mal. Combien alors n'avons-nous pas eu à gémir des métastases dartreuses et des engorgemens considérables qui s'effectuoient dans les plus nobles viscères de l'économie animale !

Il arrive communément que la Dartre squammeuse est entretenue et fomentée par un vice intérieur ;

alors elle ulcère profondément la peau et se convertit en Dartre rongeante. Des maux plus graves encore peuvent succéder à cette horrible maladie, et les anciens disoient, avec juste raison, que le lichen frayoit la route vers la lèpre. En effet, dans quelques circonstances, la peau se gerce d'une manière affreuse; la chûte des poils s'opère à sa surface. On voit s'écouler de toutes parts une matière purulente et fétide, qui se convertit à-la-fois en croûtes et en écailles. La fièvre hectique se déclare. Il se manifeste des douleurs vives qui s'exaspèrent pendant la nuit, ainsi que des démangeaisons universelles. Les corps dégénèrent, pour ainsi dire, en pourriture; enfin, on voit suivre de très-près le marasme, l'insomnie et la mort.

Mais il est des variétés de la Dartre squammeuse qui, dans aucun cas, n'ont une terminaison aussi déplorable. Plusieurs disparoissent spontanément à certaines époques de la vie, et sont remplacées par d'autres infirmités. La squammeuse centrifuge est une des affections cutanées les moins fâcheuses. Elle cesse naturellement par une desquammation successive de l'épiderme des mains. Certains malades guérissent par des bains émolliens ou autres moyens aussi simples. Au surplus, je ne finirois pas, si je voulois raconter ici tous les phénomènes dont j'ai été le témoin. Je prendrai l'exemple le plus frappant dans chaque variété de l'espèce que je décris.

Observations relatives à la Dartre squammeuse.

CXCV. *Première observation:* — J'ai observé la

Dartre squammeuse humide (*Herpes squammosus madidans*), chez le sieur B***, né en 1760, à Troyes en champagne, ville entourée de marais, qui en rendent l'air très-mal-sain. Ce malade ne fut d'ailleurs exempt d'aucun des exanthêmes qui sont propres à l'enfance. Sa tête fut couverte par les croûtes de la teigne muqueuse. Il fut même tellement maltraité par la petite-vérole, qu'il lui en resta une surdité, laquelle disparut néanmoins par des purgations réitérées que lui prescrivit le célèbre médecin Bouvard. L'affection cutanée dont il s'agit, se développa dès les premiers temps de sa vie ; mais ce fut sur-tout vers l'âge de dix-neuf ans qu'elle éclata avec une extrême violence. Elle se porta à la tête d'une force singulière, et sortoit par le front et les joues, où elle déposoit des écailles épaisses d'un aspect affreux. Toute la tête étoit enflée, ainsi que le col, le dessous du menton, et les parties qui avoisinent les oreilles. On y observoit un grand nombre de glandes engorgées qui se prolongeoient jusqu'aux aisselles. Ce mal horrible influoit sur toutes les fonctions du malade ; il dormoit mal, étoit tourmenté par des rêves pénibles, perdoit l'appétit, et tomboit de jour en jour dans un état de foiblesse et de langueur. Je supprime ici tous les remèdes dont il fit usage, pour ne m'arrêter qu'à la partie descriptive de la maladie. Il s'opéra une telle irruption de la Dartre sur la face, que cet infortuné ayant horreur de lui-même, se réfugia à la campagne, pour n'être exposé aux regards de personne. Une matière ichoreuse et roussâtre s'échappoit de son corps. On essuyoit et on absorboit l'humidité avec des linges qui s'y colloient et y adhéroient sans cesse. Certes, je le répète, il seroit trop long de détailler ici les arcanes divers auxquels le malade avoit recours, dans le désespoir où il se trouvoit. Les drogues qu'il avala, le fatiguèrent à un tel point, qu'elles opérèrent en quelque sorte une révolution dans son tempérament. Il devint semblable au vieillard, et n'éprouva plus aucun attrait pour le sexe féminin. On remarquoit néanmoins que cette effroyable Dartre avoit des temps de calme, et qu'elle sévissoit par intervalles, selon que le sieur B*** éprouvoit des chagrins, des inquiétudes domestiques, selon qu'il étoit exposé aux intempéries de l'atmosphère, ou à d'autres causes irritantes. C'est alors que le visage se chargeoit d'une manière épouvantable ; l'éruption étoit vive et très-enflammée ; elle gonfloit les joues et les oreilles, au point qu'elles devenoient d'une épaisseur extraordinaire. Il disoit y ressentir des pulsations analogues à celles qui se manifestent dans une partie où il surviendroit un abcès. Ce qu'il faut surtout ne pas oublier dans le tableau de cette affection désastreuse, ce sont des accès de démangeaison si subits et si violens, que le malade se grattoit par une impulsion involontaire, et s'écorchoit jusqu'au sang. Quelques efforts que l'on fît alors pour l'arrêter, quelques discours qu'on lui tînt, rien ne pouvoit appaiser cette fureur de prurit extraordinaire. Les crises déchirantes se déclaroient quelquefois au milieu de la nuit, quelquefois le jour, dans le bain ou hors du bain. Le malade, qui s'étudie continuellement, a écrit lui-même un rapport très-étendu de ses souf-

frances, dans lequel il attribue les symptômes q
l'affligent, à ce que sa mère devint enceinte de lu
dans le temps de la menstruation; même elle f
contrainte de sévrer un autre enfant qu'elle allaito
Cette cause, à ce qu'il prétend, jeta dès-lors un fe
ment de corruption dans son sang. Ce qui le confir
dans son opinion, c'est que son père et sa mère jou
sent de la meilleure santé, c'est que ses frères
sœurs n'ont jamais éprouvé la moindre éruption he
pétique, etc. Au surplus, le sieur B*** a obten
dans le courant de sa vie, des intervalles très-rema
quables de soulagement. Ainsi la première invasi
dartreuse qui avoit eu lieu à l'âge de cinq mois, par
s'adoucir à l'âge de cinq ans, c'est-à-dire, en 176
par l'apparition de la petite-vérole et autres mal
dies de l'enfance, auxquelles il faillit succomb
Ensuite la santé du sieur B*** ne subit aucune alt
ration jusqu'en janvier 1779. Voilà donc quatorze a
de relâche. Alors commença la deuxième irruptio
qui se prolongea jusqu'en 1789; en sorte qu'elle du
environ dix années. Enfin nouveau calme qui se co
tinua pendant environ l'espace de douze ans, et q
conduisit le malade jusqu'en 1805. Pendant ce temp
il n'éprouva que quelques légères inquiétudes, sui
inévitable des vestiges de son ancienne affectio
Enfin ce malheureux individu a essuyé une autre a
teinte; il a suivi tous les conseils; il a employé to
les remèdes; il s'est soumis à tous les moyens. Et c
pendant, à l'heure où j'écris; il est encore dans
plus triste position. Il ne peut goûter le moindre repo
Souvent, dit-il, *la douleur me réveille en sursau*

elle est si aigue, qu'il me semble avoir sur la jambe une étrille qui la déchire et la brûle tout-à-la-fois. Alors, il a beau se contenir, pour ne pas se gratter. Bientôt le prurit triomphe de sa surveillance, et il se déchire avec ses ongles. Quelles expressions assez fortes peuvent peindre les angoisses de l'état que nous décrivons! Quelle existence, que celle qui fait des jours d'un homme un tissu continuel de tourmens et d'amertumes! Un semblable fléau n'est-il pas plus affligeant pour l'espèce humaine que la fièvre adynamique ou la péripneumonie, dont le péril est au moins d'une courte durée!

Deuxième Observation — L'histoire du malheureux Fauvelet offre des circonstances aussi déplorables que la précédente. Cet homme, âgé d'environ quarante-cinq ans, vint à l'hôpital Saint-Louis en 1804. Il en sortit guéri; mais depuis cette époque, il y entra une seconde fois, à cause d'une rechûte qu'il avoit éprouvée. Il avoit exercé long-temps le métier de tisserand, à Noyon, département de l'Oise, pays humide et marécageux. Ses parens étoient d'ailleurs bien portans, et ont fourni une longue carrière. Sous ce point de vue, on ne peut que s'étonner de la ressemblance frappante de cette maladie avec celle que j'ai déjà exposée très en détail. Au surplus, l'éruption qui se manifesta sur le corps de Fauvelet, fut la suite d'une péripneumonie grave, laquelle se termina, dit-on, par des furoncles d'un volume extraordinaire. Bientôt des boutons nombreux, environnés d'une aréole enflammée, parurent par groupes sur toute la périphérie du système dermoïde. La tête de ce boutons présentoit d'abord une pellicule minc et légère ; et leur réunion donnoit lieu ensuite à l formation de plusieurs écailles d'une étendue si con sidérable, que je les enlevois par lambeaux avec me doigts, pour les montrer aux élèves qui suivoien mes leçons cliniques. La peau, dépouillée de sa cuti cule, étoit tendue, gonflée, luisante, et d'un roug prononcé comme le carmin. Le malade y ressentoi un tel sentiment de cuisson, qu'il se croyoit dans u brasier ardent. Toutefois, à force de bains, les symp tômes s'adoucirent. Deux ans après, nouvelle attaqu plus terrible encore que la première. Il fut reçu d nouveau à l'hôpital Saint-Louis, et il y demeura pendant plus de six mois, en proie aux plus vive démangeaisons. Lorsqu'il avoit passé toute un journée à se gratter, sa peau sanglante et dénuée d'épiderme le rendoit semblable à un animal écorché. Il suintoit de tout son corps une humeur ichoreuse dont l'odeur forte se rapprochoit beaucoup de celle du bois vermoulu. Un prurit brûlant se renouveloit sans cesse, et son désespoir étoit si violent, qu'il se livroit à des mouvemens de fureur que rien ne pouvoit appaiser. L'heure de la nuit, que d'autres attendent avec tant d'impatience, devenoit une heure fatale pour lui, puisqu'elle étoit celle de son supplice. Privé de sommeil, le pauvre Fauvelet tomba dans l'amaigrissement et le marasme. Croira-t-on qu'il a essuyé près de neuf rechûtes ou récidives, et qu'il n'a été guéri qu'après plusieurs années d'un traitement assidu !

Troisième observation. — Je pourrois citer plusieurs exemples de la Dartre squammeuse orbiculaire (*Herpes squammosus orbicularis*). Je me borne à citer le cas qui suit : Un garçon, âgé d'environ seize ans, d'une physionomie très-agréable, ressentoit un léger prurit sur le milieu de ses deux joues. La peau y étoit rouge et fort enflammée; bientôt il s'y développa deux plaques écailleuses d'une forme orbiculaire. Ces plaques avoient été précédées par de très-petits boutons, qui fournissoient un suintement presqu'imperceptible. Ce qu'il y avoit de très-remarquable, c'est que ces écailles mettoient huit jours à se manifester; au bout de ce temps, elles tomboient, et se renouveloient encore avec les mêmes phénomènes et les mêmes circonstances. Cette Dartre augmentoit d'intensité, lorsque l'air atmosphérique étoit plus vif et plus froid que de coutume. Elle s'appaisoit durant les chaleurs excessives de l'été.

Quatrième observation. — La Dartre squammeuse lichénoïde (*Herpes squammosus lichenoïdes*) s'est déclarée avec beaucoup de force chez le nommé Cardonne, tailleur de pierre. Cet homme éprouvoit des démangeaisons analogues à celles que suscitent les autres variétés de Dartre que j'ai précédemment établies. Mais les écailles, au lieu d'être humides et transparentes, étoient sèches, dures, coriaces, épaisses et d'une très-forte consistance. Elles étoient spécialement situées sur les phalanges des pieds et des mains, occupoient aussi toute la surface du corps, en sorte que cet homme, maigre et desséché par la vieillesse, vu dans son état de nudité, ressembloit à un arbre antique dont l'écorce seroit recouverte de mousses et de lichens, ce qui lui donnoit l'attitude la plus hideuse et la plus pittoresque.

Cinquième observation.— Rien de plus intéressant pour la curiosité des Pathologistes, que la forme qu'affecte la Dartre squammeuse centrifuge. J'en citerai ici deux exemples. *Premier fait.* Une jeune dame vit se manifester dans le creux de ses mains plusieurs petits boutons qui s'élargissoient en cercle, et qui offroient dans leur milieu un point blanc. Ce point blanc, qui n'étoit autre chose que l'épiderme desséché, croissoit de jour en jour, à mesure que la desquammation s'opéroit, et alloit en s'écaillant du centre à la circonférence. Ces zones étoient rougeâtres; elles étoient toujours un peu élevées au-dessus du niveau de la peau, et très-dures au contact. Sur les bords de ces cercles, on remarquoit une petite membrane blanche qui n'étoit autre chose qu'un reste de la cuticule. Au-delà de cette membranule existoit un contour rouge qui annonçoit que l'épiderme alloit se soulever et se dessécher. Quand cette membrane étoit tombée, elle ne tardoit point à se régénérer. Rien n'égaloit les démangeaisons que ressentoit la malade, sur-tout lorsque la main étoit exposée à la chaleur, ou qu'on la lavoit avec de l'eau tiède. Alors l'éruption devenoit plus foncée en couleur, et prenoit un aspect presque violacé. Quand la malade se grattoit, il s'ensuivoit un gonflement dans l'intérieur de la main, et une chaleur brûlante. La malade jouissoit d'ailleurs d'une bonne santé, et étoit enceinte. *Deuxième fait.* Nous avons observé la Dartre squammeuse centrifuge, à l'hôpital Saint-Louis, sur Jeanne-Marie Richard, âgée de vingt-quatre ans. Il y avoit dans la paulme d'une de ses mains sept points d'altération de l'épiderme, qui avoient été produits par l'action du savonnage. Cette Dartre étoit à la main gauche, sur laquelle la malade, qui étoit blanchisseuse, frottoit le linge, comme sur une pierre à laver. Cette Dartre occasionnoit des cuissons, sur-tout quand la femme fermoit et ouvroit la main.

CXCVI. Est-il une maladie plus horrible et plus désespérante que celle que je viens de décrire! Cependant, elle n'est malheureusement que trop répandue de nos jours; et les moyens de l'art ne sont que trop souvent sans pouvoir contre un fléau si funeste pour l'espèce humaine.

ESPÈCE TROISIÈME.

DARTRE CRUSTACÉE. *HERPES crustaceus* (1).

Dartre se manifestant sur une ou plusieurs parties des tégumens, par des croûtes jaunes, grises, blanchâtres ou verdâtres, qui affectent différentes formes. Ces croûtes tombent et sont remplacées par d'autres, ou restent plus ou moins long-temps adhérentes au système dermoïde.

Obs. Voici les principales variétés qu'on peut rapporter à la Dartre crustacée :

A. La Dartre crustacée flavescente. *Herpes crustaceus flavescens.* — Cette Dartre est le résultat d'un suintement croûteux, dont la couleur jaune présente l'aspect du miel lorsqu'il est desséché, ou des sucs gommeux de certains arbres. Sa marche a quelque analogie avec celle de l'Érysipèle. Le tissu cellulaire est un peu gonflé. Le plus souvent, elle se manifeste sur le milieu de l'une ou des deux joues; mais je l'ai aussi observée sur d'autres parties du corps. Cette variété est une des plus fréquentes.

B. La Dartre crustacée stalactiforme. *Herpes crustaceus procumbens.* — Elle est ainsi désignée, parce que la croûte qui la forme pend communément au lieu qu'elle occupe, à la manière des stalactites ou des sucs lapidifiques qu'on observe dans les grottes souterraines. Elle attaque toujours les ailes du nez,

C. La Dartre crustacée en forme de mousse. *Herpes crustaceus musciformis.* — J'ai décrit le premier cette

---

(1) Voyez les planches XVI, XVII et XVIII de mon ouvrage in-folio, sur les maladies de la peau, observées à l'hôpital Saint-Louis.

variété intéressante de la Dartre crustacée. On est véritablement frappé de sa ressemblance avec les petites mousses qui croissent communément sur les toits. Les croûtes, d'un gris verdâtre, entourées d'un aréole rouge, enchâssent pour ainsi dire la peau, laquelle est toujours un peu tuméfiée : delà vient qu'elles s'enlèvent très-difficilement. J'ai vu cette variété de Dartre se développer sur les mains, sur la partie de la cuisse qui est voisine du genou, sur le visage. Le bouton large qui forme cette Dartre se dépouille quelquefois de sa couche croûteuse; alors on voit dessous une sorte de bourgeon charnu, proéminent, granulé : c'est sur ces petits grains que se concrète la matière ichoreuse, etc.

Tableau de la Dartre crustacée.

CXCVII. Cette Dartre est ainsi désignée à cause de la nature particulière de son éruption. Ce ne sont ni des écailles farineuses, ni des desquammations furfuracées que l'on observe sur la peau ; ce sont des croûtes qui se manifestent à mesure que la matière de l'exsudation herpétique se dessèche et se concrète par l'action de l'air ambiant.

Quand on suit, avec quelque attention, le développement de la Dartre crustacée, on s'aperçoit qu'elle commence toujours de la manière suivante : on voit d'abord paroître sur la peau une multitude de petits boutons, ou plutôt de petites pustules plattes, peu apparentes, ayant à peine le volume d'un grain de millet. Bientôt ces pustules se rompent, et le fluide ichoreux qu'elles contiennent se convertit en croûtes qui prennent diverses formes. Ces croûtes doivent être, pour les praticiens, un objet intéressant d'attention et d'étude : c'est une sorte d'emplâtre, de couvercle salutaire, que la nature établit pour garantir un ulcère ou une maladie quelconque de la peau du contact extérieur.

Les croûtes ne sont en conséquence que le résultat du dessèchement de la matière ichoreuse qui s'échappe de ces petites pustules. Il ne faut souvent que l'espace d'un jour, pour qu'elles acquièrent une certaine consistance. Elles reçoivent même tous les jours un nouvel accroissement, parce que le foyer de la matière herpétique reste constamment le même. Le plus souvent, elles tombent pour faire place à d'autres, sur-tout lorsque la Dartre est d'un caractère benin. Elles laissent alors sur la peau des cicatrices légères, ou souvent de simples taches d'un rouge sale. Au contraire, nous observons que lorsque la Dartre porte avec elle un caractère de malignité, les croûtes ne se détachent qu'avec une difficulté extrême. Qu'arrive-t-il alors ? le pus s'accumule, l'ulcère s'élargit, la peau s'enflamme, les bords de la Dartre se durcissent, et quelquefois se tuméfient considérablement.

En étudiant l'espèce de Dartre dont je m'occupe, j'ai rencontré les dispositions les plus singulières dans la configuration des croûtes. Les unes sont lisses et forment comme des plaques plus ou moins étendues sur le système dermoïde ; les autres sont rudes, bosselées, ou offrent de petits sillons irréguliers ; enfin, s'il est permis de se servir de toutes les comparaisons possibles, pour donner une idée juste des maladies, on en rencontre quelquefois qui surprennent l'observateur, par leur ressemblance frappante avec les mousses qu'on voit adhérentes à l'écorce des arbres. J'aurai occasion de revenir encore sur les modifications infiniment variées que peut subir cette sorte de cristallisation morbifique, quand je traiterai des accidens terribles de la Lèpre ou d'autres affections analogues.

La couleur des croûtes dartreuses n'est pas moins susceptible de changer. Il en est qui sont blanchâtres ou d'un gris verdâtre comme la fiente des volatiles; mais la plupart sont d'un jaune citrin ou flavescent. Luisantes et comme cristallisées, elles offrent l'apparence d'un miel épais, ou ressemblent assez bien, par leur brillant, aux sucs résineux ou gommeux qui découlent de certains arbres. J'observe, du reste, que les planches qui représentent à mes lecteurs les différentes variétés de la Dartre crustacée, donnent l'idée la plus juste de ces nuances.

La Dartre crustacée arrive quelquefois à un très-haut degré de violence. Alors, la face des malades se trouve comme masquée par une matière croûteuse, sèche et friable, qui adhère plus ou moins fortement à une peau rouge et enflammée. Le tissu cellulaire se tuméfie à un point extrême. Dans les endroits où les croûtes manquent, l'épiderme est souvent dur et raboteux. On y aperçoit de petites écailles, mais dans les parties écorchées par la main de l'individu dartreux qui se gratte avec force, la chair vive suinte et offre de petits boutons rougeâtres, qui rendent continuellement un pus ichoreux et quelquefois purulent. Au surplus, il est bien à remarquer que dans une telle circonstance, la peau a une telle disposition à produire des croûtes, que lorsqu'on applique des vésicatoires sur les bras ou ailleurs, on y provoque le développement d'une Dartre absolument analogue à celle qu'on observe sur d'autres parties du corps, tant le systême dermoïde est, pour ainsi dire, impregné dans toute sa masse par le virus herpétique.

Lorsque les croûtes tombent d'elles-mêmes ou par l'effet des topiques émolliens, on voit leur succéder, ainsi que je l'ai déjà dit, des croûtes nouvelles qui reviennent à chaque instant moins épaisses, à mesure que l'inflammation diminue. Enfin, elles cessent de paroître, quand l'irritation herpétique est totalement anéantie. Quelquefois pourtant elles restent adhérentes à la peau pendant un temps très-considérable, sur-tout lorsqu'une cause organique fomente ou entretient leur production. C'est ainsi que j'ai vu des croûtes qui avoient séjourné près d'un an sur les jambes d'un malheureux vieillard scorbutique; elles étoient bosselées, dures, âpres au toucher, ayant presque l'apparence des pierres noircies par la vétusté.

La Dartre crustacée produit communément de très-vives démangeaisons sur la peau. Ces démangeaisons sont comme brûlantes dans la variété que je désigne sous le nom de Dartre crustacée flavescente. (*Hespes crustaceus flavescens*). Elles ont un grand rapport avec les cuissons et cette sorte de tension que fait éprouver l'Erysipèle. Elles ont lieu principalement quand les croûtes sont tombées, et que la partie affectée se trouve dépouillée de son épiderme. Dans les Dartres croûteuses qui ont vieilli, les démangeaisons arrivent par accès comme dans les Dartres squammeuses. J'ai donné mes soins à un homme de lettres qui, tous les soirs et a une heure fixe, étoit en butte aux assauts du prurit le plus extraordinaire : alors il se grattoit avec une violence extrême, et en quelques minutes tous ses membres se trouvoient ensanglantés. Il est néanmoins des variétés de la Dartre crustacée, qui ne suscitent point de pareilles souffrances ; telle est, par exemple, celle que j'ai décrite sous le titre d'*Herpes crustaceus musciformis*, à cause de son extrême ressemblance avec les mousses qui vivent sur l'écorce des arbres. Les individus qui en sont affectés se plaignoient à peine d'une légère sensation de prurit. On peut consulter les deux observations que je cite à ce sujet.

La Dartre crustacée peut occuper différens siéges sur le systême dermoïde. La crustacée flavescente (*Herpes crustaceus flavescens*) se place presque toujours sur le milieu des joues, et envahit quelquefois toute la région malaire. Elle s'avance, quoique rarement, jusqu'à la commissure des lèvres, et forme un arc circulaire autour de la bouche. Nous l'avons vu se montrer sur le còl, sur le front, et même sur le cuir chevelu, chez un individu rachitique. Nous l'avons vue pendante en forme de stalactite à l'une des ailes du nez. Elle se place sur le bout des mamelles des femmes, quand elle est mise en jeu par une métastase laiteuse. Enfin, il est assez ordinaire de voir la Dartre crustacée éclater sur presque toute la surface du corps ; envelopper les cuisses, les jambes, les bras ; s'étendre en larges plaques sur les épaules, le long des reins, et à la partie antérieure du ventre.

Les individus qui sont atteints de la Dartre crustacée, éprouvent des récidives très-fréquentes. J'ai eu occasion de l'observer, pendant le cours de deux années, chez le même sujet : cette affection disparoissoit pour quelques mois, lorsqu'on la combattoit par les moyens ordinaires ; mais elle se remontroit au renouvellement des saisons, et toujours de la manière que j'ai déjà exposée : on voyoit d'abord naître sur la peau rouge et enflammée un groupe de petites pustules, accompagnées d'un léger prurit. De chacune de ces pustules découloit un fluide ichoreux, flavescent, qui se concrétoit, et se changeoit en croûtes cristallines. Enfin, d'autres pustules venoient encore se réunir aux premières qui s'étoient formées, et c'est ainsi que la Dartre s'étendoit et se fortifioit. Une pauvre fruitière avoit été parfaitement guérie par les soins que nous lui avions prodigués à l'hôpital Saint-Louis ; elle sortit, et subit une rechute pour s'être exposée, pendant une heure, à l'action d'un soleil ardent. Il est une foule d'individus qui tous les ans arrivent à l'hôpital Saint-Louis, pour s'y faire traiter de cette même maladie. La peau contracte, pour ainsi dire, l'habitude de ce mode d'éruption, et on a besoin des précautions les plus attentives pour la maintenir dans l'état sain.

La Dartre crustacée n'est point d'un caractère

très-opiniâtre ; mais elle résiste long-temps aux remèdes qu'on lui oppose, quand elle est compliquée et fomentée par la diathèse scrophuleuse ou scorbutique. Il est vrai que ces mélanges de symptômes qui appartiennent à diverses affections, sont bientôt reconnus par les yeux d'un praticien exercé ; mais souvent combien sont infructueuses les tentatives auxquelles il se livre pour les guérir ! Un soldat de la garde de Paris avoit éprouvé les écrouelles dans son enfance. A l'âge de vingt-huit ans, il fut atteint de la Dartre crustacée, et nous observâmes que cette éruption fut extraordinairement rébelle aux moyens curatifs, tandis qu'elle disparoissoit assez vîte chez d'autres militaires qui étoient doués d'une meilleure constitution. Je ne cite que cet exemple, et j'en pourrois alléguer une foule d'autres. Il m'est fréquemment arrivé de voir des malades radicalement énervés par le scorbut, conserver des restes de cette Dartre pendant des années entières. Tant il est vrai « que le tempérament et l'ydiosyncrasie » sont le vrai champ des maladies », s'il m'est permis de me servir de l'expression ingénieuse de Bordeu, et que l'état des forces vitales influe continuellement sur la forme et l'intensité de nos affections morbifiques.

Observations relatives à la Dartre crustacée.

CXCVIII. *Première observation.* — La nommée Hélène Thomas, née à Versailles, et employée à une filature de coton, entra à l'hôpital Saint-Louis, pour s'y faire traiter d'une Dartre crustacée flavescente (*Herpes crustaceus flavescens*). Cette fille étoit douée d'un tempérament lymphatique, ses cheveux et ses sourcils étoient chatains, sa peau étoit très-pâle, et sa figure étoit bouffie, etc. Elle accoucha sans aucun accident, au terme ordinaire de la grossesse. Lorsqu'elle fut entièrement rétablie de ses couches, il lui vint sur la joue droite, à la racine du nez et sous le menton, plusieurs petits boutons vésiculeux, qui se réunirent ensuite pour former une large plaque. De ces boutons exsudoit un fluide blanchâtre, qui, en s'épaississant, prenoit une couleur d'un jaune citrin. La concrétion de ce même fluide donnoit lieu à la formation d'une croûte qui étoit d'un jaune verdâtre, assez analogue, par son aspect, aux sucs propres qui sortent de l'écorce de certains arbres, qui s'y condensent et en couvrent la surface. Ces plaques croûteuses, qui couvroient les joues, étoient accompagnées de démangeaisons vives et comme brûlantes. Elles étoient environnées d'une aréole rouge, absolument semblable à celle de l'Erysipèle. La maladie céda bientôt à la vapeur émolliente de l'eau de guimauve, et à l'usage continué des bains tièdes. Cette femme éprouvoit pour la troisième fois une semblable éruption. J'ai déjà dit que la Dartre crustacée étoit fort sujette aux récidives.

Deuxième observation. — Il est remarquable que la Dartre crustacée flavescente survient souvent après une exposition plus ou moins prolongée au soleil, ou à d'autres causes excitantes. L'exemple suivant le prouve : Rose-Angélique Dana, âgée de vingt-trois ans, cuisinière à Paris, sollicita son entrée dans notre hôpital, pour s'y faire traiter d'une éruption de ce genre qui lui étoit survenue depuis trois jours. Cette fille étoit d'une constitution forte et vigoureuse; elle avoit les cheveux et les sourcils noirs, la peau brune. Habituellement exposée au feu des fourneaux, il lui survint des démangeaisons générales au visage, et bientôt il se manifesta de très-petits boutons dans plusieurs endroits de la face. Ces boutons réunis par groupes, fournirent un fluide plus ou moins abondant, qui s'épaissit et se changea en croûtes d'un jaune particulier. Ces croûtes ressembloient à des fragmens d'un miel desséché, ou aux sucs gommeux que fournissent beaucoup d'arbres. Lorsque ces croûtes tomboient, il s'en formoit de nouvelles, qui étoient semblables en tout aux précédentes. La peau qui les supportoit étoit d'un rouge très-enflammé. La malade éprouvoit un tel prurit à son visage, qu'elle ne pouvoit goûter un seul instant de sommeil. Elle guérit promptement par les soins qu'elle reçut à l'hôpital Saint-Louis. Des bains émolliens, un régime doux, suffirent pour la délivrer de cette éruption.

Troisième Observation. — Jeanne-Charlotte Maynard, âgée de dix-huit ans, marchande de bouquets, sur les boulevarts du Temple, s'étant promenée quelque temps au soleil, fut atteinte d'une Dartre crustacée, dont les caractères étoient les suivans: fixée à la face, et dans le milieu de l'une des joues, elle s'annonça d'abord par un petit point rouge, avec chaleur et grande démangeaison. La peau se couvrit d'une croûte épaisse, d'un jaune brillant nuancé de verd, imitant, par sa couleur et par sa forme, un suc gommeux devenu concret. Cette croûte laissoit suinter par dessous une humeur ichoreuse, qui s'épaississoit du soir au lendemain. Entrée à l'hôpital Saint-Louis, la malade fut soumise à un traitement antiphlogistique, et à des fumigations émollientes. Cette éruption, qui s'étoit considérablement étendue, se dissipa avec une étonnante rapidité. On vit s'opérer pendant quelques jours une légère desquammation furfuracée, qui disparut entièrement, sans qu'on observât la moindre impression ou tache sensible sur la peau, comme cela arrive le plus souvent après de telles affections.

Quatrième Observation. — M. T...., homme de lettres, âgé de cinquante-six ans, d'un tempérament sanguin, né de parens sains, avoit passé une jeunesse extrêmement orageuse, tour-à-tour livré aux excès énervans de l'étude prolongée des sciences abstraites et des femmes; il avoit cependant joui d'une bonne santé jusqu'à l'âge de quarante-deux ans. A cette époque, il lui survint une éruption à la partie postérieure des deux cuisses. Cette éruption étoit accompagnée de vives démangeaisons; elle se composoit de croûtes grisâtres, qui tomboient facilement, lorsqu'il prenoit des bains. L'usage de quelques bouillons amers parvint à la dissiper entièrement. Durant le cours de 1804, au mois de février, il éprouva un prurit particulier aux pieds et aux talons. Peu après il lui survint une éruption croûteuse, qui s'étendit progressivement aux jambes et aux cuisses. Il se déclara des démangeaisons qui venoient par crises, et que rien ne pouvoit adoucir. La Dartre présentoit alors les caractères que je vais exposer : les croûtes étoient d'une couleur grisâtre; elles étoient pressées les unes à côté des autres, et présentoient une forme bosselée, lorsque le malade les enlevoit en se grattant. La peau dénuée de ces croûtes, étoit altérée dans sa couleur et dans sa texture. Bientôt ces croûtes tomboient et étoient remplacées par des croûtes nouvelles; on observoit un suintement presque continuel dans les extrémités inférieures. D'ailleurs M. T.... avoit beaucoup d'appétit, et remplissoit assez bien ses fonctions.

Cinquième Observation. — Rosalie Felison, âgée de vingt-quatre ans, d'une constitution lymphatique et caractérisée par la prédominance nerveuse, avoit éprouvé la Teigne et la Dartre furfuracée dans son enfance. A l'époque de la puberté, il lui survint un petit bouton pustuleux à l'aile gauche du nez. Ce bouton guérit au bout de deux années, par un vésicatoire au col, et par l'usage de quelques remèdes internes. Un jour, elle reçut un violent coup de raquette sur le nez. Dès-lors, gonflement, rougeur et douleur dans cet organe; pendant six mois, presqu'aucun changement : mais il se fit alors, à la partie latérale et droite du nez, une petite ouverture qui donna issue à un liquide assez épais, de couleur jaune-clair. A mesure que cette matière séro-purulente se trouvoit en contact avec l'air, elle s'épaississoit et formoit une croûte cylindrique qui pendoit à la manière des stalactites. C'est cette disposi tion particulière qui m'a déterminé à désigner cett variété sous le nom de Dartre stalactiforme (*Herpe crustaceus procumbens*). Je parvins à guérir cett éruption par l'application extérieure du calorique en approchant tous les jours un morceau de charbo ardent près du bouton pustuleux qui formoit l croûte.

Sixième Observation. — Je citerai un secon exemple de la Dartre crustacée stalactiforme. Ge neviève Grison, âgée de quarante-sept ans, d'un santé habituellement très-foible, en est affectée dan ce moment. Cette maladie semble le résultat d dérangement du flux menstruel, qui, depuis l'épo que de cette éruption, n'observe plus ses périodes Cette Dartre a commencé par une rougeur érysi pélateuse, causant une chaleur brûlante et dou loureuse à la partie inférieure des deux ailes d nez. On a vu ensuite paroître à l'une de ces ailes un bouton pustuleux, qui a suppuré, et s'est re couvert d'une croûte analogue en tout à celle dé crite dans la précédente observation. Cette croût ne reste pas long-temps en place. Abreuvée pa une certaine quantité de pus, elle tombe au bou de quelques jours pour être remplacée par un autre.

Septième Observation. — Voici une autre variét non moins intéressante, de la Dartre crustacée Alexandre Lebroussard, évantailliste de profession âgé de seize ans, d'un tempérament lymphatique et d'une foible constitution, éprouva dans son enfance une gale qu'il porta long-temps sans qu'elle fût soignée, et qui fut ensuite guérie par un traitement méthodique. Depuis cette guérison, Lebroussard fut constamment affecté d'une éruption de petits boutons rouges, accompagnés d'un léger prurit. Cette éruption erratique disparut à quatorze ans, et fut remplacée par trois boutons croûteux permanens. Le premier occupoit le sommet de l'index droit; le second, l'extrémité inférieure du radius droit; et le troisième, le centre de la rotule du même côté. Si l'on examine ces boutons au moment de leur apparition, on trouve que leur forme a une parfaite similitude avec un bouton de vaccine parvenu à son quatrième ou cinquième jour. Leur aréole est d'un rouge vif, et à leur centre est une petite croûte granulée d'un gris d'abord blanc, puis verdâtre, auquel on trouve absolument l'aspect de la mousse des toits. Un des caractères distinctifs de cette espèce de Dartre, est la lenteur qu'elle met à se développer; au sixième mois de leur apparition, les boutons n'avoient acquis que le volume d'un pois ordinaire: mais parvenus à ce degré, leur accroissement devint si rapide, que, dans l'espace de quatre mois, celui de l'index étoit de la grosseur d'une fraise, et les deux autres du volume d'une fève des marais. J'ai cru devoir désigner cette variété sous le nom d'*Herpes crustaceus musciformis;* il est très-facile de la distinguer des Dartres qui ressemblent à des lichens.

Huitième Observation. — Un enfant âgé de huit ans, d'une constitution lymphatique, et d'une intelligence très-bornée, avoit joui d'une assez bonne santé dans ses premières années. Il éprouva, il y a quelques mois, une éruption pétéchiale, qui fut combattue avec succès par les remèdes usités en semblable cas. Il y a peu de temps qu'il fut pris d'une fièvre assez violente, qui disparut avec la même facilité que l'affection précédente. Immédiatement après la cessation de cette fièvre, il survint deux boutons à cet enfant, l'un à la partie interne du bras gauche, l'autre vers le côté externe de l'avant-bras. Ils augmentèrent de volume, et se couvrirent d'une croûte que le petit malade arrachoit souvent, mais qui ne tardoit pas à se renouveler. On administra quelques rafraîchissans, et le sirop antiscorbutique sans aucun succès. Ces deux boutons sont restés dans le même état, et présentent aujourd'hui les apparences suivantes: ils ont à-peu-près la largeur d'une monnoie de vingt sols. La croûte qui les recouvre est fendillée, et masquée par de petites éminences. Son aspect a une analogie frappante avec une mousse. Ces deux tubercules s'aplatissent quelquefois et diminuent sensiblement: mais ils augmentent de nouveau; ils s'environnent d'un léger cercle inflammatoire, et deviennent un peu douloureux; ils n'occasionnent que très-peu de démangeaisons.

CXCXIX. On peut facilement juger, par la lecture des Observations que je cite, qu'il existe quelques variétés de la Dartre crustacée, dont on n'avoit fait encore aucune mention, et qui sont entièrement nouvelles pour le Pathologiste. Ces Observations m'ont infiniment servi pour completter la description de cette espèce, dont les auteurs n'ont pu qu'ébaucher le tableau dans leurs ouvrages.

ESPÈCE QUATRIÈME.

DARTRE RONGEANTE. *HERPES exedens.* (1).

Dartre se manifestant sur une ou plusieurs parties des tégumens, par des boutons pustuleux ou ulcères rongeans. Ces boutons ou ulcères, qui fournissent un pus ichoreux et fétide, ne se bornent point à attaquer la peau; ils attaquent et corrodènt les muscles, les cartilages, et quelquefois même s'étendent jusqu'aux os.

Obs. Les variétés de la Dartre rongeante dépendent généralement de la cause qui les fait naître. Ainsi on peut distinguer :

A. La Dartre rongeante idiopathique. *Herpes exedens idiopathicus.* — Je nomme ainsi celle qui survient sans aucune cause apparente, et qui tient à une dépravation particulière des humeurs, qu'il est impossible de déterminer. On voit souvent se manifester une semblable dégénération, sur des individus dont l'aspect est le plus sain. On croiroit alors que l'infection herpétique est concentrée dans un seul point de l'économie animale.

B. La Dartre rongeante scrophuleuse. *Herpes exedens scrophulosus.* — C'est malheureusement la variété que l'on rencontre le plus communément, non-seulement chez les pauvres, mais encore dans les autres classes de la société. Presque toujours la Dartre rongeante doit son existence à la diathèse écrouelleuse, si j'en juge du moins par les faits nombreux que j'ai rassemblés à l'hôpital Saint-Louis.

---

(1) Consultez la planche XIX, de mon ouvrage in-folio, sur les Maladies de la Peau, observées à l'hôpital Saint-Louis.

C. La Dartre rongeante vénérienne. *Herpes exedens syphiliticus.* — Je me contente de faire ici une légère mention de cette variété. Comme son histoire est essentiellement liée à celle des exanthêmes vénériens, je renvoie à une autre partie de cet ouvrage l'exposition des faits qui la concernent.

Tableau de la Dartre rongeante.

CC. Que de noms divers cette Dartre a reçus! Quand une maladie est fréquente, quand elle cause des maux graves ou nombreux, il semble que les langues deviennent plus expressives pour la désigner. L'horreur qu'elle inspire, donne plus d'énergie aux descriptions que l'on en retrace. De-là vient que la Dartre dont je vais parler est indiquée, dans les livres de l'art, sous une multitude de dénominations effrayantes, qui peignent, avec plus ou moins de force, l'étendue et l'intensité de ses ravages. C'est ainsi que les titres d'*Herpes exedens*, d'*Herpes estiomenus*, de *Lupus vorax*, de *Papula fera*, de *Formica corrosiva*, lui ont été successivement prodigués.

En effet, quels traits de différence nous présente la marche de cette affection désastreuse, quand on la compare avec celle des autres espèces de Dartre! Celles-ci n'attaquent communément que la peau et le corps réticulaire; mais la Dartre dont il s'agit n'épargne aucun des tissus divers dont le système dermoïde se compose. Elle est le foyer d'une ulcération profonde, d'où s'échappe continuellement une matière purulente, fétide et corrosive, qui va jusqu'à détruire les muscles, les vaisseaux, les membranes, les cartilages, et même les os. Elle fait quelquefois de tels progrès sur la face, qu'elle provoque la chute de tous les poils, en labourant en quelque sorte le visage. Nous avons vu long-temps à l'hôpital Saint-Louis un homme qui avoit entièrement perdu sa barbe, par le triste effet de cette affection désespérante.

Les malades n'éprouvent point sans doute ce prurit si incommode, qui a particulièrement lieu dans les Dartres squammeuses et crustacées; mais ils sont en proie au tourment d'une ardeur dévorante, qui n'est pas moins insupportable, sur-tout quand, par l'intensité des causes, la Dartre se convertit en cancer ulcéré. Cependant, il faut aussi le dire: quelquefois la chair est si lentement corrodée, que les malades se plaignent à peine de quelques douleurs obtuses.

Il paroît, du reste, que les phénomènes terribles de cette maladie n'étoient pas très-connus des anciens auteurs, puisqu'il n'en est guère question dans leurs ouvrages. Galien pourtant l'avoit observée; et en parlant des ravages qu'elle cause, il insiste sur le caractère principal qui la constitue, qui est de corroder les tégumens. C'est sans doute parce qu'elle attaque successivement la peau et les parties subjacentes à cet organe, que certains Nosographes ne l'ont point classée parmi les Dartres, et qu'ils ont préféré la désigner sous le nom d'*Ulcère herpétique*.

La Dartre rongeante offre plusieurs degrés aux regards de l'observateur. Avant que cette sorte de décomposition phagédénique se manifeste sur le corps vivant, tout semble annoncer la malignité prochaine des symptômes qui doivent éclater. Le tissu muqueux de la peau rougit avec intensité, devient dur, bosselé, inégal. Une douleur sourde se déclare dans l'endroit même où commence le développement de la Dartre. La surface cutanée est atteinte d'un prurit assez incommode, que les malades cherchent vainement à appaiser par un frottement continuel et très-nuisible. Toutes les papilles nerveuses sont tellement enflammées, que plus ils se grattent, plus ils disposent le système dermoïde à éprouver des démangeaisons nouvelles. Alors, peut-être conviendroit-il de prévenir la formation de ce mal horrible, ou du moins de l'arrêter dès son début; mais les malades savent à peine ce que doit devenir ce premier point d'irritation: très-souvent on n'y ajoute aucune importance, et on ne prend aucune mesure pour détourner un pareil fléau.

Semblable à ces germes funestes de putréfaction, qui détruisent avec promptitude la substance intérieure des plus beaux fruits, ce levain de corruption morbifique se déploie bientôt, sans qu'on puisse arrêter sa marche et son affreux développement. Cette décomposition effrayante marche au gré des causes qui la favorisent; l'épiderme se soulève, se déchire et tombe; le corps réticulaire s'entame; la peau entière s'irrite, se tuméfie; du sein d'une pustule ulcérée jaillit une matière ichoreuse d'une qualité si âcre, qu'elle enflamme et rougit les parties environnantes, et qu'elle devient ensuite une des causes les plus actives de l'accroissement du mal. Car, plus cette matière est abondante, plus la Dartre phagédénique étend ses ravages; dans le cas contraire, quand la source de cette humeur se tarit, la Dartre n'avance point, elle reste stationnaire. Presque toujours, le pus se concrète en une grande croûte, pour former une sorte de couvercle à la partie rongée par la Dartre: si cette croûte tombe, il s'en forme une seconde, etc.

Il est un troisième degré de cette affection, dans lequel elle gagne considérablement en profondeur. Elle traverse, en les corrodant, les parties adjacentes au système dermoïde. Les os sont atteints et cariés; et c'est alors que la matière purulente devient plus épaisse, plus fétide et plus corrosive. Le sommeil des malades commence à être interrompu; une fièvre lente vient les consumer; les fonctions internes se troublent et se dérangent, particulièrement la digestion; il survient une diarrhée qui ne manque pas d'être funeste, parce qu'elle affoiblit journellement les forces.

Enfin, tous les systêmes organiques participent à l'infection locale. Le systême lymphatique se prend, et tous les viscères abdominaux commencent à s'engorger; le teint verdâtre des malades annonce que la rate est obstruée; le foie ne tarde pas à subir la même altération; une infiltration gagne bientôt les parties inférieures. Alors le dévoiement devient perpétuel au lieu d'être intermittent; c'est à proprement parler, un dévoiement colliquatif, auquel succède la mort.

La Dartre rongeante ou phagédénique a un caractère particulier qui paroît la distinguer des autres espèces. Elle est le plus ordinairement solitaire sur un point de la surface de la peau, et toute la violence du mal semble, pour ainsi dire, se rassembler dans un seul foyer. Combien de fois ne voit-on pas des jeunes gens, ou des jeunes filles, ou même des individus de divers âges, atteints de la Dartre rongeante, et chez lesquels le reste du corps est doué d'embonpoint et d'une santé parfaite? Toutes les fonctions s'exécutent d'ailleurs avec une extrême régularité: la maladie semble parfaitement isolée. Cependant, comme la Dartre rongeante a aussi la marche rampante de toutes les affections herpétiques, on la voit quelquefois quitter un endroit pour se porter sur un autre; dans certaines circonstances, elle attaque successivement plusieurs parties de la face, et laisse la peau universellement labourée par des cicatrices.

Quelques auteurs ont confondu la Dartre rongeante avec le Cancer. Le Pathologiste exercé voit cependant une grande différence entre ces deux affections. Quoique la première fasse éprouver un sentiment de cuisson brûlante, elle exempte néanmoins les individus qui en sont atteints de ces douleurs vives et lancinantes qui caractérisent spécialement le Cancer. D'ailleurs, elle n'a point la même fétidité, ni la même couleur, ni le même aspect. Dans le Cancer, la chair fongeuse s'élève en bourgeons, en tubercules, etc. Les bords de cet horrible ulcère sont durs, calleux, renversés; les vaisseaux qui s'y distribuent, s'y dilatent et deviennent variqueux. Dans la Dartre phagédénique, au contraire, on ne voit qu'un cercle rouge et enflammé, plus ou moins étendu, qui environne le point pustuleux.

La Dartre rongeante est susceptible de plusieurs complications, dont il ne faut pas négliger l'étude. Lorsqu'elle est combinée avec le Scorbut, elle a un aspect livide, et la peau est, pour ainsi dire, vergetée de taches bleuâtres. Lorsqu'elle tient au vice syphilitique, elle présente une teinte cuivreuse, qui est propre à cette affreuse maladie; enfin, lorsqu'elle est fomentée par la diathèse scrophuleuse, on aperçoit des élévations charnues, et une telle turgescence du tissu cellulaire, que la tête de certains individus en est monstrueuse. C'est ainsi que la cause radicale qui suscite la Dartre est, en quelque sorte, empreinte sur le mal, lui donne sa physionomie, et se montre d'une manière frappante aux regards de l'observateur.

J'ai déjà fait remarquer plus haut que la Dartre rongeante est presque toujours une et solitaire sur un point particulier de la surface du corps. Je dois ajouter qu'elle semble se jeter de préférence sur certaines parties. C'est ainsi que le visage en est le plus fréquemment atteint, et qu'on la voit ordinairement se manifester sur le nez et sur la lèvre supérieure de la bouche. Comme elle conserve le caractère serpigineux des autres Dartres, quelquefois elle s'avance jusqu'au front, qu'elle ronge profondément. Dans d'autres circonstances, quoique rares, je l'ai vue se déployer à la région des reins et des lombes, etc. Je me souviendrai toujours d'un malheureux cavalier, militaire qui éprouva une semblable affection à la partie externe de la cuisse gauche, et qui en mourut. Enfin, je puis dire avoir observé un cas où la peau d'une femme indigente avoit été entièrement lacérée par ce fléau déplorable.

Est-il une Dartre plus redoutable que celle dont je viens de retracer le tableau? Si du moins elle se bornoit à n'attaquer que certains âges, certaines conditions de la vie humaine! Mais rien n'est épargné; cette dégénération affreuse se rencontre chez les enfans, chez les hommes d'un âge mûr, chez les vieillards; elle peut atteindre l'un et l'autre sexe; on la trouve chez les riches aussi bien que chez les pauvres, etc. Pourquoi faut-il que l'espèce la plus fatale soit aussi la plus répandue! C'est un spectacle digne de pitié que celui qu'offre l'intérieur de l'hôpital Saint-Louis, lorsqu'on voit promener dans les cours de ce vaste bâtiment cette multitude d'individus, dont le visage est affreusement défiguré, et qui sont privés, par la Dartre rongeante, des traits les plus importans dont se compose la physionomie humaine.

Observations relatives à la Dartre rongeante.

CCI. *Première Observation.* — Louise-Marguerite Beaudot, âgée d'environ quarante-six ans, exerçant l'état de cuisinière, étoit née à Beaune, de parens très-sains. Elle avoit joui, dans sa jeunesse, d'une santé parfaite. Mariée à vingt-cinq ans, elle eut deux enfans qui se portent bien. Pendant qu'elle allaitoit pour la seconde fois, il lui survint, au côté gauche de la cloison du nez, sur le cartilage, et très-près de l'ouverture antérieure de la narine, un bouton dur, accompagné de démangeaisons assez vives. Cette malheureuse femme appliqua du cérat sur ce bouton, qui fit de tels progrès, qu'en quatre mois la cloison fut percée de manière qu'un liquide porté dans une narine sortoit par l'autre. Elle consulta plusieurs médecins, essaya plusieurs remèdes, enfin vint demander du secours à l'Hôpital Saint-Louis. Le mal avoit fait de nouveaux progrès à l'époque où elle se présenta. Voici ce que nous observâmes : un espace quadrilatère, circonscrit, dans lequel se trouvoit compris le nez jusqu'à sa racine, la lèvre supérieure et les joues dans l'étendue d'un demi-pouce de chaque côté ; toutes ces parties étoient gonflées, et offroient une surface polie, de couleur amaranthe, parsemée de plusieurs pustules élevées et arrondies. Ces pustules, après deux ou trois semaines, blanchissoient par leur sommet, et s'ouvroient pour donner issue à une humeur ichoreuse, qui se condensoit, se desséchoit, et formoit des croûtes jaunâtres plus ou moins épaisses, qui se détachoient et tomboient par fragmens. La malade éprouvoit un prurit violent dans les parties affectées, et cherchoit à se soulager en les grattant sans cesse avec ses doigts.

Deuxième Observation. — Jean-Baptiste Bove, âgé de cinquante-trois ans, d'un tempérament robuste, qui n'avoit jamais éprouvé aucune maladie, fut affecté, il y a deux ans, d'une Dartre rongeante qui occupoit toute la surface du nez, la lèvre supérieure, et une partie de la joue. La Dartre commença par l'engorgement de la membrane muqueuse qui tapisse les fosses nasales. Cette membrane s'ulcéra ; il en découla un pus fétide : les ailes du nez étoient très-enflammées. Le malade ayant pris un grand nombre de bains locaux avec l'eau de guimauve, l'irritation établit son siége. De très-petits boutons se manifestèrent à la partie inférieure du nez, à la partie moyenne de la face, et à la lèvre supérieure ; ces boutons laissoient suinter une matière ichoreuse, qui produisoit une très-grande démangeaison. Il ne se forma point de croûtes, mais la peau fut corrodée progressivement dans tout l'espace que j'ai déjà déterminé. Six mois après, la maladie borna ses ravages ; et le malheureux individu, qui fait le sujet de cette observation, resta défiguré par de profondes cicatrices.

Troisième Observation. — Nous avons gardé longtemps, à l'Hôpital Saint-Louis, le nomme Delcé, ouvrier à la monnoie, âgé d'environ quarante-six ans, homme d'ailleurs vigoureux et robuste, aussi bien que trois enfans qu'il a eus d'une femme très-saine et très-bien portante. Un jour, il fut soudainement atteint d'une tuméfaction à la lèvre supérieure ; cette tuméfaction se propagea bientôt jusqu'à l'aile gauche du nez. La partie contiguë de la joue étoit enflammée et colorée d'un rouge très-vif. Cet homme disoit n'éprouver d'autre sensation qu'un prurit véhément, qu'il exaspéroit encore par l'habitude qu'il avoit de porter toujours ses doigts sur le siége du mal. J'ai déjà dit qu'il étoit ouvrier à la monnoie, et par conséquent, il avoit presque toujours les mains impregnées de particules métalliques, ce qui ne contribuoit pas peu à l'accroissement de l'irritation : aussi la peau commença-t-elle à s'ulcérer; et déjà la maladie avoit fait de grands progrès, lorsqu'il vint réclamer du secours à l'Hôpital Saint-Louis. Je fis appliquer sur le mal des linges baignés dans une dissolution de muriate suroxigéné de mercure, que l'on combinoit par fois avec une dissolution d'opium muqueux. Ce topique borna les ravages de la Dartre rongeante, et le malade resta six mois parfaitement guéri. Au bout de ce temps, il subit une rechute; mon collègue Richerand le traita par le caustique de Rousselot, qui lui réussit parfaitement.

Quatrième Observation. — Catherine Ratinelle, âgée de soixante-deux ans, blanchisseuse de son état, entra à l'Hôpital Saint-Louis dans le courant de l'année 1806. Cette femme étoit affectée d'une Dartre rongeante depuis près de trois mois; elle ne savoit à quelle cause attribuer sa formation. La Dartre étoit située à la base du nez, occupoit toute la lèvre supérieure, et pénétroit jusque dans l'intérieur des fosses nasales; la peau environnante étoit tendue, gonflée, et couleur de lie de vin. Ce qu'il y a de très-remarquable dans le cas que j'indique, c'est qu'on observoit à peine une légère suppuration dans les parties affectées; c'est que la matière ichoreuse étoit en très-petite quantité, et ne formoit aucune croûte : néanmoins le cartilage, qui constitue la cloison moyenne du nez, fut détruite dans son entier. Il n'étoit pas moins étonnant de voir que cette femme disoit ne souffrir aucune démangeaison, ni aucune sorte de douleur. L'érosion se borna enfin après quatre mois de traitement.

Cinquième Observation. — Eléonore Livon, âgée de vingt-deux ans, ayant contracté plusieurs fois la maladie vénérienne, étoit attaquée, depuis seize mois, d'une Dartre située à la partie antérieure du front. Cette maladie avoit commencé par un petit bouton rouge, que la malade déchira avec ses doigts. Ce déchirement donna lieu à une ulcération qui fit peu à peu des progrès; autour de cette ulcération on vit se développer un certain nombre de petits boutons blanchâtres, qui rendoient une sérosité assez abondante. Le chirurgien, aux soins duquel la malade fut confiée, appliqua des feuilles de joubarbe pilées, qui, au bout de neuf mois, firent disparoître entièrement cette maladie; mais, quelque temps après, elle fut frappée par une pierre à l'œil. Dès-lors, l'affection primitive reparut; la peau se gonfla, devint douloureuse, et acquit la couleur d'un rouge cuivreux très-intense, couleur très-ordinaire aux exanthèmes syphilitiques. On mit en usage les amers et l'eau de Van-Swieten. Après une année de soins assidus, l'ulcère se cicatrisa de nouveau; et depuis cette époque, il n'y a point eu de rechute.

Sixième Observation. — Le cas que nous allons citer est d'un intérêt particulier, parce que la Dartre rongeante n'étoit point à la place qu'elle a coutume d'occuper, et parce qu'elle se compliquoit des symptômes du Scorbut. Il s'agit d'un homme accablé sous le poids des années, d'une constitution très débile, qui, toute sa vie, avoit été sujet aux affections herpétiques. Comme il étoit en proie à un violent prurit, il tenta différens remèdes qui ne purent que pallier le mal, en le répercutant. A l'âge de soixante-quatorze ans, il fit une chute; on l'apporta à l'Hôtel-Dieu, où il éprouva une tristesse si profonde, qu'il se manifesta subitement une Dartre rongeante sur la partie antérieure du thorax : la peau étoit d'une couleur livide et terreuse. Cette éruption produisit ses ravages avec une promptitude si extraordinaire, qu'en moins de six jours, les tégumens de la poitrine et de l'épaule furent labourés par elle. Il fut alors transféré à l'Hôpital Saint-Louis. Je le fis panser avec du cérat souffré par mon élève M. Bachelet; mais une fièvre adynamique vint le saisir au milieu de ses horribles souffrances : il sucomba.

Septième Observation. — La Dartre rongeante se complique le plus souvent de la diathèse scrophuleuse. En voici un exemple; je pourrois en citer un très-grand nombre. Antoine Broussel, âgé de vingt-sept ans, né à Babeuf, département de l'Oise, de parens très-sains, ne se souvenoit point d'avoir éprouvé aucune affection ni glanduleuse ni cutanée, jusqu'à l'invasion de la maladie actuelle. Il y a quatre ans que, sans cause connue, il lui survint à la partie gauche et supérieure du col, dans la glande sous-maxillaire, un engorgement qui augmenta successivement, et se termina par suppuration, laissant après elle une croûte jaunâtre qui tomboit et se renouveloit par intervalles. Bientôt après on vit paroître au nez, et dans une portion de la lèvre supérieure, un petit bouton vésiculeux, donnant un pus roussâtre, placé sur une étendue d'un rouge lie de vin, sur les bords de laquelle on observoit de petites végétations charnues ; ces végétations sont le caractère spécial de la présence des scrophules : on les remarque aussi dans la dartre crustacée flavescente, lorsqu'elle est compliquée de cette affection. Quant au bouton vésiculeux dont je viens de faire mention, il avoit profondément ulcéré la peau, et dévoré presque tous les cartilages du nez.

Huitième Observation. — J'ai eu occasion d'observer l'horrible complication de la Dartre rongeante avec le Cancer ; et beaucoup d'élèves ont été, comme moi, les témoins de toutes les circonstances de ce fait. Un militaire, âgé d'environ trente-cinq ans, prétendoit avoir toujours ressenti de la douleur dans l'intérieur des fosses nasales, lorsqu'il se mouchoit. Cette douleur s'accrut d'une manière alarmante, après qu'il eut enduré les fatigues des différentes guerres qui ont eu lieu pendant la révolution française ; il se crut infecté du vice syphilitique, et fit vainement l'essai de plusieurs remèdes. Le mal prit de l'accroissement ; le nez et la lèvre supérieure s'enflammèrent ; la tuméfaction de ces organes fut portée au plus haut degré. On vit se manifester à la surface du nez un bouton pustuleux, auquel succéda l'ulcération de la peau. La démangeaison étoit continuelle, mais peu intense : ce n'étoit effectivement, à l'époque dont je parle, qu'une simple Dartre rongeante. Cependant, le malade étoit dévoré par le chagrin; il se livra même à un tel désespoir, qu'il voulut plusieurs fois se donner la mort. Après une scène déplorable de ce genre, les symptômes s'exaspérèrent tellement, que l'aspect de l'ulcère fut totalement changé en quelques jours. Ses bords étoient tuberculeux et renversés; il rendoit une sanie verdâtre si fétide, qu'on n'approchoit du malade qu'avec répugnance. A ce prurit léger, qui avoit caractérisé le premier degré de cette maladie, succédèrent des douleurs atroces. « Il me semble, disoit cet infortuné, que des chiens affamés mordent et dévorent mes chairs ». Aussi n'eût-il pas le courage d'attendre la fin de sa destruction; il s'étrangla avec une corde qui étoit attachée au ciel de son lit.

CCII. Ces faits établissent les caractères immuables de l'espèce que je voulois faire connoître. Je n'ai pas eu besoin, comme tant d'autres, de confirmer mes descriptions par l'autorité des observateurs anciens. J'ai vu de mes yeux plus de huit cents individus atteints de cette affreuse maladie : si tous les auteurs pouvoient parler, ainsi que moi, avec cette conviction que donne le spectacle continuel des phénomènes pathologiques, nous aurions des tableaux plus vrais.

ESPÈCE CINQUIÈME.

DARTRE PUSTULEUSE. *HERPES pustulosus.*

Dartre se manifestant sur une ou plusieurs parties des tégumens, par des pustules plus ou moins volumineuses, plus ou moins rapprochées. La matière contenue dans ces pustules se dessèche, et forme des écailles et des croûtes légères qui tombent, et sont communément remplacées par des taches ou maculatures rougeâtres.

Obs. J'ai rencontré cette Dartre sous une multitude de formes différentes. Les variétés les plus communes sont:

A. La Dartre pustuleuse mentagre. *Herpes pustulosus mentagra.* — Cette variété a reçu sa dénomination du siége qu'elle occupe le plus ordinairement. En effet, elle attaque presque toujours le menton. Elle est sur-tout très-opiniâtre chez l'homme, à cause des poils de la barbe constamment coupés par le rasoir. On présume sans peine que l'action de cet instrument ne contribue pas peu à entretenir l'irritation sur cette partie de la peau.

B. La Dartre pustuleuse couperose. *Herpes pustulosus gutta-rosea.* — Celle-ci occupe principalement le nez, le haut des joues, les pommettes, et sur-tout le front. Les ivrognes y sont très-sujets, ainsi que ceux qui boivent avec excès et habituellement des liqueurs spiritueuses. J'ai observé que cette variété étoit souvent compliquée d'une affection scorbutique des gencives.

C. La Dartre pustuleuse miliaire. *Herpes pustulosus miliaris.* — Cette variété se compose de petits grains blanchâtres et luisans, absolument semblables à des grains de millet. Elle attaque souvent le front des jeunes filles qui approchent de la puberté.

D. LA DARTRE PUSTULEUSE DISSÉMINÉE. *Herpes pustulosus disseminatus.* — Nous l'avons ainsi nommée, parce qu'elle se compose de boutons rougeâtres et dispersés çà et là sur la peau. Ces boutons sont beaucoup plus gros que ceux des variétés précédentes : ils sont d'un caractère très-opiniâtre ; et lorsqu'ils viennent à s'éteindre, ils laissent des taches d'un rouge sale sur la peau. Elle se manifeste ordinairement sur la poitrine, derrière les épaules, quelquefois sur le visage.

TABLEAU DE LA DARTRE PUSTULEUSE.

CCIII. Je ne trouve pas que cette espèce ait été fort exactement décrite par les auteurs. Cependant, c'est une des plus fréquentes, et on la rencontre dans toutes les classes d'individus. Tâchons de ne rien omettre dans une description aussi importante. Je lui ai donné le nom spécifique de *pustuleuse*, pour exprimer le phénomène le plus apparent qui la caractérise. La peau rougit, s'élève et forme un bouton proéminent ; bientôt la tête du bouton blanchit, ce qui décèle la présence d'une certaine quantité de pus. Ce pus se dessèche et forme une écaille ou croûte légère qui tombe ou reste plus ou moins long-temps adhérente à la surface cutanée. A côté de ces boutons desséchés, s'élèvent d'autres boutons qui suivent absolument la même marche.

Mais combien ces boutons pustuleux varient par leur forme, leur volume et leur situation ! Souvent, ainsi que je l'ai indiqué plus haut, ils sont petits, enflammés, environnés d'un cercle rougeâtre, et grouppés en corympe sur le menton ; plus souvent encore, cette éruption partielle masque, pour ainsi dire, le haut du visage, tuméfie le tissu de la peau, et lui donne une couleur rosée. Quelquefois aussi les petits boutons diffèrent des précédens, en ce qu'ils sont d'un gris luisant comme la perle, ce qui leur donne l'apparence des grains de millet. Ils se manifestent d'ordinaire à la partie supérieure du front. Enfin la Dartre dont il s'agit, est assez fréquemment caractérisée par des pustules solitaires plus volumineuses que de coutume, de la grandeur d'un pois, qui sont éparses çà et là sur différentes parties du système dermoïde, qui pourtant s'étendent, se multiplient insensiblement, jusqu'à ce qu'elles se touchent et deviennent en quelque sorte confluentes.

Les Pathologistes doivent apprendre à bien discerner les pustules qui tiennent véritablement à la diathèse dartreuse; car leur aspect ne suffit pas toujours pour faire juger de leur nature. Combien de fois ne voit-on pas des boutons à peine apparens sur la peau susciter un prurit très-violent, tandis que d'autres boutons d'un volume assez considérable ne produisent aucune sensation pénible! C'est ainsi, par exemple, que les pustules phlegmonneuses qui sont le résultat d'une irritation simple du systême dermoïde, n'excitent que quelques douleurs pulsatiles; elles mûrissent et se dessèchent promptement, ne laissant que des traces légères de leur apparition. Les pustules dartreuses, au contraire, sont d'un caractère très-opiniâtre, s'étalent en groupes sur l'organe cutané, y restent pour ainsi dire immobiles, le fatiguent d'un prurit importun dont nous reparlerons plus bas, et qui semble augmenter par certaines influences de l'air atmosphérique, prurit qui est plus fatiguant que la douleur même ; ces pustules reposent en outre sur une base colorée par un rouge obscur et violacé, indice infaillible de toute inflammation chronique.

Il est aussi des pustules qu'il faut plutôt regarder comme des excrétions salutaires, que comme le résultat d'un état morbifique du système dermoïde, et qui doivent être considérées comme la crise d'un vice intérieur déjà existant dans l'économie animale; elles fournissent issue à une matière d'irritation, qui, transportée sur une autre partie, y produiroit vraisemblablement de grands ravages. Il en est d'autres qui sont occasionnées par les intempéries de l'air et des saisons, par l'action du soleil, ou qui proviennent d'une suppression soudaine de la transpiration, etc. Pourroit-on les confondre avec les pustules dartreuses ? Pourroit-on également ne pas séparer de ces dernières les pustules que les anciens nommoient *atrabilaires,* et que l'on remarque souvent sur le corps des hommes bilieux et hypochondriaques, ainsi que celles qui dérivent de la cachexie scorbutique, et que j'ai si fréquemment observées dans l'intérieur des salles de l'hôpital Saint-Louis.

Je reprends le tableau de la véritable Dartre pustuleuse. Rien, sans contredit, n'est plus digne de notre étude que ces foyers ou centres particuliers d'irritation, dans lesquels vient, pour ainsi dire, se déposer tout le levain morbifique du corps vivant. J'ai déjà parlé de la forme et de la disposition qu'affectent les pustules herpétiques ; mais j'ai eu sous les yeux d'autres phénomènes dont il est important de faire mention. Il n'est pas rare de voir la peau généralement bosselée, et comme parsemée de durillons. D'autres fois, il y a un tel désordre dans les glandes sébacées, que la surface de l'épiderme en est totalement grasse et onctueuse. Cette matière huileuse se déclare principalement le long des ailes du nez, sur les pommettes, sur les parties latérales des joues, etc. Les malades la font aisément sortir, lorsqu'ils pressent la peau avec leurs doigts, et alors elle a la consistance de la cire ou du suif.

J'ai déjà eu occasion d'indiquer les principales parties de la peau qu'affecte d'ordinaire la Dartre pustuleuse. On a vu qu'elle se manifeste sur-tout au menton, à la partie supérieure des joues, au front, qu'elle se déploie aussi dans quelques circonstances sur le devant de la poitrine ou derrière les épaules. Mais quelquefois ce redoutable exanthême se porte sur d'autres parties de l'organe cutané. J'ai observé une Dartre de cette espèce sur la tête chauve d'un homme dont les sourcils étoient blonds, et dont la constitution étoit éminemment lymphatique. Cette Dartre disparoissoit pendant l'hiver ; mais durant le cours de l'été, elle sévissoit avec une telle violence, que ce malheureux pouvoit à peine mettre un chapeau. L'expérience me démontre aussi tous les jours que la Dartre pustuleuse peut atteindre les organes de la génération dans les deux sexes, et alors des observateurs superficiels l'attribuent quelquefois sans aucune sorte de fondement à une infection syphilitique.

Enfin elle s'introduit assez fréquemment jusques dans l'intérieur des fosses nasales, se propage jusque sur la membrane muqueuse de la bouche, attaque les bords des paupières, et obstrue plus ou moins l'exercice de la vision, par l'irritation continuelle qu'elle entretient sur le globe de l'œil.

Quel que soit, du reste, le siége qu'occupe la Dartre pustuleuse, je dois ajouter que cette affection a des rapports très-singuliers avec l'état morbifique des viscères. Je pense même que ce point de vue n'a point assez frappé jusqu'à ce jour les Praticiens qui se sont occupés de l'étude des affections herpétiques. J'ai été témoin d'un fait intéressant, au sujet de la variété que je désigne sous le nom de Dartre miliaire (*Herpes pustulosus miliaris*). L'éruption de cette Dartre se trouvoit coïncider avec un engorgement du foie très-manifeste. L'individu avoit le teint jaune et bilieux. Ce qu'il y avoit de très-remarquable, c'est que la joue du côté droit étoit constamment couverte d'un plus grand nombre de boutons que celle du côté gauche. C'est ici le lieu de rappeler l'action particulière de l'utérus sur la Dartre pustuleuse : qui n'a pas eu l'occasion de se convaincre que celle-ci augmente considérablement d'intensité à l'approche de la menstruation!

Chaque espèce d'exanthême a, pour ainsi dire, un genre de prurit qui lui est propre. Si dans quelques circonstances les malades atteints de la Dartre pustuleuse éprouvent à peine quelques démangeaisons légères, dans d'autres circonstances, ils ont la face toute enflammée, et souvent ils sont contraints de la baigner dans l'eau fraîche pour appaiser les feux irritans qui la dévorent : c'est ce qui arrive souvent à ceux dont la figure est couperosée. Ils ressentent comme des bouffées de chaleur qui leur montent à la tête, après qu'ils ont bu ou mangé, après le coït ou après un exercice fatiguant. C'est sur-tout lorsqu'ils s'approchent du feu, qu'ils sont douloureusement affectés. L'action du calorique excite sur la peau une sensation analogue à celle que pourroient occasionner les piqûres simultanées de plusieurs aiguilles ; c'est quelquefois une douleur pungitive, et d'autres fois un prurit brûlant. La pustuleuse mentagre donne lieu à des fourmillemens qui augmentent sur-tout le soir ; c'est un picotement léger qui a quelque rapport avec celui qui résulte de l'apposition d'une mouche sur la peau. Dans la pustuleuse miliaire, qui attaque spécialement le front, la peau qui recouvre les tempes se trouve dans un état de tension fort incommode. Dans la pustuleuse disséminée, les démangeaisons sont véhémentes et surviennent par intervalles. Elles occasionnent comme un grand feu.

La Dartre pustuleuse varie singulièrement par l'intensité de ses symptômes. Quelquefois elle est à peine apparente, et la peau ne présente qu'un aspect papuleux. Mais insensiblement le point central de de chaque papule blanchit et se remplit d'une petite quantité de pus. Ce phénomène s'effectue avec plus de promptitude encore, si l'individu se plonge dans un bain chaud, s'il se livre au sommeil. Alors la peau devient rouge, les boutons grossissent, et parviennent rapidement à leur maturité. Mais il est des cas où on n'apperçoit sur le visage que des rougeurs légères qui animent et enflamment le teint. La maladie est même si commune sous cette forme, que les personnes qui en sont affectées la portent souvent toute leur vie sans y ajouter la moindre importance. Ce n'est que lorsque les boutons sont très-considérables, comme par exemple, dans la pustuleuse mentagre et la pustuleuse disséminée, que les malades cherchent la guérison ; car ces boutons répandent quelquefois une matière ichoreuse, qui a une certaine fétidité, qui se convertit en croûtes, et qui est même susceptible de produire une véritable ulcération.

Observations relatives à la Dartre pustuleuse.

CCIV. *Première observation.*—Pierre Duchemin, âgé de trente-deux ans, né de parens très-sains, n'avoit été sujet dans sa jeunesse qu'à de légères fièvres, qui survenoient au renouvellement des saisons. Parvenu à l'adolescence, il fut conduit en Hollande pour y faire la guerre. Il eut beaucoup à souffrir, étant obligé de camper sur la terre ; aussi devint-il malade, et long-temps, il resta dans l'impossibilité de se servir de ses membres. Dix-huit mois environ s'étoient écoulés depuis son retour à Paris, lorsqu'il éprouva sur le menton une éruption forte de petites pustules, très-rapprochées les unes des autres, élevées en pointe, ayant une couleur d'un rouge foncé ou amaranthe, se couvrant par leur dessiccation d'une croûte mince ou écaille blanchâtre. Ces pustules étoient accompagnées de cuissons assez vives, qui contraignoient le malade à se gratter sans cesse. Le mal s'accrut, malgré les remèdes que l'on mit en usage. Les boutons s'enflammèrent davantage par le défaut de régime, se réunirent, et formèrent bientôt une plaque tuberculeuse, dont l'aspect étoit hideux. Les démangeaisons étoient plus considérables aux approches de la nuit. Le soufre administré en topique, des bains généraux et partiels émolliens parvinrent à guérir cette dégoûtante affection, qui forme une variété de la Dartre pustuleuse, à laquelle j'ai donné le nom d'*Herpes pustulosus mentagra*, à cause de la partie du visage qu'elle affecte le plus familièrement.

Deuxième observation. — Un parfumeur, âgé de cinquante-deux ans, fort et bien constitué, avoit éprouvé dans sa jeunesse plusieurs maladies vénériennes et psoriques, dont il disoit avoir été complètement guéri. Long-temps après il fut atteint de la Dartre pustuleuse mentagre (*Herpes pustulosus mentagra*). La maladie n'offroit à son début que deux pustules séparées entre elles par la symphyse du menton, ayant tous deux le caractère du clou ou furoncle, fournissant une grande quantité d'un pus jaunâtre et des bourbillons très-durs. Les croûtes qui recouvroient ces pustules furent enlevées par le rasoir. Dès ce moment il en parut beaucoup d'autres, et en huit jours, elles environnèrent toute la houppe du menton, et se grouppèrent sur cette partie. Aujourd'hui cette Dartre est formée par trente ou quarante petites pustules, plus ou moins grosses, tantôt rapprochées, tantôt éloignées, ayant pour base une peau maculée, cicatrisée et raboteuse; Chaque petite pustule, après que le pus en est sorti, offre une forme d'entonnoir, dont la partie la plus évasée est rouge et enflammée; les pellicules qui recouvrent ces pustules sont minces; d'une couleur blanche, s'enlèvent facilement. La couleur de la Dartre diffère encore selon que celle-ci est enflammée, sèche ou humide. La matière qu'elle fournit est tantôt un pus blanc, tantôt un pus sanguinolent; d'autres fois, c'est une matière séreuse, roussâtre, très-fétide, dont le malade compare l'odeur à celle des marécages. Par intervalles, le malade éprouve des démangeaisons intolérables, sur-tout quand la Dartre est à son début. Les douleurs sont aussi très-considérables, lorsque le pus est liquide et sans consistance; lorsque les symptômes locaux sont portés à un très-haut degré, il survient une chaleur générale très-forte, l'insomnie et quelquefois la fièvre avec éruption de taches rougeâtres, qui ne s'élèvent guère au-dessus du niveau de la peau, et disparoîssent en partie quand la Dartre du menton est très-humide.

Troisième observation. — L'observation que je vais citer se rapporte à la variété de la Dartre pustuleuse, qu'il convient de désigner sous le nom de Dartre pustuleuse couperose (*Herpes pustulosus gutta-rosea*). Marie Lemercier, âgée de trente-six ans, d'un tempérament sanguin, n'avoit eu d'autre maladie que deux ulcères aux jambes, qui étoient depuis long-temps guéris. Elle perdit son père, et en ressentit un si vif chagrin que ses règles se supprimèrent pour ne plus reparoître. Dès-lors une petite Dartre, qu'elle avoit sur le dos du nez, se répandit sur les pommettes, sur le front et sur le menton ; la peau se tuméfia, devint rugueuse, se masqua de taches rosacées, et prit en un mot tous les caractères de la couperose. Les boutons qui s'y manifestoient, étoient de la grosseur d'une tête d'épingle et contenoient un fluide jaunâtre. Ce fluide, en se desséchant, formoit de légères croûtes grises, et laissoit par dessous la peau très-rouge. Elle éprouvoit des démangeaisons très-vives le soir et même pendant la nuit ; c'est surtout à la suite de ces demangeaisons et de cette chaleür que les boutons étoient plus nombreux.

Quatrième Observation. — Nous avons traité à l'hôpital Saint-Louis une jeune femme, qui avoit un penchant continuel à l'ivrognerie. Cette funeste habitude finit par développer sur une partie de son visage, vers la racine du nez et sur les deux pommettes, une éruption de pustules rouges, peu éloignées les unes des autres ; ces pustules un peu dures, douloureuses, suppuroient avec lenteur, et se terminoient ensuite par une desquammation furfuracée. Les écailles adhéroient néanmoins avec assez de force à la peau. La femme avoit eu plusieurs grossesses, durant lesquelles la couperose augmentoit d'une manière si frappante, qne la face étoit d'une couleur lie de vin. En général, toutes les causes stimulantes tant locales que générales, contribuoient beaucoup à son développement. Les reproches qu'on lui adressoit, les agitations de la crainte, etc. paroissoient redoubler l'éruption.

Cinquième observation. — J'ai fait dessiner à l'hôpital Saint-Louis la tête d'une demoiselle âgée d'environ dix-huit ans, laquelle étoit atteinte d'une Dartre pustuleuse miliaire (*Herpes pustulosus miliaris*). Cette éruption avoit particulièrement son siége sur la partie supérieure et sur les deux parties latérales du front, à l'endroit où commencent les cheveux. Elle étoit composée d'une multitude de très-petits boutons, entourés d'une très-petite aréole rouge et enflammée, surtout quand la jeune malade se grattoit. Les uns étoient isolés, les autres plus rapprochés. La plupart de ces boutons, quand la malade ne se grattoit pas, étoient d'un gris luisant, qui les faisoit absolument ressembler pour la forme à des grains de millet. La demoiselle qui éprouvoit cette affection, étoit forte, vigoureuse et robuste, et n'étoit fatiguée que par les démangeaisons vives qui tourmentoient son front.

Sixième Observation. — Le fait que je vais rapporter est absolument analogue au précédent; mais il est infiniment plus grave. Mademoiselle Hazon, âgée de treize ans, d'un tempérament sanguin et bilieux, ayant les cheveux châtains, nous a présenté l'observation d'une Dartre pustuleuse miliaire, dont les caractères étoient les suivans : la peau offroit une teinte sale; elle étoit rude, et dans quelques parties laissoit tomber des écailles furfuracées, lorsqu'on la frottoit. Mais l'altération la plus remarquable consistoit dans une multitude de petits boutons qu'on observoit au front, aux joues, au menton, mais surtout aux organes de la génération et à la face interne des deux cuisses. Ces boutons, qui étoient rapprochés comme par plaques, excitoient un prurit insupportable. On voyoit à leur sommet des petites vésicules blanches, remplies d'une humeur plus ou moins épaisse et comme puriforme. Depuis deux ans, cette maladie persiste avec une ténacité surprenante.

Septième Observation. — La nommée Jeanne-Marie Boucher, âgée de trente-sept ans, est affectée depuis cinq mois d'une Dartre pustuleuse disséminée (*Herpes pustulosus disseminatus*). Cette femme attribue l'origine de cette maladie à un remède secret qu'un chirurgien lui fit prendre. Aussitôt qu'elle en eût fait usage, elle éprouva une éruption de boutons semés çà et là sur différentes parties du corps, telles que la poitrine, les épaules, le col et le visage. La malade s'étant frottée avec du précipité rouge, les boutons, au lieu de disparoître, devinrent plus gros, plus nombreux, et d'une couleur très-rouge; le nez en étoit recouvert, au point qu'il étoit bosselé et inégal. Ces boutons ne suppuroient qu'après un temps très-long; alors, ils se couvroient d'une écaille blanchâtre, lenticulaire; quand cette écaille étoit tombée, il restoit une tache d'un rouge foncé, qui mettoit beaucoup de temps à se dissiper.

Huitième Observation. — J'ai observé la même variété de Dartre chez le nommé Gonot; cette maladie s'étoit jetée sur toutes les parties de son corps, mais principalement sur son visage. Elle consistoit dans de très-gros boutons disséminés çà et là, et paroissant avoir un siége très-profond dans le systême dermoïde. Nous observâmes en outre que la peau étoit piquetée de petits points noirs, comme si elle avoit

Ils lui donnent quelquefois le titre vulgaire de *Sangle*, de *Feu sacré*, ou de *Feu Saint-Antoine*, etc. Plusieurs d'entre eux la rapportent au genre des Érysipèles ; mais d'autres la classent avec plus de fondement parmi les affections herpétiques. En effet, tous les phénomènes qui constituent sa marche, justifient ce rapprochement. La Dartre phlycténoïde dont il s'agit, se déclare par des vésicules pisiformes, très-prurigineuses, qui se réunissent en corymbe et s'étendent en manière de ceinture depuis l'épine du dos jusqu'à la ligne blanche. Il est très-remarquable, que cette éruption n'occupe constamment qu'un seul côté du corps : du moins les exemples contraires sont-ils rares. Elle rampe tantôt au-dessus, tantôt au-dessous de l'ombilic.

Tableau de la Dartre phlycténoïde.

CCVI. La Dartre dont je vais tracer la description, avoit été improprement désignée par quelques auteurs sous le nom de Dartre *miliaire;* car les phlyctènes ou vésicules qui la forment, ne ressemblent guère à des grains de millet que dans les premiers jours de son développement. J'ai préféré en conséquence la qualifier, d'après la nature de l'éruption qui domine sur la peau. Je pense aussi qu'on a fort mal-à-propos séparé de cette espèce plusieurs variétés qui s'y rapportent. C'est ainsi, par exemple, que le Zoster des Pathologistes appartient manifestement à la Dartre phlycténoïde, et ne doit plus être classé dans le genre des Érysipèles, dont il diffère essentiellement par ses phénomènes.

Cette affection herpétique offre ce caractère particulier, qu'elle est presque toujours accompagnée d'une fièvre plus ou moins violente. Mais cette fièvre qui suit l'éruption, ne se manifeste que par intervalles; c'est en quelque sorte un accident symptomatique; aussi la Dartre phlycténoïde dure-t-elle quelquefois plusieurs années.

Lorsque cette éruption se déclare, on voit naître çà et là sur la peau des boutons rouges et douloureux, qui se convertissent en petites ampoules pleines d'une sérosité limpide et transparente, laquelle a souvent la couleur d'un jaune paille. Ces vésicules affectent tantôt une figure sphérique, tantôt une figure parfaitement ronde. Il en est qui présentent la forme d'une amande divisée dans sa longueur. J'en ai vu à l'hôpital Saint-Louis qui étoient circulaires et ombiliquées comme des grains de vaccine. Quand elles sont très-considérables par leur volume, elles ressemblent à des bulles de savon, ou à ces vésicules que produit l'application de l'eau bouillante sur les tégumens. Les épispastiques produisent des effets analogues.

La disposition des phlyctènes sur la peau est aussi variable que leur situation. Tantôt elles sont séparées et très-distantes les unes des autres; tantôt elles se touchent par leurs bords. Lorsqu'elles se confondent et occupent de cette manière l'universalité de la peau, elles constituent une variété que je désigne sous le titre de Dartre phlycténoïde confluente (*Herpes phlyctenoïdes confluens*). Combien de fois ne voit-on pas cet exanthême se propager dans l'intérieur de la bouche, de l'œsophage, de l'estomac et du conduit intestinal!

La Dartre phlycténoïde ne produit pas toujours des ravages aussi étendus; on peut même dire que le plus souvent, elle n'attaque qu'une seule partie du corps. Elle forme ordinairement une sorte de bande ou de ceinture autour de l'un des reins, en serpentant depuis la colonne épinière jusqu'à la ligne blanche; c'est alors que le nom de *Zona* ou de *Zoster* lui est généralement donné par les praticiens. Je l'ai indiquée dans cet ouvrage sous celui de Dartre phlycténoïde zoniforme. (*Herpes phlyctenoïdes zonœformis*). Des auteurs prétendent qu'elle fait quelquefois le tour du corps, d'où résulte alors un cercle complet. Je n'ai jamais été témoin de ce cas, qui doit être excessivement rare, et qu'on assure être constamment mortel; mais j'ai vu des éruptions phlycténoïdes entourer le col comme une cravatte, s'étaler en larges plaques sur le cuir chevelu, sur le front, sur le visage, sur la poitrine, s'étendre comme un ruban le long des bras et des cuisses, etc.

Si l'on suit la marche des boutons vésiculeux, on voit que la sérosité qu'ils contiennent, devient trouble, opaque, et qu'elle acquiert plus de consistance: bientôt ces boutons se rompent spontanément, ou s'affaissent en formant des plis et des rides sur la peau. J'ai souvent essayé d'ouvrir avec des ciseaux ces phlyctènes qui n'ont point d'aréole inflammatoire, comme la plupart des autres exanthêmes: la matière ichoreuse s'échappoit, sans que les malades éprouvassent la moindre douleur ; quand je me servois d'une aiguille assez fine, les ampoules se vidoient très-difficilement, et bientôt une quantité nouvelle de fluide s'y accumuloit, en sorte que nous les trouvions de nouveau remplies.

Les vésicules ne se montrent point simultanément sur toute la surface de la peau; elles se succèdent, pour ainsi dire, les unes aux autres, et leur exsiccation s'opère également d'une manière progressive. Lorsque le travail de la suppuration est terminé, elles changent de couleur; elles deviennent d'un rouge noirâtre, et se changent en écailles ou en croûtes légères, qui sont plus ou moins adhérentes aux tégumens: elles offrent quelquefois l'aspect de plusieurs brûlures, qu'on auroit opérées avec un charbon ardent.

La Dartre phlycténoïde se manifeste avec des démangeaisons aigües et brûlantes. Ces démangeaisons surviennent comme des crises, et durent plusieurs heures. Quelquefois, ce sont des élancemens difficiles à décrire. J'interrogeois un malade sur le genre de prurit dont il étoit affecté. Il croyoit, disoit-il, être couché sur un porc-épic, dont les pointes traversoient ses chairs. Ce même individu ne pouvoit approcher ses mains du siége du mal, à cause de la trop vive sensibilité des papilles cutanées. Alors il lui étoit impossible d'appaiser ses démangeaisons autrement qu'avec un linge, dont il se frottoit superficiellement et légèrement la peau. Ceux qui sont atteints de la Zone, se croyent entourés d'une ceinture de feu. Il y avoit à l'hôpital Saint-Louis un ouvrier qui, non moins malheureux que Prométhée, croyoit sentir des vautours affamés qui lui rongeoient les entrailles. Ce phénomène n'étoit point inconnu. *Herpes præcordia exedens:* telle est l'expression énergique de Tulpius.

Ce qu'il y a de déplorable, c'est que les démangeaisons ne disparoissent pas toujours, lorsque l'éruption s'évanouit. J'ai administré des soins à un homme qui étoit radicalement guéri d'une Dartre phlycténoïde, au point qu'on apercevoit à peine sur la peau quelques légères cicatrices. Cependant il a ressenti, pendant près de huit mois, des cuissons intolérables dans les mêmes parties où existoient auparavant les boutons vésiculeux. Une jeune dame qui avoit été atteinte de la Dartre phlycténoïde zoniforme, longtemps après sa guérison, éprouvoit encore des douleurs analogues à celles qui s'étoient manifestées dès les premiers temps de l'invasion herpétique sur l'hypocondre droit.

Cette affection est sujette à de très-fréquentes récidives. On la voit reparoître, comme les autres Dartres, à des époques plus ou moins éloignées. Souvent les malades quittent l'hôpital Saint-Louis parfaitement rétablis en apparence ; et quelques mois après, ils reviennent avec les mêmes symptômes et les mêmes souffrances. J'ai vu dans quelques cas, lorsque la Dartre phlycténoïde étoit desséchée, les vésicules se rouvrir, et devenir saignantes, causer de nouveau des élancemens insupportables, comme s'il y avoit dans la peau une multitude d'épingles. Il semble impossible dans certaines circonstances, d'assigner un terme à cette maladie cruelle; elle renaît en quelque sorte de ses propres cendres.

La Dartre phlycténoïde ou vésiculeuse conduit fréquemment à la mort, lorsqu'elle devient confluente, et qu'elle envahit tout le système des tégumens; principalement, si elle n'épargne point la membrane muqueuse qui revêt l'intérieur du tube alimentaire. Mais lorsqu'elle n'est que partielle, et qu'elle se borne à une partie du corps, il est rare qu'elle soit dangereuse.

L'éruption herpétique est quelquefois si universellement répandue, que les individus qui en sont frappés perdent la faculté de se mouvoir. Toutes leurs fonctions sont embarrassées : aux douleurs locales, viennent se joindre des souffrances intérieures qui sont d'une violence excessive, des anxiétés, des mouvemens spasmodiques, de fréquentes défaillances. Du reste, les symptômes qui se manifestent, sont absolument analogues à la direction que prend le virus herpétique. S'il se porte vers la tête, il y a céphalalgie, délire, et un affreux tintement d'oreilles; s'il gagne la poitrine, il y a des palpitations, et une gêne continuelle dans la respiration; enfin, s'il s'étend jusqu'aux intestins, il survient un sentiment de tension et de brûlure dans l'abdomen et dans les aines; les malades sont épuisés par une diarrhée colliquative, etc. C'est alors que les urines sont rouges et très-enflammées.

Parlerai-je des ulcérations produites par la Dartre phlycténoïde? Elles rendent une sérosité noire et sanieuse: presque toujours elles sont superficielles.

Cependant la Dartre rampe dans l'intérieur du corps. J'ai observé qu'elle suscitoit une toux opiniâtre, et l'expectoration de quelques crachats purulens. Pourquoi faut-il que, dans cette déplorable circonstance, la déglutition devienne parfois laborieuse et presqu'impossible? Ce phénomène s'est présenté à moi dans l'hôpital Saint-Louis. D'autres praticiens ont vu la gangrène suivre l'éruption de cet horrible exanthême, provoquer la chûte des phalanges, et causer d'affreux ravages sur tous les membres.

C'est à cause de ces funestes effets, que certains auteurs représentent la Dartre phlycténoïde avec des couleurs si redoutables, qu'ils ont comparé cette éruption aux éruptions pestilentielles. Ce qu'il y a de très-remarquable, c'est que les symptômes fébriles, qui lui servent de cortége, ne sont pas ce qui constitue le danger de la maladie. On a vu des malades succomber par la seule violence des phlyctènes, qui se multipliant à l'infini, déchiroient universellement l'épiderme, et le couvroient de plaies livides et noirâtres.

Observations relatives à la Dartre phlycténoïde.

CCVII. *Première Observation.* — J'ai fait graver la tête de la femme qui fait le sujet de notre première observation. Anne Brundomy étoit âgée de cinquante-sept ans, lorsqu'elle se présenta à l'hôpital Saint-Louis pour y recevoir nos soins. Elle avoit éprouvé peu d'accidens pendant le cours de sa vie; mais elle essuya un vif chagrin par la perte d'un époux qui avoit toujours été l'objet de ses plus tendres affections. Un jour, après avoir éprouvé quelque embarras dans les voies digestives, elle fut prise spontanément d'une éruption vésiculeuse, qui s'étendit insensiblement à tout le système des tégumens. Ces vésicules étoient ovales; elles se multiplièrent si rapidement, qu'elles devinrent bientôt confluentes: elles n'étoient d'ailleurs environnées d'aucune aréole inflammatoire. Interrogée sur le genre de douleur qu'elle éprouvoit, la malade nous disoit être en proie à un sentiment général de brûlure et de cuisson qu'elle pouvoit à peine supporter. L'éruption fit peu-à-peu des progrès funestes. Des phlyctènes se formèrent sur la membrane muqueuse de la bouche, de l'œsophage, et de tout le tube intestinal. Il lui sembloit, disoit-elle alors, que des charbons ardens rouloient dans ses entrailles. La malade resta près de dix-neuf mois dans ce triste état. Enfin, durant les quinze jours qui précédèrent sa mort, elle fut en proie aux accidens les plus pressans d'une fièvre adynamique continue. Son visage étoit décomposé; sa langue sèche et couverte de croûtes, étoit dans certains endroits ulcérée, et présentoit dans d'autres de petites ampoules remplies d'un fluide grisâtre. Les dents étoient fuligineuses, l'haleine très-fétide. A ces accidens, se joignoient un pouls fréquent et dur, une tension de ventre qui étoit très-sensible, et un délire violent et continuel pendant les nuits. La veille du jour où elle expira, les selles étoient abondantes et involontaires, et la respiration étoit très-gênée.

Deuxième Observation. — Il y avoit à l'hôpital Saint-Louis, un commissionnaire, nommé Pierre Roger, lequel étoit âgé d'environ soixante ans. Il fut attaqué d'une Dartre phlycténoïde. Elle se montra sous la forme de pustules séparées, et de la grosseur d'une noisette, sur le moignon, ainsi que sur les parties antérieures et postérieures de l'épaule droite, à la manière d'une écharpe. Le côté interne du bras en étoit également affecté. On en voyoit aussi sur le col et sur le cuir chevelu. Ces vésicules, remplies d'un fluide transparent, s'affaissoient en se ridant, ou se crevoient spontanément, et laissoient le tissu réticulaire à nud. Quelques jours après le desséchement de l'éruption, la peau présentoit des maculatures rougeâtres, comme si on l'eût brûlée avec le feu ou avec l'acide nitrique concentré. Les démangeaisons ne furent pas très-vives; mais il y avoit sur toute la peau un sentiment de tension très-incommode. J'observai encore qu'il survint un flux de sang par le rectum. Cet homme avoit été exposé très-long-temps aux vicissitudes des saisons, et dans l'état de détresse où il se trouvoit, il n'avoit pu se procurer même les choses les plus nécessaires.

Troisième Observation. — Nous avons observé la Dartre phlycténoïde zoniforme chez le nommé Jean-François Lecler, âgé de cinquante-huit ans, qui faisoit l'office d'infirmier dans les salles de l'hôpital Saint-Louis. Il fut attaqué, dans le mois de juillet, des premiers symptômes qui appartiennent à cette variété. Il éprouva des démangeaisons très-vives vers la région lombaire. Plusieurs vésicules se manifestèrent sur cette région; il s'en forma d'autres autour de l'ombilic, et sur les fausses côtes du flanc droit. Elles s'accrurent, et devinrent très-saillantes. En se réunissant à d'autres, elles formèrent des plaques peu étendues. Le peau étoit très-rouge et très enflammée. La malade y ressentoit des douleurs lancinantes qui l'empêchoient de dormir. Dans le commencement, les vésicules étoient tendues, très-élevées, transparentes, et contenoient un fluide séreux; ensuite elles devinrent jaunâtres et le fluide plus épais; elles finirent par se dessécher; mais la place qu'elles occupoient, est constamment engorgée; elle offre des maculatures d'un rouge foncé, qu'on croiroit indélébiles.

Quatrième Observation. — Autre exemple de la même variété. J'ai observé la Zone chez une jeune dame, qui a bien voulu permettre qu'on dessinât, avec la plus sévère exactitude, le genre d'éruption dont elle étoit atteinte. Cette Zone étoit composée de petites vésicules plus ou moins rapprochées, qui se remplissoient d'une sérosité ichoreuse. L'exanthême alloit en montant, depuis l'ombilic jusqu'au milieu de la colonne épinière. La malade souffroit des crampes intolérables à la région épigastrique, et les effets de la brûlure dans toute leur énergie. La langue étoit chargée, et la malade n'avoit aucune appétence pour les alimens. Le sommeil étoit interrompu. Ce qu'il y avoit de remarquable, c'est que les glandes des aisselles et des aines étoient un peu engorgées. Les boutons vésiculeux étoient dispersés par plaques, et il y avoit entre ces plaques des intervalles libres. Croira-t-on que depuis deux années cette Dartre n'a cessé de reparoître au renouvellement de toutes les saisons, et qu'alors même que les phlyctènes s'évanouissent, la malade est en proie aux douleurs les plus cuisantes, qui suivent absolument le trajet de la ceinture dartreuse ?

Cinquième Observation. — L'observation que je vais rapporter est intéressante, à cause de la forme particulière des vésicules, qui étoient entièrement circulaires, quoique dépourvues d'aréole inflammatoire. Louis Boucher, âgé de quinze ans, n'avoit jamais éprouvé aucune maladie cutanée. Il fut pris soudainement à la jambe d'une démangeaison dévorante, accompagnée de l'éruption de quelques boutons rouges enflammés et douloureux. La fièvre se déclara, et l'éruption marcha avec rapidité. A ces premiers boutons, il en succéda d'autres remplis d'une sérosité épaisse. En même temps, il se manifesta des phlyctènes non ovales, mais très-régulièrement arrondies, sans aréole inflammatoire, pleines d'une sérosité grisâtre, bien moins épaisse que celle des boutons. Leur apparition étoit annoncée par des douleurs semblables à celles que produiroient des brûlures ou un fort tiraillement. Les vésicules se conservèrent pendant une semaine, au bout de laquelle toutes sans exception s'étoient vidées de leur sérosité. Tous les jours, les bras, les cuisses, le tronc, la face, se couvroient de marques rougeâtres, circonscrites, mais irrégulièrement dispersées, et séparées à une grande distance les unes des autres. C'est à l'endroit de ces plaques que se développoient de nouvelles phlyctènes, qui suivoient absolument la même marche que les premières. L'épiderme, soulevé par le fluide, lui donnoit issue en se crevant, se ridoit, s'affaissoit, et restoit collé à la peau, par l'exsudation de la surface enflammée, comme il arriveroit à la cloche d'un vésicatoire exposé à l'air libre. J'ai déjà parlé de plusieurs petits boutons qui se manifestoient dans les intervalles des phlyctènes. Ils étoient remplis d'une humeur blanchâtre, épaisse et puriforme. Ils étoient déprimés dans leur centre, et bordés d'une petite ligne rouge. Ils se desséchoient, et étoient remplacés par une petite croûte brune et rugueuse; ce qui les faisoit ressembler à des grains de petite-vérole. Cette maladie n'a duré qu'un mois; mais le jeune malade a éprouvé souvent ce genre d'éruption.

Sixième Observation. — Souvent la Dartre phlycténoïde se termine par des boutons phlegmoneux, surtout chez les indigens et chez tous ceux qui sont affoiblis par la cachexie scorbutique. Mais un tel accident n'est qu'un phénomène consécutif de l'éruption principale. Dans l'hôpital Saint-Louis, nous avons donné des soins à Geneviève Budot, brodeuse de profession, âgée de vingt-quatre ans, née de parens très-mal sains. Elle n'éprouvoit pourtant elle-même aucune altération dans sa santé, si ce n'est qu'elle étoit fort sujette aux fleurs-blanches. Trois ou quatre fois durant le cours de l'année, elle étoit attaquée d'une fièvre qui persistoit pendant sept ou huit jours, et qui étoit suivie d'une éruption de phlyctènes, d'abord aux seins, ensui à la partie supérieure des épaules, ainsi qu'à u partie des deux bras. L'humeur contenue dans l phlyctènes étoit d'un clair jaunâtre. La Dartre pa couroit ses périodes ordinaires, et par suite il su venoit une quantité énorme de clous ou furoncle disséminés sur toutes les parties du corps, se succ dant les uns aux autres durant l'espace de six s maines. Ces furoncles ne paroissoient pas dans tout les rechûtes qu'éprouvoit la malade. La cause pr sumée de ces divers phénomènes morbifiques, tend à des chagrins très-prolongés.

CCVIII. J'aurois pu fournir un plus grand nom bre d'observations. Quoique cette Dartre soit gén ralement moins fréquente que les espèces précéden ment décrites, j'en ai vu pourtant des exemples trè variés à l'hôpital Saint-Louis. Quand on considè avec quelque attention sa marche et ses phénomè nes, on trouve qu'elle a des rapports d'analogie trè marqués avec la crustacée flavescente (*Herpes crus taceus flavescens*). Il est vrai que le genre de l'érup tion n'est pas le même : sur l'une, il se manifeste de croûtes; sur l'autre, des vésicules. Mais toutes le deux offrent le même caractère d'inflammation, l même genre de sensation; toutes les deux impri ment à la peau un aspect érysipélateux, etc.

ESPECE SEPTIEME.

DARTRE ÉRYTHÉMOÏDE. *HERPES erythemoïdes* (1).

Dartre se manifestant sur une ou plusieurs parties des tégumens, par des élevures rouges et enflammées. Ces élevures, produites par le gonflement du tissu cutané, se terminent à la longue par de légères exfoliations de l'épiderme, analogues à celles de l'érythême.

Obs. La Dartre érythémoïde contient peut-être des variétés que l'observation n'a pu encore découvrir. J'ai rempli l'objet le plus important, qui étoit de signaler d'abord aux yeux des praticiens les vrais caractères de cette espèce. Pourroit-on lui rapporter cette éruption singulière, qui forme çà et là des élevures rougeâtres et comme bullées, semblables aux vésicules plates que fait naître sur la peau la percussion opérée avec des orties? Dans ce cas, on la désigneroit sous le nom d'*Herpes erythemoïdes urticatus*. Ces élevures se montrent surtout en très-grande quantite sur la peau, lorsqu'on la gratte avec force: elles y occasionnent une démangeaison brûlante. Toute cause irritante, comme, par exemple, la chaleur de l'atmosphère, des alimens salés, ou des liqueurs spiritueuses, etc., peuvent causer leur développement. Elles sont d'une grandeur très-variable. Il en est qui ne surpassent point une grosse tête d'épingle, d'autres qui égalent une pièce de monnoie de dix sols: les unes sont blanches; on les prendroit pour des vésicules: d'autres enfin sont uniformément rosées dès l'instant de leur apparition. Elles paroissent brusquement

---

(1) Consultez la planche XXV, de mon ouvrage in-folio, sur les Maladies de la Peau, observées à l'hôpital Saint-Louis.

et cessent de même : alors la peau n'est plus tuméfiée mais on n'y voit ni exsudation, ni desquammation. Cependant cet exanthême peut durer long-temps ; car les élevures ou saillies cutanées, ne s'évanouissent sur une partie du corps que pour se porter sur une autre, etc.

Tableau de la Dartre érythémoïde

CCIX. Cette affection a dû être rarement observée, puisqu'elle ne figure encore dans aucun cadre nosologique. Cependant Vogel paroît l'avoir connue. En effet, cet auteur fait mention d'une maladie qui se déclare par des plaques d'un rouge foncé lesquelles sont ardentes et prurigineuses. Elles viennent avec ou sans fièvre. Elles sont accompagnées de douleurs vagues dans la tête ou dans les épaules ensuite, ces plaques pâlissent, et se terminent par une desquammation légère, etc.

Je reconnois dans ce tableau la plupart des phénomènes qui sont propres à l'espèce que je décris Ce sont pareillement des taches rouges, isolées, qui s'étalent sur le dos des mains, sur le visage, sur la poitrine, etc. ; ces taches laissent entr'elles des intervalles où la peau est parfaitement saine et naturelle. On croiroit, au premier aspect, que le malade a été piqué par des insectes vénéneux, tels que les cousins, les frêlons, les abeilles, etc.

Dans tous les endroits affectés, la peau s'irrite et se tuméfie ; après quelques jours, lorsque l'état inflammatoire diminue, elle se ride ou se gerce en s'affaisant. Elle étoit d'abord d'un rouge cinabre ; mais ensuite, elle prend une teinte bleuâtre ou violacée, quelquefois jaunâtre; enfin, son épiderme s'exfolie légèrement.

Les malades éprouvent des picottemens légers et superficiels, analogues à ceux que feroit éprouver l'application d'un eau âcre ou saline sur une plaie, un sentiment de gêne et de roideur, une sorte de fourmillement, etc. Lorsqu'il y a de la fièvre, la tête est affectée d'une douleur gravative, etc.

Cette Dartre a beaucoup d'analogie avec la Dartre phlycténoïde, relativement à la marche des phénomènes. Toutes les deux parcourent leurs périodes, tantôt en peu de jours, tantôt en plusieurs mois. Toutes les deux semblent former une affection intermédiaire entre les Dartres et les exanthêmes aigus.

Observations relatives à la Dartre érythémoïde.

CCX. *Première Observation.* — Etienne Maugeon, papetier, âgé de trente-cinq ans, du département de Seine-et-Oise, doué d'un tempérament sanguin, d'une constitution robuste, ayant les cheveux et les sourcils châtains, les yeux bleus, vint à l'Hôpital Saint-Louis dans le mois de janvier 1806. Il nous dit avoir éprouvé plusieurs maladies dans sa jeunesse. Ses parens ne jouissoient pas d'une bonne santé. Sa sœur avoit des Dartres. Sa mère étoit morte assez jeune par le vice scrophuleux, porté au plus haut degré. Il avoit déjà été atteint lui-même deux fois d'une éruption semblable à celle que nous allons décrire. Voici quels furent ses principaux phénomènes, lorsque nous eûmes l'occasion de l'observer.

Les mains furent d'abord attaquées, puis les jambes, puis la partie antérieure du sternum. La conjonctive s'injecta; mais principalement le côté qui correspond à la caroncule lacrymale. C'est particulièrement sur les mains et sur les doigts que la maladie se montra avec ses symptômes particuliers. La peau étoit d'un rouge amaranthe, mêlé de quelques teintes légèrement violacées. On voyoit, au milieu de ces plaques irrégulières, quelques intervalles des tégumens, qui étoient parfaitement sains, et qui conservoient leur couleur naturelle. Le malade y ressentoit des petites douleurs cuisantes, comme si ses mains avoient été plongées dans une forte dissolution saline. On eût dit, à leur aspect enflammé, qu'elles avoient été vivement mordues par des cousins, ou vivement piquées par l'aiguillon des frêlons ou des abeilles. Cette affection cutanée ne fournissoit ni croûtes ni écailles. Lorsqu'elle étoit parvenue à son plus haut degré d'accroissement, la peau paroissoit tendue, gonflée et luisante. Mais au déclin de l'inflammation, elle s'affaissoit et se ridoit, en prenant une teinte bleuâtre. Je questionnai le malade sur le genre de sensation qu'il éprouvoit : il me dit alors ressentir une sorte de fourmillement dans les doigts, une espèce de *travail* : c'étoit-là son expression. Enfin, quelque temps après, l'épiderme se soulevoit et se détachoit par lambeaux. Les tégumens ne tardoient pas à recouvrer leur état ordinaire.

Deuxième Observation. — La nommée Marguerite Ancelin, âgée de trente ans, marchande de fruits, eut une vive dispute avec son mari, à la suite de laquelle des hémorroïdes se manifestèrent. Deux jours après, de petites élevures rougeâtres parurent aux aines, sur les mains, les avant-bras, autour du col et sur le visage. En se déclarant, elles firent éprouver un sentiment de démangeaison à la malade. Le lendemain, ces élevures s'étoient élargies, étoient plus saillantes que la veille, et faisoient éprouver une cuisson violente; bientôt elles se réunirent et formèrent des plaques d'un rouge violet. Sur la main gauche et sur l'avant-bras du même côté, ces élevures, par leur rapprochement et par leur réunion, formèrent des tumeurs qui, par leur couleur et leur dureté, ressembloient assez bien à celles que produiroient des piqûres d'abeilles. Un sentiment de brûlure qu'éprouvoit la malade, l'empêchoit de dormir. L'éruption alla en augmentant pendant six à sept jours; souvent elle occasionnoit un léger accès de fièvre. Il est digne de remarquer que cette femme avoit les cheveux châtains et les yeux bleus, comme l'individu de l'observation précédente. Elle étoit sujette à des fleurs-blanches, qui diminuèrent un peu par l'effet de l'éruption cutanée dont nous parlons. D'ailleurs, la terminaison de l'exanthême s'effectua comme nous l'avons indiqué plus haut.

CCXI. Si on lit, avec quelque attention, les faits relatifs aux deux dernières espèces que je viens de décrire, on sera tenté de les renvoyer, soit à l'érysipèle, soit à l'érythême. En effet, une affinité frappante semble les lier à ces éruptions aiguës, aussi bien qu'au genre des Dartres. Il faut en convenir : on éprouvera toujours quelqu'embarras pour classer ces affections intermédiaires, à moins que les Nosographes ne se déterminent à en faire un genre particulier. Cependant j'ai cru apercevoir que ces deux maladies se rapprochent des maladies herpétiques par un plus grand nombre de traits d'affinité. En effet, quoique chaque phlyctène, considérée en particulier, observe une marche rapide, néanmoins l'ensemble de la maladie suit une marche chronique. J'ai vu des vésicules naître et se succéder pendant près de dix-neuf mois, chez une malheureuse femme, dont j'ai déjà cité l'observation, et qui termina ses jours par le progrès de ce douloureux exanthême.

SECONDE SECTION.

Des Faits relatifs à l'histoire générale des Dartres.

CCXII. Nous venons d'exposer, avec l'exactitude la plus sévère, les phénomènes particuliers qui servent à établir et à fixer d'une manière irrévocable les caractères distinctifs des Dartres. Rassemblons maintenant les faits qui sont communs à toutes les espèces. Par cette méthode, nous parviendrons à compléter la théorie d'un genre d'affection qui s'étend chaque jour davantage chez l'espèce humaine, et qui est, en quelque sorte, devenu vulgaire à cause de sa fréquence et de l'universalité de ses ravages. Une matière aussi importante est loin d'avoir été encore convenablement débrouillée, quoique tant d'auteurs s'en soient occupés.

ARTICLE PREMIER.

Des Phénomènes généraux qui caractérisent la marche des Dartres.

CCXIII. Les Pathologistes indiquent ordinairement, sous le nom général de *Dartres*, des phlegmasies cutanées qui affectent le plus souvent une marche chronique, et qui s'offrent à l'observation sous une multitude de formes diverses. Lorsqu'elles commencent à se manifester, on aperçoit sur la peau un assemblage de petits boutons rouges, abondans, épars ou réunis, dont l'apparition est annoncée par un sentiment de tension très-incommode, ou d'un prurit plus ou moins violent.

CCXIV. Bientôt ces boutons, d'où suinte une humeur ichoreuse, se convertissent en légères écailles farineuses, ou en larges exfoliations épidermoïques. Quelquefois, ce sont des croûtes épaisses qui couvrent le siége du mal : quelquefois aussi, la matière de la suppuration agit sur l'appareil tégumentaire, en le corrodant. Dans certains cas, ce sont des pustules qui s'élèvent et se maintiennent avec leur forme primitive, jusqu'à leur entière dessication ; dans d'autres cas, ce sont des phlyctènes ou vésicules remplies d'un fluide séreux et transparent, qui naissent et s'éteignent avec la rapidité de l'érysipèle. Enfin, il est de ces affections dans lesquelles la peau rougit, se tuméfie, et simule tous les phénomènes de l'érythême, etc.

CCXV. La fièvre accompagne rarement ces exanthêmes opiniâtres, à moins qu'une irritation extraordinaire ne survienne dans le systême dermoïde ; c'est ce qui fait que leurs périodes s'écoulent avec tant de lenteur : *Herpes affectus diuturnus est, et longo tempore senescens*, dit Hafenreffer. J'excepterai néanmoins les deux dernières espèces que j'ai décrites. Mais cette fièvre concomitante n'a pas constamment un caractère aigu ; elle se prolonge quelquefois pendant un temps très-considérable.

CCXVI. Les Dartres se dessinent ordinairement

sur le système dermoïde par des plaques ou éruptions arrondies ; et ce phénomène est digne de remarque. Les unes forment des cercles réguliers ; plusieurs sont ovales ou semi-lunaires : on en voit qui représentent des triangles, des crochets, et autres figures bizarres propres à étonner les observateurs. On distinguoit sur la peau d'une jeune femme que l'on traitoit à l'hôpital Saint-Louis, d'une Dartre furfuracée *(Herpes furfuraceus circinatus)*, des chiffres si bien imités, qu'ils faisoient une illusion complète à tous les regards.

CCXVII. Un caractère non moins frappant des différentes espèces de Dartres, est de s'étendre en exécutant une sorte de mouvement de reptation sur la périphérie du corps vivant. De-là sont dérivées les expressions diverses auxquelles on a eu recours pour les qualifier : *herpes, serpigo, serpentia ulcera,* etc. On a voulu indiquer par ces dénominations énergiques la marche sinueuse de ces phlegmasies cutanées qui ont quelque analogie avec celle des reptiles.

CCXVIII. Quoique les Dartres puissent atteindre indistinctement toutes les parties de nos tégumens, chaque espèce paroît néanmoins occuper un siége d'élection aussitôt qu'elle se développe. La Dartre furfuracée attaque de préférence le voisinage des articulations, la face externe des bras et des cuisses ; enfin, les endroits contigus aux grandes aponévroses. La Dartre squammeuse s'établit, au contraire, sur la face interne des extrémités supérieures et inférieures, dans le pli des coudes et des genoux, dans les oreilles ou près du vagin, non loin des organes où s'opère naturellement quelque suintement ou quelque secrétion. On trouve communément la Dartre crustacée sur le tissu graisseux des joues. La rongeante dévore les lèvres, les ailes et la cloison moyenne du nez. La pustuleuse tourmente pour l'ordinaire le menton, le front, le derrière des épaules. La phlycténoïde s'élargit en bande circulaire autour de l'un ou de l'autre hypocondre, ou s'étale en larges plaques sur le dos, etc. Enfin, l'érythémoïde irrite le dos des mains, le visage, la région sternale, etc.

CCXIX. Toutefois, les Dartres, par une suite nécessaire de leur génie mobile et fugace, peuvent disparoître spontanément, pour se remontrer ensuite sur un siége différent: ce sont les furfuracées qui manifestent principalement ce phénomène d'inconstance et de variabilité. Nous en avons observé une à l'hôpital Saint-Louis, qui changeoit de place pour la sixième fois. Quoique la Dartre rongeante ait en général plus de fixité que les autres espèces, on la voit néanmoins dans quelques circonstances (sur-tout lorsqu'elle est entretenue par une cause scrophuleuse), parcourir en rampant la peau de la face, du col, etc. Elle constitue alors un foyer d'irritation, qu'elle transporte successivement sur plusieurs endroits, et avec lequel elle finit par usurper un grand espace.

CCXX. Souvent les ravages des Dartres sont si étendus, que toute la peau se trouve infectée: quelquefois même elles font tomber les cheveux ou en altèrent la couleur. Il est des malades qui sont devenus entièrement chauves par le progrès extraordinaire de ce genre d'affection. Croira-t-on que les Dartres se propagent dans certains cas jusques sous les ongles, et en provoquent la chute? C'est dans cet envahissement universel de l'enveloppe tégumentaire, que le derme contracte un endurcissement qui provient de la perte totale des forces vitales. Dans d'autres circonstances, la peau s'amincit à un point difficile à décrire, se resserre et simule à s'y méprendre, les ravages de la brûlure, ensorte que les malades peuvent à peine mouvoir leurs membres et leurs articulations, etc. La fonction des exhalans est bientôt interrompue, et l'on conçoit sans peine quelles suites fâcheuses doivent résulter d'un accident aussi triste et aussi déplorable.

CCXXI. Nous avons déjà dit que les Dartres étoient formées par un assemblage de petits boutons prurigineux, d'où s'échappoit une humeur ichoreuse ou purulente. Cette humeur est quelquefois si abondante, que tous les linges dont les malades sont recouverts, en sont totalement imbibés, et que tout le corps est, pour ainsi dire, dans une suppuration universelle. Cette suppuration est d'une odeur fétide et nauséabonde, qui a beaucoup d'analogie avec celle du bois pourri et vermoulu. Tous les Praticiens savent combien il importe de ne point tarir trop vîte la source de ce suintement, qui a un but manifestement salutaire dans le plan curatif de la nature.

CCXXII. Ces éruptions diverses que nous avons décrites plus haut, et qui établissent les caractères spécifiques des Dartres, excitent toujours sur la peau des démangeaisons très-variées, selon l'intensité de leurs effets, les époques et les progrès de leur accroissement. Ces démangeaisons sont très-modérées ou très-violentes, selon le siége de l'affection, et selon que les nerfs sont distribués en plus ou moins grande quantité dans la partie qui en est affectée. C'est ainsi que dans les Dartres furfuracées, le prurit est presque nul, parce que les papilles de la peau y sont très-peu intéressées; il est plus vif dans la Dartre squammeuse et la Dartre pustuleuse, parce que la peau s'y trouve atteinte de plusieurs points particuliers d'inflammation, et que les tégumens sont arrosés d'une matière ichoreuse et acrimonieuse, qui bouche de toutes parts les tubes excrétoires de la transpiration. Il est plus obtus dans la Dartre rongeante, parce que le siége de la maladie est plus profondément situé, etc. Les observations particulières que j'ai rapportées, démontrent assez à quel genre de tourmens les malades sont exposés. Ces assauts du prurit viennent par accès dans certaines saisons ou dans certains momens de la journée. Alors les malades ne sont plus les maîtres de modérer l'impulsion involontaire qui les entraîne. ils se grattent jusqu'à se déchirer les tégumens avec leurs ongles. Quelquefois il n'y a qu'une seule partie du corps qui soit en souffrance; mais quelquefois aussi, tout le système dermoïde est en proie à des cuissons dévorantes. Les uns ont la sensation d'un brasier qui les consume; d'autres éprouvent des élancemens semblables à ceux que causeroient des aiguilles enfoncées dans les chairs; plusieurs se croient tourmentés par des insectes, etc. Il est inutile de rappeler ici tous les détails déjà exposés dans les observations particulières que j'ai recueillies. Tandis que la surface des tégumens est ainsi en proie à d'affreuses douleurs, le calme règne dans les fonctions intérieures. En effet, les dartreux que l'on traite à l'hôpital Saint-Louis, ne cessent de dire que *tout leur mal est à la peau;* et ils manifestent un appétit pour les alimens, qui est quelquefois insatiable. Toutes leurs fonctions s'exécutent avec une régularité extrême. Aucune excrétion n'est troublée, hormis celle de l'exhalation. On sait qu'ils ont un violent penchant pour le coït, etc.

CCXXIII. Dans toutes les espèces de Dartres, la peau est frappée d'un caractère d'inflammation, qui mérite une attention particulière. Il y a dans la partie qui sert de base à la maladie, une exaltation morbifique des propriétés vitales, et tous les symptômes d'une phlegmasie plus opiniâtre et plus lente que dans les maladies aiguës. La peau est d'un rouge foncé et permanent dans la plupart des espèces; ce qui leur a fait donner le nom vulgaire de *Dartres vives,* comme pour le distinguer de quelques autres affections herpétiques, dans lesquelles la peau n'offre point cette intensité de couleur. Le phénomène de cette rougeur s'observe principalement dans les Dartres squammeuses.

CCXXIV. Malheureusement les ravages des

Dartres ne se bornent point à la peau. Ces éruptions funestes rampent aussi sur les membranes muqueuses qui tapissent l'intérieur des fosses nasales, de la bouche, du larynx, etc. Il y avoit à l'hôpital Saint-Louis, une femme qui avoit perdu la faculté de l'odorat par les suites du vice herpétique; long-temps même elle fut privée de la perception des saveurs. Journellement nous voyons ces Dartres se jeter sur les yeux, et altérer diversement ces organes, suivre le trajet du conduit auditif et produire la surdité. Les praticiens remarquent que la vessie en est fréquemment infectée, et cette observation remonte jusqu'à Hippocrate. Chez les femmes, elles s'échappent en quelque sorte par la voie des fleurs-blanches, et il est peu d'organes qui s'imbibent avec plus de facilité de leur virus que la matrice, etc.

CCXXV. C'est encore un phénomène très-ordinaire de voir les Dartres se compliquer de l'engorgement des glandes, soit à la région cervicale, soit aux aisselles, soit aux aines, etc. Alors même, les malades commencent à tomber dans la langueur et la mélancolie. Quelquefois ils sont minés par une fièvre qui est, pour ainsi dire, imperceptible. Les digestions sont laborieuses; les voies intestinales se remplissent de vents; le sommeil est pénible et souvent interrompu. Presque toujours les dartreux se plaignent d'un accablement extrême, d'une sorte de somnolence, etc.

CCXXVI. A mesure que le vice herpétique fait des progrès, il survient un état de maigreur considérable. Le foie et la rate se tuméfient, et lorsqu'on touche le ventre, les malades se plaignent d'une vive douleur. Chez certains individus, les extrémités inférieures s'enflent, tandis que chez d'autres elles sont extraordinairement émaciées. Nous en avons vu qui étoient fatigués par une toux opiniâtre, à la suite de laquelle survenoit une légère expectoration de matière muqueuse. D'autres éprouvoient une telle anxiété dans la poitrine, qu'ils redoutoient la suffocation. Toute leur peau se résolvoit en matière farineuse, et bientôt ils étoient en proie à une véritable consomption herpétique.

CCXXVII. Insensiblement les Dartres arrivent à leur troisième période; les viscères du bas-ventre contractent des obstructions inguérissables. Il peut quelquefois survenir une infiltration générale, dont les effets sont constamment funestes. C'est dans ce triste état que j'ai vu succomber plusieurs malades à l'hôpital Saint-Louis. Il n'y a alors dans l'économie animale aucun viscère, aucune glande, qui ne participe à l'infection. Lorsque nous avons procédé à l'ouverture des cadavres, nous avons fréquemment rencontré dans la cavité abdominale des indurations qui avoient presque acquis une consistance stéatomateuse. D'autres observateurs ont eu l'occasion de faire des remarques analogues.

CCXXVIII. Il est assez ordinaire de voir disparoître tous les caractères extérieurs de l'affection herpétique, sans que cette affection diminue d'intensité et d'énergie. Il arrive même dans ces sortes de cas des altérations particulières du système nerveux, dont les Nosographes ne font aucune mention. Ce désastre a lieu principalement, lorsque les Dartres ont été répercutées par une médication imprudente. Nous avons observé successivement trois sujets devenus maniaques, à la suite de ces éruptions trop promptement supprimées. Ce trouble des facultés intellectuelles s'est spécialement manifesté chez un charretier envoyé de son département à l'hôpital Saint-Louis comme lépreux, lequel étoit atteint d'une Dartre squammeuse humide *(Herpes squammosus madidans)*. Cette Dartre, qui avoit commencé d'abord par n'occuper qu'une très-petite surface, avoit gagné peu-à-peu l'universalité des tégumens. Le dévoiement se déclara, ainsi que la fièvre hectique. La respiration étoit embarrassée, et le danger du malade étoit à son comble. Tout-à-coup la nature des symptômes changea : les Dartres se séchèrent ; mais cet infortuné perdit absolument l'exercice de sa raison. Son délire étoit triste ; il versoit continuellement des larmes. Il languit encore dans le même état au moment où j'écris ces lignes. L'irritation dartreuse paroît s'être entièrement concentrée sur le cerveau.

CCXXIX. C'est particulièrement dans l'âge avancé, que les Dartres éclatent avec une violence extrême. En effet, l'exhalation est presqu'anéantie chez les vieillards. Les vaisseaux n'ont ni la même flexibilité, ni la même vigueur que dans la jeunesse. Il est d'ailleurs des individus chez lesquels la diathèse dartreuse est devenue en quelque sorte une habitude de leur économie. Toutes les humeurs sont, pour ainsi dire, imprégnées de ce funeste virus. Ces desquammations furfuracées sont alors une excrétion nécessaire. Beaucoup de personnes les regardent comme le résultat d'un acte dépuratoire de la nature animée; mais une déperdition si abondante finit par épuiser les forces et par déterminer la mort. Les malades succombent dans une agonie déchirante.

CCXXX. La complication des Dartres offre un champ vaste au médecin observateur; mais aussi de quelle patience ne faut-il pas qu'il soit doué pour étudier séparément chacun des symptômes, et analiser ceux qui sont propres à la maladie simple ou à celles qui la compliquent! La maladie vénérienne, par exemple, est une de celles qui coexistent le plus souvent avec les affections herpétiques. Elle communique à celles-ci des caractères particuliers, et quelquefois difficiles à démêler. Les observations que j'ai recueillies à l'hôpital Saint-Louis, sur cette complication, sont en très-grand nombre: je me contente de citer le fait suivant. Victoire Roucher, lingère, âgée de dix-huit ans, devint enceinte, et contracta en même temps la maladie vénérienne, pour laquelle on lui fit subir un traitement. Il s'étoit développé aussi une Dartre squammeuse, qui ne céda point à l'administration du mercure, et qui excitoit de violentes démangeaisons. L'éruption herpétique existoit sous les aisselles, à la partie interne des cuisses, au pli des jarrets; l'éruption syphilitique s'étendoit en pustules plates, d'un rouge cuivreux, également élevées sur tous les points, exhalant une humeur séro-jaunâtre, qui se transformoit en croûtes verdâtres. Ces croûtes occupoient le bord des grandes lèvres, les sourcils, le front et les ailes du nez. Ces deux affections ont été successivement guéries par les procédés qui leur conviennent.

CCXXXI. Les Dartres s'allient très-souvent à la diathèse scrophuleuse. Dans ce cas, elles ont un masque particulier que reconnoissent facilement les praticiens exercés et instruits. Les Dartres entretenues par une semblable cause, forment des Zones relevées dans leurs bords par des végétations charnues et qui se recouvrent d'une croûte verdâtre. Elles occupent le plus souvent le visage. Cependant, on les trouve aussi sur les autres parties du corps; car j'en ai trouvé jusque sur la plante des pieds. Ces Dartres ont presque toujours le caractère rongeant. La peau est enflammée et d'un rouge amaranthe. Cette complication du vice scrophuleux avec le vice herpétique, résiste presque toujours aux moyens curatifs que l'on emploie.

CCXXXII. Les Dartres peuvent aussi s'unir au scorbut. Cette complication est une de celles que l'on rencontre le plus ordinairement à l'hôpital Saint-Louis, qui est l'asyle des indigens atteints de ce genre de maladie. La mauvaise nourriture, l'habitation des lieux humides et malsains, la rendent extraordinairement fréquente. J'ai observé que la Dartre pustuleuse couperose (*Herpes pustulosus gutta-rosea*) étoit presque toujours compliquée du gonflement des gencives. Les Dartres compliquées de la présence du scorbut, se manifestent aux extrémités inférieures, rarement dans d'autres parties du corps. La peau est d'un rouge foncé, et semée de teintes bleuâtres. Les écailles sont fines, luisantes et comme vernisées. Il s'y forme des croûtes, qui sont tuberculeuses, d'une couleur noirâtre ou cendrée, et restent long-temps adhérentes à la surface du derme, etc. Je vais rapporter un fait où cette complication étoit très-bien caractérisée. Le nommé Bustel âgé de vingt-six ans, qui, dans son enfance, avoit été sujet aux engorgemens lymphatiques, éprouva, sur le bras gauche, une éruption de petites pustules très-nombreuses. Ces pustules augmentèrent un peu de volume, et se changèrent en écailles furfuracées. L'épiderme étoit ridé dans les intervalles qui séparoient les boutons; ces boutons couvrirent bientôt la poitrine, l'abdomen, les cuisses, les jambes, etc. Le malade tomba en outre dans un abattement extrême. Visage pâle et bouffi, gencives fongueuses et saignantes, lassitude, morosité, tristesse. Après un mois, l'éruption fut générale; mais elle étoit beaucoup plus marquée à la partie antérieure du corps qu'à la partie postérieure. Les jambes étoient tuméfiées et couvertes de taches larges et violacées. Lorsque le prurit avoit lieu sur un point des tégumens, il se répandoit bientôt par tout le corps, comme par une espèce d'irradiation. Mais les souffrances de cet infortuné étoient intolérables, lorsqu'il s'étoit gratté avec violence.

CCXXXIII. Indépendamment des complications dont nous venons de parler, d'autres circonstances peuvent influer singulièrement sur la nature des Dartres. Telle est la susceptibilité morbifique qu'acquiert souvent le tissu cellulaire, après des couches laborieuses, ou une lactation brusquement interrompue. J'ai porté mon attention particulière sur les Dartres communément appelées *laiteuses*. Il en est d'un très-mauvais caractère, qui surviennent quelquefois après la suppression des lochies. Les femmes qui en sont affectées ressentent des douleurs poignantes dans l'intérieur de la tête, des tintemens d'oreille insupportables. J'ai observé que ces douleurs, qui se calment par intervalles, augmentent par l'usage des bains, et deviennent alors beaucoup plus aiguës. Quant à l'exsudation croûteuse qui a lieu en pareil cas, elle constitue la variété que j'ai décrite sous le nom de Dartre crustacée flavescente (*Herpes crustaceus flavescens*). J'ai vu cette Dartre à la suite d'une couche très-laborieuse, chez la nommée Anne Ferry, qui ne se crut pas capable de nourrir son enfant; aussitôt après, elle ressentit un violent mal de tête et un catarrhe nasal, lequel fut suivi d'une excrétion abondante de mucus pituiteux. Bientôt il se forma sur toute la périphérie de la peau une éruption croûteuse, de couleur jaune. Ces croûtes tomboient après quelques jours, et ne tardoient pas à reparoître.

CCXXXIV. J'ai noté dans cet article les traits les plus saillans qui distinguent le genre des affections herpétiques. Je n'ajouterai plus rien au tableau que je viens de tracer. J'ai exposé le résultat de mes observations avec la concision la plus sévère. Les sciences brillent par la nouveauté des faits, plutôt que par le choix et le charme des expressions.

ARTICLE II.

Des rapports d'analogie observés entre les Dartres et les autres Maladies.

CCXXXV. Une sorte d'affinité paroît lier les Dartres avec divers ulcères et pustules de la peau. En effet, les mêmes causes produisent souvent ces affections différentes. Les symptômes qui les constituent sont fréquemment les mêmes. Dans beaucoup de cas, on leur oppose le même traitement avec succès. Enfin, cette analogie se montre jusque dans les accidens qui sont quelquefois la suite de ces maladies; telles sont leurs métastases sur quelques organes principaux, etc. Cependant, comme il existe des caractères à l'aide desquels il est facile de reconnoître les espèces et les variétés des Dartres, il y en a aussi qui servent à distinguer ce genre d'éruption des autres altérations cutanées. Il suffit d'établir une comparaison rapide entre les Dartres et ceux des exanthêmes avec lesquels on pourroit les confondre.

CCXXXVI. Quelques praticiens, séduits par les apparences extérieures, ont paru méconnoître les vrais caractères qui distinguent la Dartre furfuracée de la Teigne porrigineuse; mais l'habitude d'une saine observation fait toujours éviter l'erreur. En effet, lorsque la première de ces affections attaque le cuir chevelu (circonstance assez rare), elle s'y manifeste d'ordinaire par des plaques arrondies, circonscrites, sèches, et très-relevées sur la peau, qu'un œil exercé aperçoit sans peine; et presque toujours les individus qui en sont atteints ont dépassé l'âge de la puberté. Au contraire, la Teigne dont il s'agit (*Tinea furfuracea*) consiste le plus souvent dans des couches continues et irrégulières d'écailles humides, lesquelles forment des croûtes molles, en se collant les unes aux autres. D'ailleurs cette Teigne se manifeste rarement chez les adultes.

CCXXXVII. On a cru remarquer une certaine analogie entre la Dartre squammeuse et les gourmes muqueuses de l'enfance; mais je n'ai jamais vu cette Dartre occuper le cuir chevelu dans un âge aussi tendre. D'ailleurs, le suintement qu'elle occasionne n'est pas de la même nature. La Teigne muqueuse (*Tinea muciflua*) se compose d'un amas de croûtes d'un jaune flavescent, qui ressemblent à du miel par leur consistance, et qui ont l'odeur fétide du lait aigri. On ne peut pas non plus confondre une éruption d'un caractère aussi opiniâtre avec l'intertrigo des nouveau-nés, affection légère et fugitive qui est de très-peu d'importance.

CCXXXVIII. Je m'étonne que certains médecins ayent confondu la Dartre pustuleuse avec la gale; car indépendamment de leur caractère non contagieux, les boutons qui constituent le premier de ces exanthêmes, n'ont ni la même marche, ni le même siége. Les boutons de la Dartre pustuleuse sont durs, profonds, pyramidaux, arrivent lentement à la suppuration, impriment à la peau une teinte rosacée, se montrent rarement aux mains ou au pli des articulations, viennent le plus souvent au visage, que la gale ne souille jamais, etc.

CCXXXIX. La méprise n'est pas moins extraordinaire, si l'on veut assimiler la Dartre rongeante au cancer. Car, si ces deux maladies se ressemblent par le phénomène de l'érosion des parties, elles diffèrent essentiellement par une foule d'autres caractères. La Dartre rongeante (*Herpes exedens*) débute par un simple bouton pustuleux; le cancer, par un tubercule plus ou moins dur, dont le volume et la profondeur s'accroissent lentement; quand la tumeur vient à abcéder, ses bords gonflés et renversés, ses excavations, ainsi que le pus sanieux, verdâtre et fétide qui en découle, et surtout les douleurs déchirantes qu'il occasionne, les veines variqueuses qui rendent son aspect fongueux, livide et noirâtre, etc. n'ont rien qui soit propre à l'ulcération de la Dartre rongeante. J'ai fréquemment interrogé les malades atteints de cette affection sur le genre de souffrance qu'ils éprouvoient; la plupart m'ont dit n'être tourmentés d'aucune sensation douloureuse. Quelques-uns seulement se plaignoient d'une tension incommode dans les parties ulcérées. Mais il n'y a ni brûlement, ni lancination. L'odeur de la suppuration n'a rien de repoussant.

CCXL. On a comparé la Dartre crustacée, la phlycténoïde et l'érythémoïde, avec l'érysipèle. Tous les auteurs ont fait mention de cette analogie, et ont cherché leurs différences. *Herpes pruritu*, dit Fernel, *erysipelas dolore ac ardore torquet.* Ces éruptions, à la vérité, se déployent quelquefois avec une sorte de fièvre. Il y a rougeur, chaleur, tension et tuméfaction des tégumens. Mais malgré cet appareil inflammatoire, elles persistent beaucoup plus long-temps que l'érysipèle dans les parties qu'elles occupent. J'ai vu la crustacée, la vésiculeuse, l'érithémoïde, se manifester pendant des années entières. Lorsqu'elles s'éteignoient dans un endroit du corps, elles se réveilloient dans d'autres. En est-il de même de l'érysipèle, qui n'attaque le plus ordinairement que le visage, et se termine par une desquammation farineuse?

CCXLI. Soit que les Dartres se manifestent par des écailles, soit qu'elles se manifestent par des croûtes, elles ont des caractères tranchés qui les distinguent des différentes espèces de lèpres. Car ces squammes herpétiques sont lisses, plates, transparentes, et souvent presqu'aussi fines que les pelures d'oignon, tandis que les écailles de la lèpre sont larges, rugueuses, opaques, et souvent presqu'aussi épaisses que la peau de certains animaux. La même différence s'observe entre les croûtes qui appartiennent à l'un ou à l'autre de ces deux genres d'affection. Les croûtes des Dartres sont plates, jaunâtres, et n'occupent qu'un très-petit espace. Celles de la lèpre sont larges, tuberculeuses, inégales dans leur surface, profondément sillonnées, d'une couleur verdâtre ou noirâtre, et laissent après leur chute des cicatrices profondes et considérables. Il est des auteurs qui ont confondu le leuce ou l'alphos avec la Dartre squammeuse humide. Mais l'alphos pénètre plus profondément la substance des tégumens, et la frappe d'une insensibilité marquée. Il y a d'ailleurs une dépression très-remarquable dans le centre de la tache qui sert de base à cette éruption funeste, et une sorte de racornissement dans le derme, qu'on n'observe jamais dans la marche de la Dartre dont il s'agit. Je reviendrai sur ces différences, lorsque je traiterai des affections lépreuses.

CCXLII. Toutes les fois qu'une maladie quelconque, particulièrement une maladie lymphatique, porte son impression sur le système dermoïde, elle y produit une desquammation qui a le plus grand rapport avec les Dartres. On observe fréquemment ce phénomène chez les goutteux et chez les femmes qui ont eu des fleurs-blanches supprimées. Quel est le praticien qui n'a pas vu le vice herpétique succéder au défaut des hémorroïdes ou à une aménorrhée rebelle? On voit souvent des maladies graves des viscères se terminer par une éruption dartreuse, au moment où le danger étoit le plus imminent. C'est ce qui arrive à certains phthysiques, qui s'en trouvent extraordinairement soulagés. Mon élève, M. Biett, observoit depuis plusieurs mois une dame atteinte d'une fièvre quarte, compliquée d'un engorgement de foie. Cette fièvre a disparu au printemps dernier, aussitôt après l'éruption d'une Dartre furfuracée qui couvroit les deux avant-bras et les mains. Tous les soins de l'art se bornoient à maintenir la Dartre dans un état stationnaire, et à combattre l'engorgement du foie par des moyens généraux. Cependant, au bout de deux mois l'affection dartreuse se dissipa, et la fièvre revint avec intensité. Dès-lors, on employa tout ce qui pouvoit rappeler au dehors l'affection cutanée, les frictions sèches, les douches légèrement excitantes, les boissons sudorifiques, etc. Enfin, la Dartre commença à reparoître aux deux jambes; les accès fébriles diminuèrent, et cessèrent entièrement, aussitôt que cette éruption se fut étendue comme auparavant.

ARTICLE III.

Des Métastases dartreuses.

CCXLIII. Les métastases dartreuses sont un phénomène pathologique dont les praticiens recueillent journellement des exemples funestes. Elles s'opèrent ordinairement dans les organes qui sympathisent le plus intimement avec la peau. Frank cite l'observation suivante: un homme hypocondriaque et d'un caractère très-irascible, étoit sujet à des vertiges et à d'autres incommodités dont il avoit été délivré par l'éruption d'une Dartre squammeuse à la plante des pieds. Cependant, ce malade voulut être traité par des remèdes âcres et spiritueux. Il survint une hydrocèle qui fut guérie par la section du testicule, et la plaie étant déjà fermée, sa superficie fournit une exsudation séreuse de plusieurs onces par jour, pendant deux semaines, à son grand soulagement. Mais cet homme, rebelle aux avis, ferma cet exutoire; et d'abord il se déclara une hépatite qui, après sa guérison, fut suivie d'un délire maniaque, lequel dura plusieurs mois. La cicatrice du scrotum s'étant rouverte, il s'en écoula une quantité nouvelle de sérosité, qui bientôt se dessécha. Dès-lors, apparition d'une Dartre miliaire et puis rongeante, accompagnée de douleurs atroces. Cette éruption étant de nouveau répercutée par des remèdes externes, le malade fut tourmenté d'une douleur d'oreilles très-vive. Celle-ci étant heureusement dissipée, la Dartre revint aux jambes, et avec elle la santé se rétablit. Enfin, par l'effet d'une dernière répercussion de cet exanthême, causée par une maladie vénérienne, douleur pungitive dans la poitrine, crachats sanguinolens et ensuite purulens, avec maigreur extrême, et autres symptômes de phthysie pulmonaire.

CCXLIV. J'ai été témoin à l'hôpital Saint-Louis du transport d'une irritation herpétique sur l'organe de la vue. Anne Jourdet, ouvrière en linge, fut atteinte d'une Dartre pustuleuse au visage (*Herpes pustulosus gutta-rosea*), à la première apparition des règles, c'est-à-dire, vers l'âge de quinze ans. Cette Dartre se déclara par de très-petits boutons qui suppuroient lentement, et se convertissoient en petites croûtes. Elle disparut par l'effet de plusieurs topiques réfrigérans; il se déclara une ophthalmie qui prit un caractère chronique, avec perte de la vue. Un an après, retour de l'affection dartreuse, par l'application d'un séton à la nuque. On employa vainement et tour-à-tour les sang-sues, les vésicatoires, les scarifications légères; on ne retira de ces moyens qu'un mieux peu sensible, qui se soutient toujours au même degré. Mais la malade ne supporte qu'avec difficulté les rayons lumineux.

CCXLV. L'exemple que je vais rapporter n'est pas moins déplorable. Une dame, âgée d'environ soixante-cinq ans, avoit une Dartre squammeuse humide (*Herpes squammosus madidans*) qui lui couvroit toute la partie antérieure de l'abdomen. On s'avisa d'arrêter ce suintement considérable avec de la farine très-chaude. Qu'arriva-t-il ? L'éruption s'évanouit vers le huitième jour de cette application funeste. Mais depuis cette époque, la malade éprouve un sentiment de cuisson insupportable, dans l'intérieur de l'estomac et des intestins. Elle est dévorée d'une soif ardente, qui la contraint à boire dans tous les instans du jour; et cette soif n'est jamais étanchée, quoique la malade porte toujours avec elle des bouteilles remplies de liqueurs mucilagineuses et rafraîchissantes. Sa salive est devenue épaisse, fétide et comme plâtreuse. Pour comble d'infortune, ses yeux sont totalement perdus. La malade est continuellement dans les larmes et le désespoir.

CCXLVI. Les Dartres se répercutent fréquemment sur la poitrine, et paroissent séjourner plus ou moins long-temps sur la surface secrétoire dont les poumons sont revêtus. Quand cet accident survient, la respiration devient pénible et même douloureuse. La sortie de l'air est souvent accompagnée d'un bruit sourd, assez semblable à celui que l'on observe dans l'inflammation de la trachée, désignée sous le nom de *croup*, ou dans quelques cas de dypsnée, etc. J'ai particulièrement observé ces symptômes chez la nommée Julie Picard, qui avoit pris inconsidérément un bain froid. Je ne parvins à les faire cesser qu'en rappelant l'affection herpétique à la surface du corps, par l'application d'un large vésicatoire sur la poitrine, et par l'administration des plus puissans diaphorétiques.

CCXLVII. Les auteurs allèguent une multitude de faits qui constatent le transport des Dartres vers le foie, vers l'utérus, vers la vessie et vers d'autres viscères, ou de ceux-ci vers la périphérie cutanée, sans accidens fâcheux; ce qui prouve avec évidence que ce genre d'éruption peut atteindre les membranes muqueuses, aussi bien que les tégumens extérieurs. Divers symptômes se manifestent dans cette circonstance, selon le siége qui est spécialement affecté.

CCXLVIII. Y a-t-il des signes pathognomoniques qui indiquent des maladies produites par la rétropulsion des Dartres? Ce phénomène est presque toujours apprécié avec justesse dans l'intérieur de l'hôpital Saint-Louis, et il est rare que l'on se trompe. Lorsqu'on voit que la fièvre est violente, sans avoir été précédée d'aucune cause grave et manifeste; lorsque, sans aucun accident prévu, le malade est livré à des symptômes et à des douleurs d'une violence extraordinaire, alors on soupçonne avec fondement la répercussion du virus herpétique sur l'organe vers lequel se porte l'impétuosité de la maladie. Mais surtout il n'y a plus de doute, si le malade ou les assistans avouent que la Dartre s'est dissipée d'une manière subite.

ARTICLE IV.

Des causes organiques qui influent sur le développement des Dartres.

CCXLIX. Combien d'auteurs se sont égarés en voulant rechercher les causes organiques qui influent sur le développement des Dartres ! L'imagination s'est épuisée en vaines et futiles conjectures. Certains ont allégué l'acrimonie de la bile et de la pituite, un vice particulier de la sérosité du sang, ou des autres humeurs de l'économie animale. Plusieurs ont accusé des diathèses acides, alcalescentes, etc. D'autres, enfin, avec plus de vraisemblance, ont rapporté ces éruptions opiniâtres à la manière vicieuse dont s'effectue la transpiration insensible. La peau est une sorte d'émonctoire universel, destiné à purger le corps d'une multitude de particules salines, glutineuses, huileuses, etc. Lorsque ces matières excrémentitielles se rassemblent sous l'épiderme, elles y forment des points d'irritation qui interrompent plus ou moins dans son exercice la fonction si nécessaire des exhalans cutanés.

CCL. Parmi les causes organiques des Dartres, il faut compter en second lieu la disposition héréditaire. Que d'exemples ne pourroient-on pas citer ! J'en ai rassemblé un très-grand nombre dans les recherches que j'ai faites durant plusieurs années, à l'hôpital Saint-Louis. J'ai vu des enfans chez lesquels se manifestoient absolument la même affection herpétique dont leurs parens avoient été infectés. J'ai donné des soins à une famille dans laquelle tous les mâles, au nombre de trois, étoient tourmentés de la Dartre pustuleuse mentagre. Il y avoit deux filles, toutes les deux atteintes de la pustuleuse disséminée; le même accident s'étoit montré chez leur père et chez leur aïeul. Les Dartres furfuracées, les squammeuses, les crustacées, les rongeantes, les vésiculeuses ou phlycténoïdes, etc. peuvent également se transmettre par la voie de la reproduction. C'est surtout alors qu'elles se montrent rebelles aux méthodes de traitement que l'art peut leur opposer. Dorothée Argan fut en proie aux accidens de la Dartre squammeuse humide quinze jours après sa naissance; elle conserva cette affection toute sa vie. Cette Dartre s'étoit d'abord répandue sur toute la surface du corps; mais à l'époque de la puberté, elle parut se concentrer sur la joue gauche, et diminuer d'intensité. La peau de cette fille étoit habituellement sèche et rude au toucher, jamais couverte de sueur, malgré les travaux pénibles auxquels elle se trouvoit assujétie.

CCLI. L'influence du tempérament physique sur la production des différentes espèces de Dartres est d'une évidence frappante. On observe, par exemple, que les individus qui ont les cheveux blonds et la peau blanche, sont principalement sujets à la Dartre furfuracée ou à la Dartre squammeuse. En effet, chez tous ces individus, la fibre est d'une excessive mollesse, et le mouvement des fluides très-ralenti. Le tempérament sanguin est particulièrement sujet à la Dartre crustacée flavescente. Le tempérament bilieux ou mélancolique dispose à la Dartre pustuleuse, et particulièrement à la variété que nous avons désignée sous le nom de Mentagre. Cette affection cutanée est communément liée à un embarras du foie et de la rate. Ces viscères se débarrassent péniblement de leurs excrétions, etc. Toutefois, on peut généralement assurer que les constitutions lymphatiques sont celles qui sont le plus accessibles aux affections dartreuses.

CCLII. Il n'est pas rare de voir les Dartres succéder à la suppression des règles ou des hémorroïdes. Une servante âgée d'environ vingt-quatre ans, fut saisie d'une grande frayeur, à l'aspect d'un chien qui la poursuivoit. L'acte de la menstruation fut soudainement arrêté, et une Dartre furfuracée se manifesta sur toute la périphérie de la peau. Cette maladie disparut huit mois après l'accident, époque à laquelle l'utérus reprit ses fonctions. Le même phénomène a lieu pour le flux hémorroïdal, si nécessaire au dégorgement du foie et de la veine des portes. Quand l'issue naturelle de ce flux est interceptée, le derme se couvre d'éruptions ou points isolés qui excitent des démangeaisons et qui se manifestent comme des Dartres. Lorsqu'on les touche, on rencontre des indurations très-prononcées sous l'épiderme. Ce phénomène s'éclipse bientôt, quand l'excrétion habituelle se rétablit. Ce que nous venons de dire par rapport au flux menstruel et hémorroïdal, peut s'appliquer aux ulcères que la nature semble avoir fait naître pour débarrasser les tégumens ou l'intérieur du corps de quelque humeur étrangère. Un homme avoit sous le gros orteil du pied gauche un suintement fétide qui duroit depuis son enfance. Il se confia aux soins d'un empyrique qui tarit la source de cet écoulement incommode, à l'aide d'un topique très-astringent. Mais bientôt on vit se manifester au nez de cet individu une Dartre rongeante scrophuleuse. Les glandes du col furent engorgées, et les progrès de cette affection furent très-rapides. Le visage du malade fut affreusement défiguré.

CCLIII. Tous les âges de l'homme influent à leur manière sur la naissance et l'accroissement des Dartres ; on diroit même que le virus herpétique suit en quelque sorte la direction des forces vitales. Dans l'enfance et la jeunesse, il se manifeste à la tête ; dans l'adolescence, à la poitrine ; chez les adultes, à la région hypocondriaque et abdominale ; chez les vieillards, aux extrémités inférieures. L'époque critique de l'âge de retour chez les femmes, est surtout une cause productrice des Dartres. Mais ces affections ne surviennent guère que chez celles dont la menstruation a subi de grandes irrégularités pendant son cours. Jeanne Guillaume avoit été réglée fort tard. A quarante-huit ans, ses règles éprouvèrent une diminution extraordinaire, qui présagèrent leur prochaine cessation. Aussitôt, apparition d'une Dartre crustacée flavescente sur la joue droite, qui produisoit des démangeaisons très-vives. Cette Dartre augmenta et s'étendit vers les fosses nasales. Enfin, les règles disparurent entièrement, et c'est alors surtout que l'affection de la peau redoubla d'intensité. Ajoutons à cet exemple celui de la nommée Béatrix Pérou, qui, à quarante-neuf ans, vit ses règles disparoître. Depuis cette époque, elle fut constamment tourmentée par des érysipèles à la face; on lui donna des soins qui furent sans fruit. Enfin, il se déclara une Dartre squammeuse à la partie latérale droite de la tête et sur le pavillon de l'oreille. Elle éprouva aussi un genre d'éruption analogue, entre les épaules et sur la partie antérieure de la poitrine. Long-temps, elle fut victime d'une démangeaison dévorante.

CCLIV. Les causes organiques des Dartres doivent encore être cherchées dans les maladies antérieures. Les exanthêmes aigus, tels, par exemple, que la petite-vérole, peuvent, par une irritation insolite et continuée, donner lieu à ce mode particulier de phlegmasie cutanée, qui constitue le vice herpétique. Le vulgaire dit alors que le *maître-grain* est resté dans la peau, et qu'il provoque tout le désordre. Tel étoit aussi le langage d'une pauvre ouvrière en linge, âgée de dix-huit ans, qui, pendant près de vingt mois, a éprouvé tous les accidens de la Dartre crustacée flavescente, laquelle étoit située à la partie externe des bras et à la surface articulaire des deux genoux. Les démangeaisons étoient extrêmes. C'est en vain qu'on appliqua sur les parties affectées des topiques émolliens de tous les genres. La Dartre dont il s'agit, ne céda qu'à l'emploi réitéré des douches sulfureuses.

CCLV. Lorsque la gale a vieilli sur le systême dermoïde, et qu'on a négligé de la combattre par les moyens le plus communément employés, elle produit souvent des Dartres squammeuses très-rebelles. La diathèse herpétique se développe particulièrement, lorsqu'on a eu recours à des frictions trop irritantes et trop prolongées; les pommades où l'on fait entrer l'acide arsénieux, l'acide nitrique, le muriate sur-oxigéné de mercure, la chaux-vive, la poudre d'Euphorbe, de tabac, etc. sont fréquemment suivies d'un résultat aussi funeste. Rien de plus fréquent que ces exemples à l'hôpital Saint-Louis.

CCLVI. Non-seulement les Dartres peuvent succéder à d'autres exanthêmes, mais encore à des maladies étrangères à la peau. Nous en vîmes survenir plusieurs espèces à l'hôpital Saint-Louis, immédiatement après cette affection catarrhale qui régna épidémiquement dans l'intérieur de Paris, il y a peu d'années, et à laquelle on avoit donné le nom de *grippe*. Un auteur a dit avec raison : *Colluvies catarrhosa quœ coctionem eludit, in cutem quandoque corrivatur, et herpetem miliarem discretumve proritat.* Il y avoit une femme dans un village voisin de Paris, qui étoit tourmentée de la fièvre tierce. Nulle complication, du moins apparente. Cette fièvre fut combattue par les moyens usités, mais principalement par une forte infusion de petite centaurée et par le vin de quinquina. On la vit se terminer par le développement d'une Dartre furfuracée, qui se manifestoit en plaques arrondies. Depuis ce temps, la dame a tenté vainement plusieurs remèdes pour se délivrer de cette éruption, qui s'est successivement propagée sur les bras, les cuisses, les jambes, la poitrine et le bas-ventre. Les bains tièdes, néanmoins, lui apportèrent un soulagement durable.

CCLVII. On voit fréquemment les affections goutteuses et rhumatismales se déployer à l'extérieur du corps par tous les caractères de la Dartre squammeuse. Lorry et Poupart citent des observations, et personne n'a été plus à même que moi d'en faire à ce sujet. A l'époque de la révolution française, M. D***. étoit fort sujet à l'une et à l'autre de ces maladies. Il perdit sa fortune, et éprouva les plus vifs chagrins. Tout changea dès-lors dans son économie : la goutte et le rhumatisme disparurent ; mais, par une affreuse métastase, sa peau fut soudainement recouverte de larges exfoliations herpétiques, qui le faisoient cruellement souffrir. Il étoit dévoré par des démangeaisons brûlantes, qui avoient lieu principalement la nuit. Je commençai à lui faire subir un traitement, et j'observai que toutes les fois que les Dartres diminuoient d'intensité, il survenoit des douleurs intérieures dans les entrailles, qui ne lui permettoient aucun repos. Nous nous décidâmes à respecter désormais cette éruption.

CCLVIII. Une longue irritation, produite par le virus vénérien sur le systême dermoïde, peut très-bien développer des dispositions cachées, et souvent mettre en action un vice herpétique héréditaire. Un homme, né de parens dartreux, contracta la vérole, qui d'abord se manifesta chez lui avec tous les phénomènes qui sont propres à cette maladie. Les accidens syphilitiques s'évanouirent, à mesure qu'on administra les mercuriaux; mais il se déclara une Dartre squammeuse, qu'il fallut combattre par d'autres moyens. Des Pathologistes peu attentifs commettent beaucoup d'erreurs à ce sujet, et toutes les fois que des Dartres succèdent à la maladie vénérienne, ils les traitent souvent comme la maladie vénérienne elle-même. De là, tant de remèdes infructueux ou nuisibles.

CCLIX. Pourquoi multiplier les faits? Concluons que le vice dartreux s'échappe d'une multitude de sources dans l'économie animale, et qu'il s'y propage par mille racines; que la peau, sympathisant par la plus intime correspondance avec l'universalité des organes, tout ce qui peut altérer leur libre exercice, et troubler l'action des exhalans, peut aussi déterminer l'apparition des Dartres. On ne sauroit assez le répéter: très-souvent ces sortes d'éruptions ne sont que la crise des maladies intérieures. La nature se dépure par ces phlegmasies cutanées. On a pu se convaincre de cette vérité, lorsque j'ai fait mention des rapports d'analogie qui rattachent les Dartres aux autres affections morbifiques dont le corps vivant est susceptible.

ARTICLE V.

Des Causes extérieures qu'on croit propres à favoriser le développement des Dartres.

CCLX. Il est une foule de causes extérieures qui contribuent à la production et au développement des Dartres. La première de toutes est sans contredit le pays qu'on habite. Qui pourroit méconnoître une telle influence ! Il est des climats où les Dartres sont, pour ainsi dire, endemiques. Tant d'individus étrangers viennent solliciter des soins à l'hôpital Saint-Louis, qu'il nous a été facile de nous convaincre de cette vérité. Dans certaines contrées, le système dermoïde contracte une irritabilité morbifique par le seul effet d'une température excessive ; car une transpiration trop abondante est aussi favorable à la diathèse herpétique, qu'une transpiration habituellement interceptée. Les voyageurs s'accordent sur cette observation. M. Labillardière remarque, par exemple, que le ciel brûlant de l'île d'Amboyne est très-propre à déterminer les exfoliations de l'épiderme. « Cinq de nos hôtes, dit-il, avoient le corps couvert de Dartres farineuses. Les écailles se détachoient, et ne tardoient pas à être remplacées par d'autres. Leur couleur blanchâtre formoit un contraste frappant avec le reste de la peau, qui est d'une teinte naturellement cuivreuse ».

CCLXI. Les Dartres paroissent aussi se manifester

ou s'accroître par le renouvellement des saisons. C'est au commencement du printemps et au milieu des intempéries de l'automne, que ces maladies sont plus abondantes. Car si ces deux saisons se montrent salutaires pour les personnes saines, elles se montrent funestes pour les cacochymes, et réveillent, en quelque sorte, des venins assoupis. La nommée Angélique Dénon, âgée de treize ans, avoit une Dartre furfuracée qui revenoit régulièrement dans les premiers jours de mars et de septembre. Je ne dirai point, comme beaucoup d'auteurs, que durant les chaleurs de l'été, les humeurs excrémentitielles de l'économie animale s'assemblent, s'épaississent sous l'épiderme, deviennent acrimonieuses, parce que la partie la plus subtile s'en évapore, etc. Toutes ces idées hypothétiques tiennent au verbiage des écoles; mais il est certain qu'à l'époque de la Canicule, on voit arriver à l'hôpital Saint-Louis un grand nombre de personnes qui se sont exposées à l'ardeur du soleil, en vendant des bouquets, des subsistances ou des rafraîchissemens sur les boulevards. Un homme travailloit à planter des pieux au moyen de la sonnette; ses mains, constamment exposées à l'air et au vent, se couvrirent d'ampoules ou vésicules qui se remplirent d'une sérosité purulente. Ces vésicules furent remplacées par des croûtes et des gerçures profondes. La peau augmenta d'épaisseur, devint coriace et s'enlevoit par petites plaques. Le malade ayant discontinué son genre de vie, ne tarda pas à se rétablir. Les ouvriers qui se livroient aux mêmes occupations que lui, étoient sujets à la même indisposition.

CCLXII. On trouve journellement dans les alimens et les boissons une cause bien active de la propagation des Dartres dans l'espèce humaine. C'est une observation commune de voir des dartreux éprouver des démangeaisons plus vives, lorsqu'ils ont mangé quelque nourriture échauffante ou indigeste. Du temps de la disette révolutionnaire, lorsque le peuple mangeoit à Paris des viandes gâtées, et qui souvent appartenoient à des animaux morts de quelque maladie, les Dartres sévirent avec intensité. Dans les pays où l'industrie n'apporte aucune perfection dans la préparation des substances alibiles, les nourritures salées, poivrées ou fumées, provoquent la dégénérescence des humeurs, et donnent naissance aux affections herpétiques. Qui ne sait également que l'abus des liqueurs spiritueuses et fermentées altère les sucs nourriciers, trouble les fonctions des vaisseaux exhalans, et livre le systême dermoïde aux démangeaisons les plus déchirantes !

CCLXIII. Les fatigues violentes du corps, les voyages pénibles, les travaux continuels, les veilles prolongées, portent une irritation extraordinaire dans les tégumens, et suscitent le développement des Dartres. Un soldat de la garde de Paris étoit sujet à la pustuleuse mentagre. Des bains et quelques jours de repos suffisoient pour la faire disparoître ; mais elle ne tardoit pas à se remontrer aussi-tôt qu'il reprenoit son service militaire. Un homme, qui exerçoit l'état de courrier, fut contraint de l'abandonner à cause d'une Dartre squammeuse humide qui occupoit tout le flanc gauche, et que la moindre marche ranimoit.

CCLXIV. Toutefois, le mouvement et un exercice modéré, sont d'une nécessité indispensable pour le maintien de l'exhalation cutanée. Au sein de l'oisiveté, le cours des liquides languit, et la matière de l'exhalation stagne sous l'épiderme. Delà vient que les personnes livrées par leur profession à une vie tranquille et solitaire, les hommes de cabinet, les gens de lettres, etc. sont tourmentés pas les Dartres. Les peuples chez lesquels il y a le plus d'arts sédentaires, sont aussi ceux chez lesquels il y a le plus de maladies cutanées.

CCLXV. Les individus qui négligent les ressources de l'hygiène, qui vivent dans la crapule et la malpropreté, qui portent toujours le même linge et les mêmes vêtemens, sont très-exposés aux éruptions de nature herpétique. Les mendians, les matelots, les prisonniers, les galériens, etc. ressentent une douleur piquante à la peau, avec une démangeaison extraordinaire qui a son principal siége derrière les épaules. Ils sont couverts de petits boutons applatis, d'où s'écoule un pus séreux, lequel se convertit en croûtes ou en écailles. Souvent même l'épiderme se dessèche, se ride et se soulève par plaques. Ces sortes de Dartres se compliquent communément de la présence du scorbut.

CCLXVI. Le genre d'occupation, les arts, les métiers, etc. sont des causes extérieures non moins agissantes.. Nous avons observé à l'hopital Saint-Louis que les cuisiniers sont particulièrement enclins à la Dartre crustacée flavescente. La plupart éprouvent un prurit brûlant dans tous les membres. Les pâtissiers qui approchent toujours leurs mains du feu, ont à la surface du métacarpe des Dartres squammeuses insurmontables. Les boulangers sont principalement attaqués par la Dartre furfuracée. Ceux qui travaillent journellement dans les mines, qui s'exposent aux émanations des oxides métalliques, de la chaux, etc. ont souvent le corps dévoré par des éruptions prurigineuses. Il en est de même de ceux dont la condition journalière est de manier des substances irritantes qui s'attachent à la peau, comme les meûniers, les amidonniers, les tanneurs, etc.

CCLXVII. De simples causes mécaniques suffisent quelquefois pour développer un vice dartreux. Nous avons vu la crustacée flavescente se déclarer chez la nommée Anne Jolicœur, à la suite d'une forte égratignure qui lui avoit été faite à la joue gauche. Elle éprouva des démangeaisons si vives, qu'elle ne put s'empêcher d'y porter les mains. Bientôt son visage se couvrit d'une rougeur érysipélateuse; il survint ensuite un suintement qui donna lieu à la formation d'une croûte jaune et comme cristallisée. Hilarion Thomas avoit une Dartre squammeuse qui occupoit la même place que la Dartre précédente, et qui fut long-temps rebelle aux moyens qu'on lui opposa; elle céda enfin à un traitement long et méthodique, et cet homme jouit plusieurs années d'une bonne santé: mais l'affection dartreuse reparut à l'occasion d'une chute suivie d'une blessuse assez grave, et s'accrut en peu de jours avec une extrême violence. Ces sortes de faits sont très-ordinaires.

CCLXVIII. Il faut certainement classer le chagrin, la colère, et toutes les passions tristes de l'ame, parmi les causes qui peuvent favoriser la naissance des Dartres : c'est ce qui arriva à Marie-Vincent Ruo, qui fut affectée d'un exanthême herpétique sur tout le corps, même au cuir chevelu, aussitôt que la mort l'eut privée d'un enfant qu'elle nourrissoit. Dès-lors, sa peau fut parsemée de petits boutons qui suppurèrent, et auxquels succédèrent des croûtes d'un gris verdâtre; quand ces croûtes tomboient, elles laissoient l'épiderme ridé et épaissi. Déjà nous avons cité dans la première partie de cette dissertation, l'exemple d'un malheureux domestique qui, à l'époque des vengeances révolutionnaires, voyant traîner son maître vers le suplice affreux de la guillotine, fut soudainement frappé d'une éruption furfuracée, qu'il a conservée pendant plusieurs années. Elisa Barbet, jeune femme qui reçoit encore nos soins à l'hôpital Saint-Louis, n'a été atteinte de Dartres, qu'à la suite des longs tourmens qu'elle a endurés par la perte totale de sa fortune.

CCLXIX. J'ai rassemblé plusieurs faits qui prouvent que des desirs long-temps comprimés, particulièrement ceux qui portent naturellement les deux sexes vers les plaisirs vénériens, ne sont pas moins nuisibles. Cet état de contrainte et de privation introduit un dérangement manifeste dans les fonctions de la peau; et il est assez ordinaire de voir le front des jeunes gens et des jeunes filles couvert de Dartres pustuleuses. Dailleurs, la continence forcée conduit souvent à des habitudes solitaires dont les résultats funestes s'expriment en quelque sorte sur les tégumens. Nous avons observé long-temps un jeune homme qui avoit une Dartre pustuleuse disséminée sur toute la surface des tégumens ; ses yeux en étoient si violemment irrités, qu'ils ne pouvoient supporter aucune lumière un peu éclatante. Les cryptes muqueux des paupières étoient tellement enflammés, qu'ils laissoient couler une grande quantité d'humeur puriforme. Cette Dartre n'étoit jamais plus intense, que lorsqu'il se livroit à la masturbation. C'est alors sur-tout qu'il étoit dévoré par un prurit brûlant.

CCLXX. On se trompe souvent, lorsqu'on attribue un caractère contagieux aux Dartres, parce que toutes les personnes qui en sont atteintes prétendent les avoir contractées. Par un amour-propre qui est inné, aucun individu ne veut qu'une maladie regardée comme honteuse soit inhérente à sa propre économie. Les malades recherchent alors avec un soin scrupuleux les différentes circonstances dans lesquelles ils ont pu se trouver avec des personnes atteintes de semblables éruptions; et ils leur attribuent presque toujours ce qui ne vient que d'eux-mêmes. Qui sait si les auteurs n'ont point été entraînés par le torrent de l'opinion commune ? Pour ce qui me concerne, j'ai vu à la vérité une foule d'individus qui disoient avoir pris des Dartres pustuleuses et des Dartres furfuracées avec des rasoirs mal nétoyés. J'ai vu en outre un jeune homme atteint d'une Dartre sqammeuse humide à la partie antérieure de l'abdomen, laquelle paroissoit avoir été communiquée à son épouse. Mais combien d'autres faits militent en faveur d'une opinion contraire ! Un malheureux artiste étoit à-la-fois tourmenté et par une Dartre squammeuse qui recouvroit tout son corps, et par la vehémence des desirs vénériens. Il cohabitoit avec une très-jeune femme qui n'a jamais éprouvé de symptômes dartreux. Une fille étoit sujette à une Dartre furfuracée et à une leucorhée abondante, qui alternoit avec l'apparition de l'exanthême. Elle entretenoit un commerce continuel avec plusieurs individus, dont aucun n'a été affecté du virus herpétique. Tous les jours je fais des observations qui paroissent démontrer le caractère non contagieux des Dartres. J'ai exécuté plusieurs expériences sur moi-même, en présence de mes élèves. J'ai tenu long-temps mes mains en contact avec des Dartres qui suintoieut ; j'ai appliqué deux fois du pus herpétique sur mon corps, sous les aisselles et dans des endroits où l'absorption est très-active. Je ne regarde pas néanmoins ces différens essais comme décisifs et concluans : je me propose de donner plus d'étendue à ces recherches intéressantes.

ARTICLE VI.

Du siége spécial des différentes espèces de Dartres.

CCLXXI. La peau humaine est d'une organisation si délicate et si complexe, qu'il n'est pas facile de déterminer quel est le siége spécial des affections herpétiques. Beaucoup de praticiens l'établissent dans le tissu réticulaire. Des divers tissus qui constituent nos tégumens, c'est en effet celui dont les propriétes vitales sont les plus actives. L'opinion la plus généralement reçue, à cet égard, est sans contredit très-probable.

CCLXXII. J'ai en outre regardé comme un point de recherche fort intéressant pour les progrès de notre art, de fixer quel est le siége particulier de chaque espèce de Dartre. Elles proviennent vraisemblablement toutes de la même source. Leur affinité réciproque est si intime et si frappante, leurs traits de ressemblance si nombreux, que sans une étude bien approfondie, on ne les prendroit souvent que pour des degrés d'une affection absolument identique. On doit, du reste, présumer que toutes les différentes espèces que nous avons décrites partent du même point dans les tégumens; mais que les unes, par l'effet de la malignité qui leur est propre, étendent ensuite leurs ravages plus profondément que les autres.

CCLXXIII. Toutefois, on peut dire qu'en général les Dartres ont leur siége dans les organes secrétoires et excrétoires du système dermoïde. Mais ces organes sont attaqués de manière que l'irritation herpétique ne s'étend guère au-delà des tégumens. Aussi ne se manifeste-t-il aucune altération dans le reste du corps. En effet, il est rare que dans les Dartres on aperçoive cette fièvre primitive qui distingue les exanthêmes aigus. Si la fièvre se déclare, c'est dans quelques cas graves, où la lésion très-considérable des vaisseaux exhalans tuméfie le tissu cutané et le rend érythémateux. On observe néanmoins que lorsque la maladie a duré long-temps, elle peut jeter le trouble dans tous les systêmes de l'économie animale, et c'est alors que les malades éprouvent les symptômes d'une extrême foiblesse ; mais dans cette circonstance, la maladie cesse d'être locale, et les accidens secondaires dont il s'agit, sont une suite du désordre introduit dans l'exhalation cutanée. Ce vice de l'exhalation existe communément sur les parties affectées, en proportion de l'espace occupé par l'éruption herpétique.

ARTICLE VII.

Des résultats fournis par l'Autopsie cadavérique des sujets qui ont succombé au vice dartreux, ou qui sont morts pendant l'existence de cette affection.

CCLXXIV. Les Dartres sont généralement si peu dangereuses dans leurs suites et dans leurs résultats, qu'on a rarement l'occasion de procéder à des ouvertures cadavériques. Ce n'est qu'au milieu des cas nombreux de cette maladie, qui s'offrent nécessairement dans un hôpital aussi vaste que celui de l'hôpital Saint-Louis ; que j'ai pu recueillir quelques exemples d'une pareille terminaison. D'ailleurs, lorsque des individus succombent aux affections herpétiques, il s'est presque toujours opéré une complication de symptômes et d'accidens qui appartiennent pour la plupart à des affections consécutives et secondaires. On a vu succéder aux Dartres, la leucophlegmasie, des engorgemens glanduleux, la consomption pulmonaire, le marasme, la fièvre hectique, et autres altérations analogues. Les recherches anatomiques ne peuvent donc fournir encore de grandes lumières sur le siége, les causes, le diagnostic et le traitement des Dartres. J'ai rassemblé les faits suivans.

Première autopsie cadavérique. Un soldat, âgé de trente-cinq ans, servant dans la cavalerie, avoit sur la fesse gauche une Dartre squammeuse humide (*Herpes squammosus madidans*), qui fut singulièrement exaspérée par les fatigues de la guerre. Cette Dartre prit un accroissement si considérable, que le malade arriva à Paris dans l'état le plus triste. On le transporta à l'hôpital Saint-Louis : ses jambes étoient enflées, et la fièvre lente le consumoit. Malgré les moyens nombreux que l'on mit en usage, nous n'observâmes aucun changement favorable dans les symptômes. Un mois entier s'écoula dans le désespoir et la langueur. Cet infortuné maigrissoit d'une manière effrayante. Un jour, il ressentit une gêne extrême dans l'exercice de la respiration, et mourut presque subitement. Nous procédâmes à l'examen du cadavre : la partie des tégumens où étoit située l'éruption herpétique, étoit épaissie et gangrénée presque dans tous ses points. Le tissu cellulaire étoit comme lardacé et d'une couleur jaunâtre. On ouvrit la poitrine, qui laissa voir le poumon droit enflammé et adhérent aux côtes; les altérations de l'abdomen étoient encore bien plus marquées. Le foie avoit acquis un volume énorme, et étoit tourné au gras. Les intestins offroient des traces sensibles d'une inflammation chronique.

Deuxième autopsie cadavérique. Une jeune fille n'ayant pas plus de vingt ans, et exerçant le métier de la broderie, étoit affectée, depuis son bas âge, d'une Dartre furfuracée arrondie *(Herpes furfuraceus circinatus)*, qui se manifestoit par plaques au visage, au col, autour des oreilles, à la poitrine, à la face externe des avant bras et aux articulations des coudes. Ces éruptions farineuses infestoient aussi l'abdomen, les cuisses, les genoux et les jambes. L'aspect de la malade étoit hideux. Elle eut malheureusement recours à des moyens répercussifs qui lui furent délivrés par un empyrique. La Dartre disparut très-vîte; mais aussitôt, suppression des menstrues, respiration difficile, anxiétés extrêmes, pouls à peine sensible. Cet état dura près de quarante jours, au bout desquels il y eut infiltration des extrémités inférieures, une sorte de bouffissure à la face, etc. La suffocation fit périr cet infortunée. Le cadavre fut ouvert, et on remarqua les altérations suivantes: plèvre épaissie et d'un rouge livide; à la face interne de cette membrane, enduit albumineux très-facile à détacher avec le manche du scalpel, hydro-torax, fluide séro-purulent, d'un verd pomme dans le côté droit; sérosité limpide et jaunâtre dans le côté gauche; poumons rapetissés et remontés vers la partie antérieure de la poitrine, l'un et l'autre adhérens avec la plèvre; hydropisie du péricarde; cœur volumineux; caillots considérables d'un sang noirâtre dans les deux ventricules; le droit étoit plus dilaté que l'autre; aucune lésion ne fut trouvée dans les viscères abdominaux, lesquels étoient néanmoins flottans dans un grand amas de sérosité. Nous examinâmes aussi le cerveau, qui étoit mollasse; les vaisseaux de cet organe étoient gorgés d'un sang noir.

Troisième autopsie cadavérique. J'ai déjà donné plus haut l'histoire d'une femme âgée de cinquante-sept ans, atteinte d'une Dartre phlycténoïde confluente *(Herpes phlyctenoïdes confluens)*. Elle se nommoit Anne Brundomy; elle mourut le 26 février 1806, à quatre heures du matin; elle fut examinée le 27 du même mois. Voici ce que nous eûmes occasion d'observer. A l'extérieur du corps, maigreur générale, excoriation de la partie postérieure du bassin et de toute la région lombaire; la peau offroit dans certains endroits, comme au col, à la poitrine, etc. quelques petites vésicules; dans d'autres endroits, comme aux bras, aux jambes, des taches jaunâtres qui étoient produites par la dessiccation des ampoules. L'épiderme se séparoit facilement de la peau. L'intérieur de la bouche présentoit plusieurs choses à considérer: de petites ulcérations qui ressembloient aux excoriations aphteuses. Ces ulcérations étoient peu profondes, et couvertes d'une pellicule noirâtre; on en remarquoit sur le voile et les piliers du palais; la langue, en partie détruite par de semblables excoriations, offroit des croûtes épaisses, sous lesquelles étoit un fluide muqueux et un peu glutineux. L'intérieur de l'œsophage, sain d'ailleurs, offroit à l'endroit où il s'unit à l'estomac, la membrane muqueuse peu adhérente à la musculaire, et un fluide séreux épanché dans le tissu cellulaire qui unit les deux membranes. L'ouverture pylorique ne présentoit rien de notable. Les intestins étoient distendus par des gaz, et étoient parsemés de taches à leur surface extérieure. La surface intérieure étoit affectée dans toute l'étendue des intestins grêles, de petites ulcérations répandues çà et là, et qui rendoient une suppuration glutineuse. On ne remarquoit que deux vésicules dans le trajet des gros intestins. D'ailleurs, les autres viscères de l'abdomen n'offroient rien de remarquable.

Quatrième autopsie cadavérique. Nous avons procédé à l'ouverture du corps de Joséphine Brugnon, âgée de dix-huit ans, morte dans un état de marasme et de consomption, à la suite d'une Dartre qui n'avoit d'abord présenté que les phénomènes d'une crustacée flavescente (*Herpes crustaceus flavescens*); mais cette éruption prit ensuite le caractère rongeant, et cette dégénération funeste sembla particulièrement s'opérer par l'effet des chagrins sans nombre qu'elle avoit éprouvés, et des liqueurs spiritueuses dont elle abusoit comme pour s'étourdir. J'avois examiné dès le début de la Dartre les endroits où elle avoit son siége. On n'y remarquoit qu'une rougeur violacée sur laquelle se trouvoit un grand nombre de petits boutons, remplis d'un fluide trouble et épaissi, dont la concrétion donnoit lieu à la formation des croûtes dartreuses. La circonférence de la bouche étoit surtout recouverte de semblables croûtes ; mais celles-ci étoient de la couleur d'un gris noirâtre, ce qui les faisoit ressembler assez bien à celles produites par une Dartre phagédénique. Aussi est-ce précisément dans cette partie que cette conversion s'opéra. La Dartre fit de tels progrès en dix-huit mois, que toute la lèvre supérieure, les cartilages et les os propres du nez, furent successivement détruits. La malade languit quelque temps, et tous les jours l'amaigrissement augmentoit d'une manière effrayante ; sa peau étoit d'une sécheresse extrême, et se résolvoit en une matière farineuse. Les gencives et la membrane muqueuse de la bouche, prirent une teinte blanchâtre ; enfin, elle mourut, et l'ouverture du corps fut exécutée avec un soin particulier. Voici ce qui fut principalement remarqué. Phénomènes extérieurs : les tégumens, comme je l'ai déjà dit, étoient secs, rugueux, d'un gris sale et cadavéreux ; les muscles paroissoient profondément émaciés ; les deux ailes du nez avoient disparu, ainsi que la cloison moyenne et les os qui constituent la cavité des fosses nasales. Phénomènes intérieurs : l'abdomen étoit dans son état naturel, mais dépouillé absolument de graisse ; péritoine épaissi et comme spongieux dans la région ombilicale, offrant, dans toute son étendue, une grande quantité de granulations dures, jaunâtres et irrégulières dans leur forme. Il y avoit une grande quantité de fluide séreux épanché. La membrane muqueuse qui tapisse le conduit digestif, étoit pâle, blafarde, et comme macérée. Le foie étoit plus volumineux et plus compacte que de coutume, d'une couleur jaunâtre et grisâtre. Dans la vésicule du fiel, on remarquoit une bile noirâtre, gluante, filante. Le pancréas étoit plus développé que dans l'état naturel. La rate avoit aussi plus de consistance que de coutume; mais ni la vessie, ni les reins n'étoient altérés. La matrice n'offroit aucune espèce de lésion; les trompes étoient ulcérées à leur extrémité, et les ovaires un peu détériorés dans leur tissu. La poitrine fut ensuite examinée attentivement; elle ne présenta aucun liquide épanché. La plèvre et le poumon dans l'état sain, offroient seulement à leur surface une couche blanchâtre, albumineuse. Le cœur étoit vide de sang et rapetissé. Sorte de macération de la membrane muqueuse du pharynx, du larynx et de l'œsophage.

CCLXXV. Si j'ai donné le résultat de ces autopsies cadavériques, ce n'est pas que j'espère qu'on puisse en retirer de grandes lumières sur la nature, la diagnostic, le siége, les causes productrices et le traitement des Dartres; mais j'ai voulu indiquer au moins que de semblables recherches ne devoient point être négligées. Car qui peut assurer qu'on ne trouvera point après nous des faits plus instructifs et plus intéressans que ceux découverts jusqu'à ce jour, dans ce temps surtout où l'anatomie pathologique se perfectionne par tant de travaux utiles!

ARTICLE VIII.

Des résultats fournis par l'analyse chimique des écailles et des croûtes qui se manifestent pendant le cours des affections herpétiques.

CCLXXVI. La chimie est une sorte de dissection matérielle qui peut révéler des phénomènes importans. Une analyse exacte et comparée de tous les virus morbifiques dont le système dermoïde est la proie, seroit peut-être d'un grand avantage pour les progrès de la pathologie. J'ai fait apporter dans le laboratoire de M. Vauquelin une grande quantité d'écailles et de croûtes dartreuses. Voici les résultats qu'on a obtenus. *Ecailles dartreuses :* 1°. albumine; 2°. mucilage animal; 3°. muriate de soude; 4°. sulfate de soude; 5°. acide phosphorique libre; 6°. phosphate de chaux. *Croûtes dartreuses :* 1°. albumine; 2°. mucilage animal; 3°. muriate de soude; 4°. sulfate de soude; 5°. phosphate de chaux; 6°. carbonate de chaux. La seule différence trouvée entre ces deux substances morbifiques, consiste donc en ce que les Dartres écailleuses contiennent de l'acide phosphorique libre et point de carbonate de chaux, tandis que les Dartres croûteuses ne présentent point cet acide, et contiennent du carbonate de chaux.

ARTICLE IX.

Considérations sur les Méthodes employées pour la guérison des Dartres.

CCLXXVII. Il est difficile d'établir des méthodes générales de traitement pour la guérison des affections herpétiques. En effet, chaque espèce réclame, pour ainsi dire, des moyens particuliers. Mon expérience m'a démontré, par exemple, qu'on ne sauroit attaquer les Dartres furfuracées sèches, comme les Dartres squammeuses humides ; que les Dartres crustacées et rongeantes exigent un plan de conduite différent : enfin, j'ai vu que les procédés curatifs sont susceptibles d'être infiniment variés, selon qu'il s'agit de combattre les accidens des Dartres phlycténoïdes, érythémoïdes, etc. Que peuvent valoir alors les secrets tant préconisés par un charlatanisme présomptueux, et qu'on applique sans discernement à tous les cas ?

CCLXXVIII. On voit, d'après ce que je viens de dire, combien il importe d'indiquer rigoureusement les caractères spécifiques des Dartres ; de décrire, d'une manière exacte, les phénomènes qui les constituent ; d'étudier séparément leurs attributs, et de recourir à la méthode analytique pour démêler des objets aussi complexes, si l'on veut arriver à des règles positives pour obtenir leur guérison. Les anciens Pathologistes n'ont pu se frayer que de fausses routes, puisqu'ils ignoroient le génie propre de ces exanthêmes. Qui contestera désormais la nécessité des monographies pour le perfectionnement de nos connoissances thérapeutiques ?

CCLXXIX. Au surplus, l'unique voie à suivre pour perfectionner le traitement de ces éruptions si rebelles, est de les ramener aux vrais principes qui dirigent la guérison des autres maladies. La nature n'a qu'une seule marche, et on observera constamment trois temps dans le cours des Dartres; le temps de leur naissance, le temps de leur accroissement, et celui de leur déclin. Il importe donc d'examiner soigneusement, lorsqu'on est consulté pour une affection de ce genre, à quel degré de sa marche la nature est parvenue. En effet, comment négliger cette attention, puisque les remèdes à employer ne sont pas les mêmes dans toutes les époques de la maladie? Je le demande aux praticiens expérimentés : si on réclame les secours de leur art au troisième jour d'un exanthême aigu, se conduiront-ils comme s'ils avoient été appelés le premier jour ? Non sans doute ; et ils chercheront d'abord à apprécier quel est le changement qui s'est opéré dans le mode de réaction des forces vitales. Il faut tenir la même conduite pour la guérison des exanthêmes chroniques.

CCLXXX. L'observation de ces périodes est si importante, qu'il est des Dartres dans lesquelles les mouvemens de la nature sont manifestement dépurateurs. Dans cette circonstance, elles ne sont pas seulement le résultat d'une altération particulière du système dermoïde ; mais elles semblent avoir pour but d'extirper du corps vivant, une matière qui lui est étrangère ou nuisible. Aussi est-il une époque de l'éruption, où les tégumens sont arrosés par un suintement très-considérable; c'est ce qui arrive principalement dans la Dartre squammeuse humide (*Herpes squammosus madidans*). De quels inconvéniens seroit suivie la conduite d'un médecin imprudent, qui voudroit tarir trop vîte cet écoulement salutaire? J'ai recueilli plusieurs exemples qui attestent un pareil danger. Un pauvre menuisier portoit, sur les cuisses et les bras, une Dartre squammeuse, qui tous les jours rendoit une grande quantité de matière ichoreuse : le linge qui l'enveloppoit étoit imbibé en quelques minutes, et les infirmières pouvoient à peine suffire pour le tenir dans un état de propreté. Ses nuits étoient si douloureuses, qu'il se livroit au désespoir. Il imagina de mettre de la cendre chaude sur les parties des tégumens qui commençoient à s'ulcérer : le lendemain il éprouva une difficulté de respirer qui étoit presque insurmontable. Il fallut le plonger dans le bain, lui appliquer un large vésicatoire sur la poitrine. Nous avions cru un moment qu'il alloit perdre la vie; cependant il parvint à se rétablir. Je pourrois aussi rappeler l'observation d'un ébéniste qui mourut à l'hôpital Saint-Louis, pour avoir combattu, par des répercussifs énergiques, une Dartre furfuracée qui couvroit ses épaules et une portion des reins. Ces faits prouvent que, dans le traitement des Dartres, il importe de marcher avec la nature, et de seconder ses opérations.

CCLXXXI. Si l'on a une connoissance profonde de la marche et des révolutions des Dartres, on sera peu surpris de ce qui survient quelquefois dans le traitement de ces maladies. En effet, il n'est pas rare de voir que durant l'application de certains topiques, comme, par exemple, lorsqu'on administre des douches ou des bains sulfureux, l'éruption herpétique augmente momentanément d'intensité. Les individus affectés s'imaginent faussement qu'un pareil régime leur est contraire, quand les symptômes qu'ils observent, ne sont que le résultat de la marche régulière de l'exanthême. Ce phénomène trompe quelquefois des médecins qui sont sans intelligence et sans instruction ; mais les Dartres ne tardent pas à s'éteindre progressivement par l'action des mêmes moyens dont on avoit d'abord redouté l'emploi.

CCLXXXII. Pour éviter de telles méprises, rien, par exemple, n'est plus avantageux que d'étudier les procédés de la nature, lorsqu'elle opère spontanément et d'elle-même ses guérisons, sans aucun secours de l'art. Ces actes de la puissance médicatrice peuvent s'observer à l'hôpital Saint-Louis, où tant de dartreux sont rassemblés. Combien de fois n'avons-nous pas vu des exanthêmes aigus se déclarer pendant le cours d'un exanthême chronique, et conduire rapidement ce dernier à une parfaite solution ! Je pourrois alléguer ici beaucoup d'exemples dont j'ai été le témoin : je ne citerai que les suivans : une jeune fille âgée de seize ans, étoit affectée d'une Dartre crustacée flavescente

(*Herpes crustaceus flavescens*), qu'aucun moyen n'avoit pu guérir, et qui avoit son siége dans le tissu graisseux de la joue gauche. Elle fut prise d'une fièvre très-forte, avec assoupissement, à laquelle succéda un érysipèle qui suivit ses périodes ordinaires, et fit entièrement disparoître la Dartre. Un vieux militaire doué d'un tempérament lymphatique, étoit tourmenté depuis fort long-temps d'une Dartre rongeante qui devoit son origine à une diathèse scrophuleuse (*Herpes exedens scrophulosus*). Il eut un érysipèle inflammatoire durant et après lequel son affection habituelle borna entièrement ses progrès. Un enfant étoit sujet à une Dartre furfuracée (*Herpes furfuraceus circinatus*), d'un caractère rebelle, et qui avoit donné beaucoup d'inquiétude. La petite-vérole survint et modifia son système dermoïde d'une manière si avantageuse, qu'il n'a conservé aucune trace de sa première incommodité.

CCLXXXIII. Il est à présumer que l'appareil de réaction que la nature déploie dans cette circonstance, est particulièrement propre à rétablir les fonctions du système exhalant, et à restituer aux vaisseaux cutanés le degré d'énergie qui leur convient; il est à présumer que les mouvemens perturbateurs de la fièvre excitent l'action tonique du système dermoïde, et changent ainsi le type habituel de l'affection herpétique. Cette considération rappelle les faits qui suivent: un homme de lettres dont la vie étoit très-sédentaire, étoit couvert d'éruptions furfuracées; des circonstances extraordinaires le jetèrent dans la carrière de l'ambition, et changèrent totalement son régime de vie. Au sein des agitations extrêmes où il se trouva, ses Dartres disparurent. Un homme avoit une Dartre pustuleuse mentagre (*Herpes pustulosus mentagra*); il éprouva des malheurs de commerce qui lui firent contracter des dettes, et nécessitèrent sa réclusion; il eut la fièvre, le délire, et la Dartre se dissipa. Mais il en fut attaqué de nouveau aussitôt que son état devint plus calme, et que ses affaires furent arrangées. Aucun fait, peut-être, n'est plus intéressant que celui d'une femme qui, ayant été frappée de la foudre, fut radicalement guérie d'une Dartre squammeuse lichénoïde (*Herpes squammosus lichenoïdes*), dont elle se trouvoit attaquée depuis fort long-temps.

CCLXXXIV. On explique ainsi pourquoi tout ce qui est propre à changer le mode des propriétés vitales des exhalans cutanés, peut favoriser la guérison des Dartres. De là vient l'influence salutaire des climats et des saisons. Qui ne sait pas que beaucoup d'individus se délivrent des éruptions chroniques qui les tourmentent, en se transportant dans les pays chauds! A l'hôpital Saint-Louis, nous avons vu des exanthêmes herpétiques résister aux moyens curatifs pendant le cours de l'hyver, et se montrer moins rebelles à l'arrivée du printemps ou de l'été. Il ne suffit donc pas qu'un remède soit salutaire par son essence, il faut que tout soit favorablement disposé pour faciliter son action. Cette vérité s'applique aux Dartres comme aux autres maladies.

CCLXXXV. Non seulement il importe que les agens extérieurs concourent au succès de la guérison, mais il est en outre nécessaire que le corps soit convenablement disposé pour recevoir l'action des médicamens. Combien de fois les malades font vainement usage des substances les plus efficaces, parce qu'ils ignorent l'art de les employer dans l'ordre qui est le plus favorable à leur succès! C'est toujours sur les faits que j'aime à m'appuyer pour soutenir de semblables assertions. J'ai donné des soins à une dame opulente qui avoit été successivement dirigée par les premiers médecins de l'Europe; on lui avoit indiqué les remèdes les plus propres à la guérir, et pourtant aucun de ces remèdes n'avoit produit l'effet desirable. Je ne changeai rien au traitement qui lui avoit été déjà prescrit. Mais la malade observa un régime préparatoire, prit une grande quantité de bains, etc.; dès-lors l'affection herpétique se dissipa. Les hommes de l'art ont vu mille exemples de ce genre.

CCLXXXVI. Je dois recommander aux médecins qui veulent procéder avec quelque certitude au traitement des Dartres, de diriger spécialement leur attention vers la texture particulière de la peau, qui diffère à l'infini selon la constitution physique de chaque malade. Un remède déterminé n'agit point avec une efficacité égale sur tous les individus, quoiqu'ils soient atteints du même genre ou de la même espèce d'éruption herpétique. C'est d'ailleurs une remarque vulgaire, que ce qui est salutaire à une personne est souvent nuisible à une autre personne. Il faut donc proportionner le remède à l'état des propriétés vitales des tégumens, et chaque système dermoïde a, pour ainsi dire, son idiosyncrasie.

CCLXXXVII. Il est une autre considération qui échappe journellement à tous les pathologistes : c'est qu'un médicament topique, par exemple, n'agit point également sur les différentes parties du corps, parce que leur organisation est diversement modifiée. Un homme étoit affligé de plusieurs Dartres squammeuses, dont les unes occupoient les cuisses et les jambes, les autres occupoient les bras; il y en avoit au ventre et à la partie antérieure du sternum. Il les frottoit assidument avec une pommade dont le sulfure de potasse étoit le principal ingrédient. Il observa que les Dartres situées sur les extrémités supérieures et inférieures, guérissoient par l'application de ce topique, tandis que celles de la région abdominale augmentoient d'intensité et devenoient plus douloureuses.

CCLXXXVIII. En général, les Dartres résistent d'autant plus aux moyens de guérison, qu'elles occupent un plus grand espace sur les tégumens. En effet, il y a des éruptions de ce genre qui finissent par envahir l'universalité de la peau ; c'est alors que toutes les fonctions de cet organe se trouvent interverties, et que la transpiration insensible n'a plus lieu. Dans une semblable circonstance, j'ai vu fréquemment les urines contracter de l'acrimonie, causer des cuissons brûlantes dans la vessie, et déposer un sédiment sablonneux.

CCLXXXIX. Plus les Dartres sont anciennes et invétérées, moins on a d'espoir de les guérir, parce que l'économie animale a contracté l'habitude de ce genre de maladie, et cette habitude est, pour ainsi dire, une seconde nature. Lorsque les Dartres sont héréditaires, elles sont encore bien plus graves, surtout si elles ont déjà manifesté un mauvais caractère chez les parens. Il est assez ordinaire de voir les secours de l'art échouer devant des causes aussi terribles.

CCXC. Pour appliquer d'une manière plus positive la méthode qui doit conduire à la guérison des Dartres, il importe de faire une étude réfléchie de leurs différentes complications. Ces exanthêmes se trouvent souvent réunis à la maladie vénérienne, ce qui nécessite l'alliance des mercuriaux avec les remèdes anti-herpétiques. Quelquefois aussi les Dartres se lient avec les phénomènes du scorbut. Ne faut-il pas alors faire concourir les moyens propres à détruire cette combinaison morbifique? C'est par leur mélange réciproque que les maladies affermissent en quelque sorte leur empire dans l'économie animale.

CCXCI. Combattez avec précaution les Dartres qui tiennent à des phénomènes organiques. C'est ainsi que la peau des enfans en est fréquemment souillée à l'époque orageuse de la première dentition. Les mouvemens tumultueux qui s'exécutent à l'intérieur, pour réaliser cet important phénomène, poussent au-dehors ces éruptions critiques et salutaires. J'ai souvent observé que lorsqu'on cherchoit à les répercuter, les glandes du col commencent à s'engorger et à se remplir d'une humeur étrangère. On diroit alors qu'elles servent de réceptacle à tous les résidus excrémentitiels du corps vivant. Cet accident fâcheux explique la conduite qu'on doit tenir en beaucoup d'autres cas.

CCXCII. Il est d'expérience médicinale qu'on doit souvent varier les remèdes dans le traitement des maladies chroniques, et particulièrement des maladies cutanées; car des substances médicamenteuses auxquelles la nature est habituée, produisent rarement un effet salutaire. J'ai observé constamment chez les individus atteints de Dartres longues et opiniâtres, qu'ils éprouvoient toujours du soulagement, lorsqu'ils mettoient en usage un remède nouveau; mais après un certain laps de temps, l'action de ces remèdes étoit presque nulle. Les lois physiologiques expliquent aisément ce phénomène. Quand on ne peut changer la substance médicinale, on change du moins son mode d'administration.

CCXCIII. Que faut-il conclure des considérations que je viens d'établir? qu'il est impossible d'indiquer des méthodes générales pour la guérison des Dartres; qu'il faut savoir les approprier aux divers cas que l'on observe. Je répéterai ici avec Vallesius: *Primum igitur expedit rationem medendi discere universim, idque maximi momenti, in arte esse putare; deinde ad singulorum descendere curationes; quod erit facillimum ei, qui quam nunc instituimus doctrinam tenuerit.* C'est dans la nature malade, et non dans les livres, qu'il faut étudier les procédés curatifs; il faut surtout se garder de ces méthodes empyriques qui consistent à employer les mêmes moyens, dans toutes les circonstances, sans s'éclairer des lumières d'une saine observation.

ARTICLE X.

Du Traitement interne employé pour la guérison des Dartres.

CCXCIV. Cette partie de la thérapeutique des Dartres est celle qui présente les points de doctrine les plus douteux. Qu'on examine les préscriptions consignées dans les ouvrages de notre art, on verra qu'elles y sont toutes dictées par un esprit de routine! De vaines formules y sont gravement conseillées par des praticiens recommandables dont le témoignage séduit et abuse un vulgaire ignorant. Les auteurs entassent sans discernement dans leurs écrits des opinions vagues, des suppositions étranges; ils indiquent, soit dans le règne végétal, soit dans le règne minéral, quelques substances généralement regardées comme diaphorétiques. Ils ordonnent un régime sévère, et s'imaginent ensuite avoir satisfait aux indications. C'est bien ici le cas de dire que rien n'est plus difficile que l'expérience médicinale.

CCXCV. Je me suis d'abord laissé conduire par l'autorité de mes prédécesseurs. J'ai employé à toutes les doses les plantes dont on a depuis longtemps célébré les vertus : je n'ai jamais pu me convaincre, je l'avoue, qu'elles fussent d'une utilité majeure pour la guérison des Dartres. A l'hôpital Saint-Louis, on administre en grande quantité, et sous les formes les plus variées, la douce-amère (*solanum dulcamara*, LINN.), la scabieuse (*scabiosa arvensis*, LINN.), la bardane (*arctium lappa*, LINN.), la patience (*rumex patientia*, LINN.), la fumeterre (*fumaria officinalis*, LINN.), le trèfle d'eau (*trifolium fibrinum*, LINN.), etc. Mais le plus souvent les effets qui suivent l'emploi de ces végétaux, paroissent plus manifestement devoir être attribués aux bains, à l'action de certains topiques, à la marche naturelle de la maladie, etc. Dans quelques cas, néanmoins, j'en ai retiré un certain avantage, lorsque j'en ai donné le suc étendu dans le petit-lait clarifié. Je pourrois citer entre autres exemples, celui d'une Dartre pustuleuse couperose (*Herpes pustulosus gutta-rosea*), dans laquelle on n'employa ni bains ni topiques, et qui céda à l'action seule d'un pareil remède. Je dois ici rappeler un autre fait: une femme étoit tourmentée d'une Dartre squammeuse humide (*Herpes squammosus madidans*), qui s'étendoit sur la face interne des deux cuisses, et suscitoit des démangeaisons presque continuelles. Je remarquai d'une manière constante que les symptômes diminuoient d'intensité, que le prurit surtout s'éteignoit entièrement, lorsque la malade faisoit usage d'une forte infusion de saponaire (*saponaria officinalis*, LINN.). Comme cette observation a été réitérée pendant l'espace d'un an, elle est authentique, et mérite d'être conservée pour les gens de l'art. Je dois aussi à la vérité de dire que quelques personnes m'ont paru manifestement soulagées de leurs éruptions herpétiques par le suc de pensée sauvage (*viola tricolor*, LINN.). J'étois d'autant plus intéressé à répéter les expériences sur cette plante, que les auteurs en ont préconisé les avantages avec des éloges peu mesurés, au lieu d'en étudier les effets avec ce doute philosophique qui doit caractériser l'observateur exact et impartial. Il est, du reste, probable que toutes ces plantes, administrées dans un état de fraîcheur, influent de la manière la plus heureuse sur les propriétés vitales du système dermoïde; et, sous ce point de vue, il est très-important d'en conseiller l'usage.

CCXCVI. Les opinions se partagent, lorsqu'il s'agit de décider sur les bons effets du mercure et de ses préparations dans le traitement des affections dartreuses. Certains praticiens regardent ce métal comme une sorte de panacée qu'on peut opposer à toute espèce d'altération chronique de la peau. Quel abus en font journellement les routiniers, les charlatans et les empyriques! Il est des médecins, au contraire, qui ne parlent que des accidens funestes survenus à la suite de l'administration du mercure. Ces accidens ont pu sans doute avoir lieu dans quelques circonstances; cependant j'ai vu plusieurs individus chez lesquels il n'a produit que des effets salutaires. Un jeune homme qui exerçoit le métier de boucher, étoit tourmenté d'une Dartre furfuracée (*Herpes furfuraceus circinatus*); cette Dartre occupoit la presque totalité des tégumens.

Des démangeaisons interminables le dévoroient. Il avoit inutilement suivi plusieurs traitemens ; il s'avisa de recourir à l'usage de la liqueur de Van-Swieten, et après trois mois, ses Dartres avoient totalement disparu. Au surplus, personne n'ignore que le mercure agit d'une manière directe sur le systême lymphatique, et combat les Dartres avec efficacité. C'est mal à propos que les praticiens ont envisagé certaines éruptions comme syphilitiques, parce qu'elles cédoient à l'action du mercure : comme si ce médicament étoit uniquement approprié à cette maladie. Ne détruira-t-on jamais une semblable erreur ?

CCXCVII. La saine expérience justifie depuis fort long-temps les grands éloges que l'on donne au soufre pour le traitement des Dartres. Ce médicament m'a paru être celui qui exerce l'action la plus énergique sur ce genre d'affection. Il est si pénétrant et si diffusible, qu'il se répand avec célérité dans tous les départemens du systême lymphatique. Il y excite sans doute une sorte de mouvement fébrile qui ne peut qu'être favorable ; il réveille l'action tonique du tissu cellulaire, accroît la puissance des propriétés vitales de la peau, rétablit le plein exercice de la transpiration, etc. Telle est, du reste, la haute opinion que j'ai conçue des bons effets de ce remède ; j'ai même la conviction intime que les antimoniaux tant préconisés pour la guérison des maladies dartreuses, ne sont utiles que par les parties sulfureuses qui leur sont unies. Pour ce qui me concerne, j'emploie journellement le soufre à l'hôpital Saint-Louis, et le succès couronne constamment son administration : je l'ordonne jusque dans la soupe des indigens. Beaucoup de plantes conseillées contre les maladies de la peau, ne sont si salutaires, que parce qu'elles contiennent un principe sulfureux.

CCXCVIII. De là vient que les eaux minérales sulfureuses obtiennent un si grand avantage contre toutes les affections herpétiques. Dans les lieux où ces eaux abondent, une observation certaine a prouvé leurs excellens effets. Je doute, au surplus, que le soufre, cette production minérale si précieuse, que la nature semble avoir prodiguée sur la terre pour les besoins de l'homme, puisse être administré aux malades sous une forme plus commode et plus favorable. J'ai tenu compte d'une foule de dartreux qui sont parvenus à se guérir par le simple usage des eaux sulfureuses factices de Tivoli. Au surplus, il n'est personne qui ne connoisse les effets sensibles qui suivent l'administration intérieure de ces eaux. Elles suscitent dans tout le système de l'économie animale, une sorte de fievre artificielle qui imprime aux Dartres un caractère aigu, en augmentant les oscillations du tissu muqueux. Pendant que l'énergie intérieure augmente, l'éruption herpétique paroît d'abord se déployer avec plus d'intensité; mais bientôt elle diminue, pour s'éteindre entièrement.

CCXCIX. Je dois pourtant faire remarquer ici que les eaux minérales sulfureuses ne sont particulièrement salutaires que dans les Dartres accompagnées de l'inertie des propriétés vitales de la peau, et il faut observer que ce cas est le plus ordinaire. Mais, il est des circonstances où il importe de les interdire, particulièrement chez les individus dont les nerfs sont facilement irrités, ou qui sont tourmentés de quelque autre levain morbifique intérieur, comme, par exemple, chez certains goutteux, chez les épileptiques et les convulsionnaires. Il est des personnes dont le tissu cellulaire contracte une telle susceptibilité par l'état maladif, que toute boisson stimulante leur est infiniment nuisible. C'est pourquoi les praticiens ont observé que les eaux de Barèges, d'Aix-la-Chapelle, et autres eaux minérales analogues, ne font qu'exaspérer les symptômes de certaines maladies de poitrine. J'ai eu souvent l'occasion de confirmer ce fait. Une dame étoit affectée d'une Dartre squammeuse humide (*Herpes squammosus madidans*); elle avoit éprouvé de plus les premiers symptômes de la phthysie pulmonaire. Elle voulut se mettre à l'usage des eaux sulfureuses, qu'elle fut ensuite contrainte d'abandonner, parce qu'elles l'incommodoient à un point extrême. Bordeu avoit vu qu'il étoit dangereux de les administrer dans les Dartres entretenues par une cause scrophuleuse. J'ai été le témoin de ce fait dans deux circonstances. Certaines irritations partielles, produites par un principe laiteux, doivent aussi faire rejeter l'usage de ces eaux. Une dame nouvellement accouchée, et qui avoit éprouvé les plus vifs chagrins pendant qu'elle alaitoit son enfant, se plaignoit d'une courbature générale dans tous les membres, de céphalalgies, de tintemens d'oreille, etc. Elle voulut prendre les eaux de Barèges, qui lui causèrent des chaleurs d'entrailles intolérables, etc.

CCC. Au surplus, il arrive souvent que les eaux minérales sulfureuses sont manifestement indiquées; et pourtant l'âge, la susceptibilité nerveuse, mille autres circonstances, rendent le médecin timide dans l'administration de ce remède. Que faut-il faire alors? il faut en mitiger les doses à l'infini; il faut donner au soufre un excipient qui contre-balance l'activité trop grande de cette substance. Une femme dartreuse mit au monde un enfant atteint du même vice, à un très-haut degré. Cet enfant tomba dans un état de marasme et de dépérissement qui donna des craintes pour sa vie. D'après mes conseils, il fut alors nourri avec le lait d'une chèvre que je faisois soigneusement frictionner avec du soufre. On le baignoit avec assiduité; on humectoit sa peau avec des substances onctueuses. J'eus la satisfaction de le voir se rétablir d'une manière parfaite, par ce traitement simple, dans l'espace de huit mois. Depuis cette époque, j'ai constamment prescrit les mêmes moyens curatifs aux femmes délicates chez lesquelles il étoit urgent de combattre la diathèse dartreuse, et qui n'avoient pu supporter le soufre sous d'autres formes.

CCCI. Indépendamment des moyens particuliers qu'on peut désigner aux praticiens comme spécialement appropriés à la curation des Dartres, il est des moyens généraux dont il importe de déterminer l'emploi : tels sont, par exemple, les purgatifs qui peuvent être, dans certains cas, d'un secours très-avantageux; qui dans d'autres cas sont d'une nécessité indispensable. On observe que l'espèce de perturbation produite dans l'économie animale, par l'action du soufre et autres préparations médicinales, donne constamment lieu à une accumulation de matière saburrale dans l'estomac et dans le conduit intestinal. C'est alors une indication pressante d'éliminer ce foyer impur de l'intérieur des premières voies. Si les purgatifs sont négligés, la guérison reste incomplète ou peu durable. Au surplus, ces sortes de remèdes sont plus ou moins sagement employés, selon les âges, les individus, les phénomènes concomitans, etc. Ils conviennent aux enfans, aux tempéramens bilieux, dans certaines saisons plutôt que dans d'autres.

CCCII. Parmi les autres remèdes internes et généraux que l'on met journellement en usage pour la guérison des Dartres, les substances qui jouissent d'une propriété tonique, tiennent aussi un des premiers rangs. Mais peut-être les auteurs n'ont-ils point fixé d'une manière assez précise les cas où il convient de les administrer. Ces remèdes sont particulièrement utiles, lorsque les voies digestives sont dans un état de langueur, et que leurs fonctions sont imparfaites. C'est ainsi que les décoctions des plantes amères favorisent singulièrement la guérison des pauvres que l'on traite à l'hôpital Saint-Louis, et qui ont langui dans la misère et dans le besoin. Indépendamment du vice dartreux, la plupart sont en proie à d'autres affections débilitantes, telles que l'hydropisie, le scorbut, le marasme, la consomption, etc.

CCCIII. Mais lorsqu'on combat la diathèse dartreuse chez des personnes qui ont vécu dans l'oisiveté et l'opulence, qui vivent à des tables somptueuses, qui se gorgent d'une nourriture succulente, il vaut mieux recourir à de simples délayans. Voilà pourquoi certains praticiens se bornent à administrer l'eau d'orge, l'eau de gruau, le petit-lait clarifié, dont tant d'auteurs ont loué les bons effets. C'est alors qu'on place avec beaucoup d'avantage les bouillons de poulet, de tortue, de grenouille, de vipère, le lait d'ânesse; enfin, tous les remèdes adoucissans.

CCCIV. Le régime de vie, les alimens, les boissons dont on fait journellement usage, doivent certainement entrer dans le traitement interne des Dartres. La sympathie particulière de la peau avec les voies digestives, doit interdire nécessairement tout ce qui peut troubler la marche de la nature. il faut que le médecin indique au malade les substances dont il doit se nourrir préférablement. C'est une observation bien vulgaire, mais qui n'en est pas moins pleine de vérité, que les viandes salées ou fumées, que les ragoûts dont on rehausse la saveur par les épiceries, que les liqueurs alkooliques, que les vins spiritueux, donnés dans leur état de pureté, retardent, empêchent, ou contrarient du moins la solution naturelle des éruptions herpétiques. Je puis dire avoir constaté par une foule de faits qu'il seroit minutieux de rapporter, que toutes les nourritures échauffantes sont dans une opposition véritable avec l'effet des remèdes, et lorsque j'étois attentif à la marche et aux changemens de l'éruption, je reconnoissois constamment le lendemain les écarts de régime que les malades avoient commis la veille. Rien n'est donc plus nécessaire que de surveiller les malades sur le choix des alimens et des boissons.

ARTICLE XI.

Du Traitement externe employé pour la guérison des Dartres.

CCCV. On peut prononcer avec assez de certitude sur le traitement externe employé pour la guérison des Dartres; car la plupart de ces maladies n'ayant leur siége que dans la peau, elles sont directement attaquables par l'action des topiques. Les effets curatifs sont en conséquence plus prompts et plus manifestes que dans le traitement interne; les résultats que l'on obtient sont plus précis et plus positifs. N'exposons ici que ce qui a été irrévocablement fixé par l'expérience; ne donnons rien à l'empyrisme; que tout soit exact et rigoureux!

CCCVI. Pour ne commettre aucune erreur sur la nature des topiques qui conviennent le mieux à telle ou à telle espèce d'affection herpétique, le praticien doit examiner en premier lieu quel est l'état des propriétés vitales de la peau. Lorsque l'appareil tégumentaire est rouge et enflammé, lorsque les Dartres sont vives et récentes, l'application des émolliens est particulièrement profitable, et diminue bientôt l'intensité de l'éruption. Bien loin de suivre cette méthode, le charlatanisme et l'ignorance exaspèrent ces maladies par des emplâtres astringens, par des lotions irritantes, qui causent des métastases funestes, et donnent lieu à des accidens graves.

CCCVII. Dans cette circonstance, les bains tièdes conviennent principalement, et il est peu de topiques qui soient aussi efficaces. Je traitois à l'hôpital St.-Louis une Dartre squammeuse humide (*Herpes squammosus madidans*), qui étoit universellement répandue sur les tégumens. Cette éruption se dissipa par l'effet des simples bains tièdes, pris tous les jours et pendant l'espace de deux heures. La peau devint peu-à-peu moins rouge, et se nétoya entièrement. J'ai vu plusieurs faits de ce genre sur des enfans, sur des adultes, sur des vieillards. Un sexagénaire se guérit d'une Dartre furfuracée arrondie (*Herpes furfuraceus circinatus*), en se plongeant avec assiduité dans une décoction de plantes émollientes. Les bains tièdes conviennent donc dans presque toutes les affections herpétiques. Non-seulement, ils concourent à la guérison, mais ils peuvent l'opérer dans quelques circonstances sans l'intermède d'aucun autre moyen curatif. J'ai été constamment si convaincu de cette vérité, qu'à l'exemple des anciens je fais souvent préparer des bains médicinaux avec l'amidon, la graine de lin, le mucilage des plantes malvacées, dans l'intention d'appaiser le prurit violent qui tourmente la peau. Je fais administrer des bains d'huile, de lait, etc.

CCCVIII. De la plus haute antiquité, on regarda les bains comme le plus puissant moyen curatif des Dartres, et de nos jours on revient plus que jamais à ce secours salutaire. Non-seulement on en fait un plus grand nombre d'applications, mais on sait mieux apprécier les effets de leurs différentes températures, de leur état de liquidité ou de vapeur. Un des points sur lesquels les modernes l'emportent de beaucoup sur les anciens, c'est la perfection qu'on a apportée dans l'administration des bains d'eaux minérales; et de nos jours encore, l'industrie humaine a été plus loin. Les procédés de la chimie pneumatique imitent les eaux naturelles avec une certitude qui tient du prodige, et des établissemens précieux à l'humanité se sont élevés dans plusieurs grandes villes de l'Europe; il faut sans contredit mettre au premier rang celui qui a été fondé à Paris, par MM. Triayre et Jurine : c'est la maison des eaux factices de Tivoli qui a été le théâtre de mes observations particulières. Je pourrois citer une foule de guérisons. Je me borne à rappeler les cas qui suivent, en les abrégeant. *Première Observation.* Un homme âgé de cinquante-deux ans, d'une constitution caractérisée par la prédominance bilieuse, étoit tourmenté par une Dartre squammeuse lichenoïde (*Herpes squammosus lichenoïdes*), qu'il portoit depuis fort long-temps. Dans son pays natal on l'appeloit le *lépreux.* Il avoit consulté les médecins les plus habiles. On avoit eu recours aux remèdes qui sont communément employés dans les maladies cutanées. Il avoit pris une énorme quantité de bains domestiques. Tous les printemps, il faisoit usage des sucs de fumeterre, de treffle d'eau, de douce-amère, etc.; rien n'avoit réussi. On s'imagina alors que son affection étoit de nature syphilitique. Les anti-vénériens furent vainement invoqués. Lorsqu'il vint me consulter, je lui conseillai, entr'autres remèdes, les bains et les douches avec l'eau sulfureuse artificielle, à la température de vingt-huit à trente degrés. Ce moyen, convenablement continué, le rétablit parfaitement, au point qu'il n'a point eu de rechûte. *Deuxième Observation.* Un homme de lettres fort célèbre, pareillement d'un tempérament bilieux, avoit contracté, par l'effet d'une vie trop laborieuse et trop sédentaire, une Dartre squammeuse humide (*Herpes squammosus madidans*). Cette Dartre avoit son siége à la partie antérieure de l'abdomen. On avoit inutilement appliqué les pommades les plus adoucissantes; le prurit étoit intolérable. Vingt douches méthodiquement administrés, calmèrent toutes les souffrances : la Dartre disparut après huit mois de traitement. *Troisième Observation.* Madame F*** avoit une Dartre crustacée flavescente (*Herpes crustaceus flavescens*), qui s'étoit tout-à-coup manifestée sur le tissu graisseux des deux joues. Les croûtes qui étoient d'un jaune verdâtre, tomboient, et se renouveloient plusieurs fois dans la même semaine. Je lui avois donné en premier lieu des bains de fumigations avec l'eau bouillante de guimauve et de mélilot. Ce moyen avoit été infructueux. Elle alla prendre les bains et les douches dans l'établissement de Tivoli. Une saison suffit pour la guérir radicalement. *Quatrième Observation.* Une dame fort jeune, d'une constitution éminemment sanguine, étoit fort affligée d'avoir sur le front et les deux pommettes, une Dartre pustuleuse couperose (*Herpes pustulosus gutta-rosea*). Cette éruption tuméfioit et enlaidissoit son visage, qui avoit été fort agréable. Elle prit, dans l'établissement de Tivoli, une série de bains sulfureux qui lui furent administrés en douche, à une température très-élevée. Bientôt les boutons se desséchèrent sans être remplacés par d'autres. Je me borne à ces faits, dont je ne donne que les résultats. Je ne veux point multiplier les citations.

CCCIX. Il importe, du reste, d'avertir que si les bains et les douches, de quelque nature qu'ils puissent être, sont utiles dans le traitement de plusieurs espèces de Dartres, ils peuvent être nuisibles dans certains cas. C'est ainsi que j'ai été plusieurs fois contraint d'en discontinuer l'usage dans les éruptions dartreuses qui viennent à la suite des maladies laiteuses. Il paroît que le tissu cellulaire conserve dans ces circonstances une susceptibilité particulière à laquelle les médecins n'ont point fait une attention convenable. Cette substance si spongieuse et si pénétrable, selon la remarque de l'ingénieux Bordeu, se laisse en quelque sorte imbiber par le liquide qui l'environne. Elle se ballonne, se tuméfie; et alors j'ai remarqué qu'il survenoit des douleurs vagues, des lassitudes, un état de malaise qui est très-difficile à décrire. Une dame eut un violent chagrin pendant qu'elle allaitoit son enfant; il se manifesta bientôt à la partie interne des cuisses et aux avant-bras, une Dartre crustacée flavescente (*Herpes crustaceus flavescens*). Je lui fis prendre alternativement des bains tièdes et des bains sulfureux. Mais ces bains, loin de lui procurer du soulagement, ne firent qu'accroître les douleurs vagues dont elle étoit atteinte. Il survint une tuméfaction universelle, qui nous détermina à abandonner ce moyen.

CCCX. Les bains de vapeurs sont quelquefois parfaitement indiqués. Je les fais administrer principalement lorsque la peau des malades est sèche et aride, lorsque la fonction des exhalans est depuis long-temps interrompue. Ce phénomène s'observe souvent dans les Dartres squammeuses qui ont vieilli dans l'économie animale, sans qu'on ait arrêté aucunement leurs progrès. Si ces sortes de bains ne combattent point directement le vice herpétique, ils ont du moins pour avantage de préparer les tégumens à l'action des remèdes. Je traitois un vieillard qui avoit déjà fait plusieurs voyages infructueux aux eaux de Barèges et à celles d'Aix-la-Chapelle. Il s'avisa de prendre à Paris une suite de bains de vapeurs; à la saison suivante, il prit des douches sulfureuses dans l'établissement des bains factices de Tivoli. A la quarantième douche, son corps étoit parfaitement nettoyé. Il m'arrive souvent, à l'hôpital Saint-Louis, d'employer des fumigations émollientes, ou bains partiels de vapeurs, avec un succès manifeste, pour remédier aux accidens de la Dartre crustacée stalactiforme (*Herpes crustaceus procumbens*); mais souvent aussi ce moyen devient totalement inutile, lorsque l'affection est ancienne, et qu'elle tend à prendre le caractère rongeant.

CCCXI. Les lotions et les fomentations agissent comme des bains locaux. On peut les changer et les modifier selon les indications médicinales. Il convient généralement de les proportionner à l'état des propriétés vitales de la peau, lorsque cette enveloppe est atteinte d'une irritation vive, et que la Dartre a un aspect érysipélateux : c'est alors que les topiques émolliens sont très-favorables. J'ai souvent fait appliquer avec fruit, des vessies pleines de lait chaud sur des Dartres enflammées. La peau est-elle molle, humide et foible ? on cherche à la ranimer par des eaux spiritueuses, telles que l'eau de Cologne, l'eau de lavande, etc.

CCCXII. Ces lotions et fomentations, dont je ne saurois assez recommander l'usage, m'ont paru surtout efficaces, lorsqu'on les pratique avec l'eau minérale artificielle de Barèges. MM. Triayre et Jurine ont trouvé un moyen aussi simple qu'ingénieux de composer cette eau à volonté, pour le besoin de la médecine humaine, et le résultat de leurs recherches est d'un avantage qui mérite les plus grands éloges. La médecine philosophique ne doit rien cacher de ce qui est utile. Je crois en conséquence devoir révéler ici le procédé de ces chimistes, afin qu'il puisse servir aux médecins qui exercent l'art ailleurs qu'à Paris. Ce procédé consiste à préparer des liqueurs contenues dans deux bouteilles, n° 1 et n° 2. La première n'est qu'une dissolution de foie de soufre (*sulfure de potasse*), lequel est composé d'une manière qui est propre aux auteurs. La seconde renferme une dose d'acide sulfurique proportionnée à l'énergie de la dissolution que je viens d'indiquer ; cette dissolution renferme de plus du carbonate de soude, du muriate de soude et de l'argile préparée, dans les proportions reconnues par l'analyse des eaux de Barèges, proportions qu'on peut varier suivant la nature des maladies. Au lieu d'acide sulfurique, on peut employer avec plus d'avantage une eau chargée six fois de son volume d'acide carbonique. Il convient d'assigner maintenant qu'elle est la manière dont on peut composer l'eau sulfureuse de Barèges, à l'instant même où elle doit être employée. On remplit d'abord un vase d'eau élevée à la température de vingt-huit dégrés. On y verse ensuite alternativement une quantité de deux liqueurs que je viens d'indiquer. On ajoute une proportion nouvelle d'eau chaude, pour que le mélange s'effectue d'une manière complète. Telle est la composition qu'on peut réaliser dans tous les lieux, et qui supplée efficacement soit l'eau factice de l'eau de Tivoli, soit celle que l'on pourroit puiser dans les établissemens d'eaux thermales naturelles qui existent en Europe.

CCCXIII. On ne procède guère au traitement des différentes espèces de Dartres, sans recourir à des topiques qui modifient plus ou moins heureusement les propriétés vitales des tégumens. Il semble même que ces sortes de remèdes sont spécialement recherchés du vulgaire, sans doute parce qu'ils agissent d'une manière plus prompte et plus sensible à ses regards. Aussi l'esprit humain s'épuise en inventions chimériques à cet égard. Je ne finirois pas, si je voulois détailler ici les emplâtres, les onguens et toutes les recettes banales des empyriques. On a mis surtout à contribution les répercussifs, les astringens, etc. Toutefois le soufre me paroît mériter les éloges particuliers qu'on lui a de toutes parts prodigués. J'ai déjà fait mention de cette production médicamenteuse dans l'article précédent. Le soufre est un remède éminemment diffusible; il pénètre avec la plus grande activité le système absorbant, et l'observation médicinale démontre qu'il a une action particulière sur le virus herpétique. On fait ordinairement incorporer la fleur de soufre dans un corps gras, comme, par exemple, dans l'axonge, dans le cérat, dans la pommade de concombre, etc. Avec de semblables excipiens, ce remède m'a paru très-convenable. Un militaire de la garde de Paris, éprouva un jour en se rasant des démangeaisons très-vives au menton; à ces démangeaisons succéda une éruption de petites pustules blanches dans le centre, mais dont les bords étoient d'un rouge foncé, comme cela arrive toujours dans la Dartre pustuleuse mentagre (*Herpes pustulosus mentagra*). Ces boutons étoient très-rapprochés les uns des autres, et s'étoient développés sur toutes les parties garnies de poils. Le malade avoit vainement eu recours à différens topiques; le seul qui réussit fut le cérat soufré, dont l'application réitérée calma le prurit, et empêcha la Dartre de se reproduire. J'ai vu ce même topique réussir merveilleusement dans les Dartres squammeuses qui se placent aux oreilles, sous les aisselles, dans le pli des genoux, aux environs des parties génitales, etc. Le soufre, dans de semblables affections, n'a aucun des inconvéniens des remèdes répercussifs; et alors même que la maladie est trop avancée pour que son action puisse la vaincre, le soufre convenablement appliqué, a néanmoins l'avantage de calmer ou de modérer les souffrances intolérables auxquelles la plupart des dartreux sont condamnés.

CCCXIV. Lorsque les Dartres sont invétérées, et qu'il faut un topique plus actif pour les combattre, j'ai recours au foie de soufre (*sulfure de potasse*), que je fais incorporer dans l'axonge. Je conseille aussi celle qui est faite avec le sulfure de soude. Ce médicament excite d'abord un sentiment très-vif de cuisson, qui change le mode d'irritation de la peau, et devient infiniment salutaire. Un homme âgé de quarante-cinq ans, d'un tempérament bilieux, étoit tourmenté d'une Dartre squammeuse qui occupoit spécialement le dos des mains et la partie externe des avant-bras. Il prit des bains émolliens et les continua fort long-temps. Il essaya des bains de vapeurs, se fit administrer des douches avec l'eau minérale sulfureuse, il ne négligea point les remèdes intérieurs, et cependant tout fut inutile. J'eus alors recours à la pommade composée avec le sulfure de potasse, qui augmentoit d'abord les démangeaisons à un point extrême; mais après un mois de son usage, la Dartre se trouva singulièrement amortie; bientôt elle disparut entièrement par l'usage des bains : la guérison se termina fort heureusement.

CCCXV. Au surplus, les topiques qui agissent sur

le solide vivant avec une propriété irritante ou caustique, conviennent principalement pour combattre la classe des Dartres rongeantes. En effet, ces sortes de Dartres ont un siége plus profond dans les tégumens. La nature est presque toujours impuissante pour réparer les désordres affreux qu'elles causent. Il faut alors réprimer d'une manière véhémente l'infection herpétique ; il faut produire un autre genre d'excitation qui change en quelque sorte le mode de vitalité du systême dermoïde. J'atteste qu'en pareil cas j'ai employé avec un grand succès l'huile pyrozoonique, vulgairement appelée *huile animale de Dippel*, dans la Dartre rongeante scrophuleuse (*Herpes exedens scrophulosus*) : trois femmes à-peu-près du même âge sont en voie de guérison au moment où j'écris ces lignes. Je suis également parvenu quelquefois à arrêter la marche des Dartres rongeantes au moyen de l'eau de chaux ou d'autres caustiques.

CCCXVI. Souvent les Dartres, et particulièrement celles qui appartiennent à l'espèce des rongeantes, sont accompagnées d'un état de phlogose très-considérable. Souvent même il se manifeste des douleurs qui font redouter qu'elles ne prennent les caractères du cancer. Il importe de réprimer la violence de ce mouvement morbifique, qui va quelquefois si loin qu'il décide la mort, comme nous l'avons vu arriver chez un malheureux perruquier atteint d'une Dartre crustacée, laquelle s'étoit convertie en Dartre rongeante par l'effet d'un coup violent qu'il reçut à la tête, dans une dispute. Lorsque les Dartres prennent un tel caractère, il faut recourir sans délai aux applications narcotiques, aux dissolutions opiacées, aux préparations saturnines, etc. C'est alors que j'ai utilement employé, sous forme de cataplasme, la pulpe fraîche des plantes solanées. J'ai sur-tout mis en usage la juisquiame (*hyosciamus niger*), et la morelle (*solanum nigrum*). Cette dernière a merveilleusement réussi chez deux individus atteints d'une Dartre rongeante dont l'aspect étoit carcinomateux.

CCCXVII. On voit que les auteurs recommandent la saignée dans le traitement des Dartres. Il importe d'indiquer succintement les cas principaux qui réclament cette opération; elle ne convient en général qu'aux personnes robustes et qui vivent sous la prédominence du système sanguin, lorsque l'affection herpétique cause chez elle des démangeaisons violentes. Je suis convaincu, par exemple, qu'elle peut produire de très-bons effets dans la Dartre crustacée flavescente, qui est toujours accompagnée d'une irritation locale très-intense, ainsi que dans la Dartre phlycténoïde en zone, qui est caractérisée par une cuisson vive et un prurit si brûlant, que les malades peuvent à peine le supporter. On remplace quelquefois la saignée par l'apposition de sang-sues, lorsque la partie où siége la Dartre est engorgée ou enflammée.

CCCXVIII. Un des moyens curatifs que l'on recommande avec raison, sont les divers exutoires, tels que les cautères placés dans différentes parties, les vésicatoires, etc. Ces derniers sont sur-tout indiqués, lorqu'on veut déplacer une irritation herpétique fortement fixée à la face ou dans quelque autre partie du corps. Souvent alors les Dartres résistent moins aux autres moyens curatifs qu'on leur oppose. Ils peuvent, dans certains cas, diminuer la violence du prurit. Appliqués immédiatement sur l'éruption dartreuse, ils la font disparoître, en changeant l'action morbifique de la peau. Il est toutefois un grand nombre de cas où ces exutoires sont plus nuisibles que salutaires. J'ai souvent observé, par exemple, que lorsque la masse générale des humeurs étoit imprégnée du vice herpétique, il survenoit constamment une Dartre squammeuse dans l'endroit même de la peau où le vésicatoire avoit été appliqué. Alors on se hâte de remédier à cette irritation de la peau par des bains tièdes et des topiques émolliens. Au surplus, les exutoires conviennent principalement, lorsque les Dartres sont la crise d'une autre maladie grave, comme, par exemple, d'une phthisie pulmonaire, du catarrhe aigu, des hémorroïdes, etc. On imite par ce moyen la marche et les procédés de la nature.

ARTICLE XII.

Des moyens à employer pour rendre la guérison des Dartres permanente.

CCCXIX. On proclame journellement que la guérison des Dartres n'est jamais radicale, et on étaie cette opinion sur les récidives fréquentes dont ces maladies sont susceptibles. Mais combien d'autres maladies ne sont-elles pas sujettes à des rechûtes plus ou moins graves! De quels moyens ne faut-il pas user pour empêcher le retour des fièvres, des phlegmasies, des hémorragies, et de tant d'autres maladies humaines ! C'est une des lois de l'économie vivante, d'être sujette à la reproduction des mouvemens morbifiques, souvent aux mêmes époques où ils se sont d'abord développés. Ainsi, de même qu'après la cessation de la fièvre intermittente, on continue d'administrer le quinquina pour prévenir la récidive, de même il ne suffit pas d'avoir guéri les Dartres, il faut maintenir la cure, et détruire ces affections rebelles jusque dans les germes qui les reproduisent.

CCCXX. Aussi recommande-t-on aux individus qui sortent de l'hôpital Saint-Louis, de ne point cesser l'usage des bains tièdes, de pratiquer habituellement l'usage des frictions sur tout le corps, pour maintenir l'énergie des propriétés vitales de la peau, et pour favoriser la fonction exhalante. Il en est qui, afin de conserver la souplesse des tégumens, les oignent journellement avec de la moëlle de bœuf, avec de l'huile, etc.; d'autres ont recours à des eaux spiritueuses, à des beaumes odorans, etc. Je prescris à ceux chez lesquels le scorbut a plus ou moins compliqué le vice dartreux, de prendre tous les printemps le suc des plantes fraîches et amères. L'apparition des Dartres tient-elle à un état de saburre dans les premières voies, les malades doivent recourir à quelques laxatifs habituels. On fait prendre ces laxatifs dans une infusion amère, pour ranimer le ton des organes digestifs, etc. On associe alors les substances salines à la chicorée sauvage, à la racine de patience, au trèfle d'eau, etc. Il n'est pas rare de voir que ces mêmes affections sont fomentées par l'engorgement des viscères abdominaux. Dans un pareil cas, la guérison ne seroit que momentanée, si on ne continuoit d'employer tous les moyens propres à dissiper ces embarras intérieurs. Les substances salines et ferrugineuses jouent ici le premier rôle, ainsi que les bains, les douches, l'équitation et l'usage des alimens les plus doux et les plus sains.

CCCXXI. A l'hôpital Saint-Louis, nous avons souvent occasion de remarquer que les Dartres sont entretenues par la mauvaise nourriture ou par les qualités malfaisantes de l'atmosphère. Dans le premier cas, il faut alimenter les malades avec des substances gélatineuses et des bouillons nutritifs. Une jeune fille dans l'indigence, et forcée de demander l'aumône pour subsister, avoit une Dartre squammeuse qui occupoit les extrémités inférieures. On lui avoit inutilement prodigué les remèdes dans les comités de bienfaisance. Les seuls alimens qu'elle prit ensuite dans une maison opulente, suffirent pour la guérir. Le changement de climat peut aussi contribuer à consolider la guérison des Dartres. Le passage d'un pays froid à un pays chaud prévient communément toute récidive. Un commerçant espagnol avoit une Dartre furfuracée qui se manifestoit avec intensité toutes les fois que ses affaires l'appeloient en France. J'en ai dit assez, je le pense, pour prouver que le seul moyen de rendre la guérison des Dartres permanente, est de tendre toujours à dissiper la cause qui les reproduit. Au surplus, je n'ajouterai aucune réflexion. Dans le traitement des affections herpétiques, il y a tant de modifications à apprécier, tant de nuances à saisir, que l'expérience clinique ne peut se transmettre. Il faut l'acquérir par de longs travaux.

LES ÉPHÉLIDES.

CONSIDÉRATIONS GÉNÉRALES SUR LES ÉPHÉLIDES.

CCCXXII. JE conserve le nom d'*Éphélides* à des taches solitaires, disséminées ou réunies par groupes sur la périphérie de la peau. Leur forme est en général très-variée. Les unes ressemblent à des lentilles, les autres à des plaques irrégulières, qui ont plus ou moins d'étendue, selon la cause qui les a fait naître.

CCCXXIII. Quoique ces sortes d'affections, dont je vais actuellement m'occuper, ne soient pas ordinairement des maladies très-graves, on les voit néanmoins prendre dans quelques circonstances un caractère très-alarmant. Il est donc utile de rassembler ici les divers traits qui se rapportent à leur histoire. D'ailleurs, c'est un point de vue intéressant que d'examiner comment les tégumens se décolorent et révèlent, en quelque sorte, par leur surface, toutes les altérations du corps humain.

CCCXXIV. Il faudroit peut-être établir une distinction entre les taches qui ne sont, à proprement parler, que des affections idiopathiques de la peau, et celles qui ne sont que des symptômes indicateurs des maladies qui tourmentent des organes cachés. En effet, comment ignorer les rapports intimes qui existent entre le système cutané et les viscères abdominaux ? Les observations journalières des praticiens en font foi. Mille accidens prouvent que la peau est une sorte de miroir qui réfléchit toutes nos souffrances. Je pense du reste qu'il seroit superflu de reproduire ici les phénomènes sans nombre qui constatent cette vérité. Qu'il nous suffise de savoir que les Éphélides sont, dans certains cas, le symptôme irrécusable de quelques désordres intérieurs, aussi bien que l'érysipèle, la fièvre miliaire, la fièvre ortiée, la fièvre scarlatine, le prurigo et autres maladies qu'on pourroit décrire !

CCCXXV. Le vulgaire même s'aperçoit de ces altérations du système dermoïde qui indiquent un dérangement quelconque dans les fonctions de l'économie animale; et l'homme est communément habitué à voir sur le front de son semblable l'empreinte ou l'image des maladies qui l'affligent. De là dérivent, sans doute, les inquiétudes qu'il conçoit sur l'état des individus dont la peau est flétrie et décolorée. Dans le cas contraire, si la santé se rétablit, le teint des malades reprend son énergie et son éclat.

CCCXXVI. Les Éphélides, dont je fais l'objet de cette dissertation, ne sont pas uniquement le résultat d'une dégradation particulière de l'épiderme. Le tissu réticulaire s'y trouve spécialement intéressé. Ces affections peuvent d'ailleurs atteindre toutes les races d'hommes; et, dans tous les climats, les médecins ont observé de semblables décolorations qui tiennent à un vice survenu dans les fonctions du système exhalant. L'Africain même est enclin à des indispositions qui altèrent singulièrement la noirceur qui lui est naturelle. En général, on ne voit guère ce genre de maladie sur le derme des quadrupèdes, parce que les fourrures et les poils qui les recouvrent, les protègent contre les causes nuisibles de l'atmosphère ; mais on le trouve fréquemment sur les végétaux ; telles sont les maculations qui se manifestent sur certaines feuilles des arbres, sur les pétales des fleurs, sur la peau des fruits, etc.

CCCXXVII. J'ai dû faire succéder la description des Éphélides à celle des dartres, parce que ces affections se ressemblent sous quelques points de vue ; en effet, il est des dartres qui se convertissent en véritables Ephélides. Souvent même il arrive que ces dernières offrent de petites desquammations de la peau, assez semblables à celles que l'on rencontre dans les éruptions herpétiques furfuracées. Je puis même ajouter que dans certains cas, elles tiennent tellement au même principe, que la ligne de démarcation est à peine sensible. La seule différence que l'on aperçoit est que les tégumens ne s'élèvent presque jamais au-dessus de leur niveau.

CCCXXVIII. Non-seulement les Ephélides ont une certaine connexité avec les dartres par la plupart de leurs phénomènes, mais encore par leur opiniâtreté. On en voit qui résistent à tous les moyens de guérison. Un autre trait d'analogie les rapproche ; c'est l'identité du traitement qui leur convient. Ceci s'applique particulièrement à l'Ephélide hépatique qui cède aux remèdes communément dirigés contre les maladies dartreuses.

CCCXXIX. J'ai cru ne pas devoir placer au rang des Ephélides certaines taches qu'il faut plutôt regarder comme des difformités du tissu dermoïde, que comme de véritables maladies. Ce sont celles qui proviennent de l'introduction fortuite d'une matière colorante dans le tissu réticulaire de Malpighi. Cette matière est tantôt noire, tantôt fauve, tantôt rouge, tantôt roussâtre; je ne parlerai pas non plus de celles que l'on désigne vulgairement sous le nom de *taches de vin*. En effet, ces décolorations accidentelles des tégumens n'ont point de forme déterminée. J'ai examiné avec soin plusieurs de ces taches, qui souvent ne sont que le résultat d'un entrelacement particulier des vaisseaux capillaires sanguins, et qu'il ne faut considérer que comme des jeux ou des écarts accidentels de la nature.

CCCXXX. Nous observons fréquemment à l'hôpital Saint-Louis des taches livides ou d'un rouge noir, assez semblables à des piqûres de puces, qui paroissent et s'évanouissent par degrés, et suivent une marche assez régulière. Nous en avons vu qui formoient des plaques étendues sur la peau qu'on eût cru provenir d'une chûte ou d'une contusion violente exercée sur les tégumens. Mais ces taches de nature scorbutique formées par le passage du sang dans les capillaires cutanés n'ont rien de commun avec le Ephélides.

CCCXXXI. Ce n'est pas non plus ici le lieu de parler d'une sorte de décoloration à laquelle sont sujets les individus foibles et cachectiques, particulièrement les vieillards. Ce sont de larges taches d'un rouge obscur qui dépendent du ralentissement de la circulation. Elles surviennent ordinairement aux bras, aux mains, aux jambes, aux pieds, en un mot, dans les parties les plus éloignées du corps, parce que la force impulsive des vaisseaux cutanés languit et manque de ton. Les vieillards qui viennent chercher des secours à l'hôpital Saint-Louis, sont sur-tout sujets à cette infirmité qui est permanente, parce que la même cause existe toujours.

CCCXXXII. J'ai déjà dit que je ne devois point traiter ici de nombreux accidens qui peuvent flétrir ou altérer la peau. En effet, toutes les affections morbifiques du corps vivant sont, en quelque sorte, signalées par un changement de couleur dans l'appareil tégumentaire. Dans la chlorose, par exemple, la peau est d'un blanc mat, marquée d'une teinte jaunâtre. La couleur safranée décèle l'ictère. Les Pathologistes observent presque toujours une nuance verdâtre sur le visage de ceux qui sont tourmentés par le flux hémorroïdal ou par un engorgement de la rate. On sait que dans les fleurs-blanches invétérées, et même dans les autres affections lymphatiques, les paupières sont le plus communément entourées d'un cercle livide; c'est une remarque bien commune que la rougeur intense des pommettes, et la pâleur du reste de la face, indiquent la dégénération organique de la poitrine. Le vice scrophuleux, la lèpre, la syphilis, communiquent à la peau une empreinte, *sui generis*. Mais ces sortes de maculations rentrent nécessairement dans la description particulière de ces maladies.

CCCXXXIII. J'aurois aussi pu faire mention de certains individus qui présentent un phénomène de physiologie très-extraordinaire ; je veux parler de ceux que l'on désigne par le nom vulgaire d'*albinos*. Les avis ont été très-partagés sur les causes premières de cette altération de la peau. Certains l'attribuent à la privation du corps muqueux. Il est un point néanmoins sur lequel on s'accorde généralement, c'est que les hommes, ainsi décolorés, ne sauroient jamais constituer une espèce séparée, comme l'ont prétendu beaucoup d'auteurs. On voit à l'hospice de Bicêtre, un jeune idiot nommé Laroche, dont la peau est fine et blanche. Ses cheveux touffus, presqu'aussi rudes que la crinière d'un cheval, sont aussi d'un blanc éclatant ; les sourcils, les cils, les poils des aisselles, des parties génitales et de toutes les parties du corps, sont de la même couleur. Le blanc des yeux est dans l'état naturel ; mais la partie colorée est d'un très-beau rose. Il ne peut supporter une lumière vive, et il est constamment forcé de tenir un bandeau sur ses yeux pour en affoiblir l'impression. Laroche est pourtant issu de parens très-bien portans, dont la peau est brune et les yeux très-noirs. Au surplus, je ne parle qu'accessoirement de cette infirmité du système dermoïde, et je passe à la description particulière des Éphélides proprement dites. J'ai eu occasion d'en distinguer trois espèces durant le cours des recherches que j'ai faites à l'hôpital Saint-Louis.

PREMIÈRE SECTION.

Faits relatifs à l'histoire particulière des Éphélides.

ESPÈCE PREMIÈRE.

ÉPHÉLIDE LENTIFORME. *EPHELIS lentigo* (1)

Éphélide se manifestant sur une ou plusieurs parties des tégumens, par des taches lenticulaires, éparses ou rassemblées en corymbe, dont la couleur est fauve, roussâtre ou brune. Ces taches ou éphélides se rencontrent le plus souvent sur le visage, aux mains, aux bras, sur le devant de la poitrine, en général sur tous les endroits du corps qui sont exposés au contact de l'air ou du soleil.

Obs. Il est peut-être minutieux d'indiquer ici les variétés qui se rapportent à cette espèce; mais certains Pathologistes les ont néanmoins signalées dans leurs ouvrages:

A. L'ÉPHÉLIDE LENTIFORME SOLAIRE. *Ephélis lentigo solaris.* — Les paysans, les citadins qui quittent la ville pour aller à la campagne, et s'exposent aux rayons du soleil, etc., y sont particulièrement sujets. Le contact de l'air suffit pour la produire chez certains individus dont le système lymphatique est radicalement affoibli.

B. L'ÉPHÉLIDE LENTIFORME IGNÉALE. *Ephelis lentigo ignea.*

(1) Consultez la planche XXVI, de mon ouvrage in-folio, sur les Maladies de la Peau, observées à l'hôpital Saint-Louis.

lis. — Cette variété mérite à peine d'être indiquée. Elle est produite par l'habitude qu'ont certaines femmes dans beaucoup de climats de placer sous leurs pieds, durant le froid de l'hiver, des vases de terre qui contiennent de la braise ou du charbon ardent pour se réchauffer.

TABLEAU DE L'ÉPHÉLIDE LENTIFORME.

CCCXXXIV. Les Éphélides lentiformes, vulgairement appelées *taches de rousseur*, doivent être nécessairement le résultat d'un affection morbifique de la peau : c'est à tort qu'on voudroit les envisager comme des taches ordinaires et accidentelles. En effet, j'ai observé assez constamment que ces décolorations étoient subordonnées à des circonstances locales, et qu'elles disparoissoient aux approches de l'hiver, pour renaître au printemps ou en été. L'action immédiate du soleil suffit pour les développer soudainement et en grand nombre. Il est encore d'observation que ces taches abondent principalement sur les parties qui sont le plus exposées au contact de l'air atmosphérique. C'est ainsi que le visage, les bras et les mains en sont principalement atteints. Il est vrai qu'on les voit aussi se déclarer quelquefois sur les endroits du corps qui sont recouverts par des voiles, des mouchoirs ou autres vêtemens.

Autre remarque très-essentielle. Les Éphélides lentiformes n'attaquent ordinairement que les individus dont le système lymphatique est radicalement et constitutionnellement affoibli. Ces sortes de malades ont même une habitude de corps qu'il n'est pas inutile de rappeler : communément leur teint est rouge et fleuri. Leur peau est très-blanche, très-fine, et d'une contexture très-délicate. Leurs cheveux sont roux : le plus souvent ils sont d'un rouge ardent, en sorte que les causes qui influent sur la couleur des cheveux, paroissent également influer sur la production des Éphélides lentiformes. Leurs yeux sont d'un bleu céleste très-prononcé. De là vient, ainsi que l'observe ingénieusement M. Chiaruggi, que les poëtes ont célébré comme un phénomène rare et extraordinaire la co-existence des yeux très-noirs avec une blonde chevelure. J'ai observé néanmoins l'Ephélide lentiforme sur certaines personnes dont la peau étoit brune et les cheveux noirs.

Les Éphélides que nous décrivons ont une figure sphérique comme celle des lentilles. Leur couleur n'est pas toujours la même ; mais le plus souvent elle est brune, assez analogue à celle du café. Il en est qui forment des petits points jaunes, répandus çà et là sur la périphérie de la peau. D'autres sont, pour ainsi dire, contigues, et forment de larges taches sur les pommettes ou sur le devant de la poitrine. Quand ces taches sont très-abondantes, elles donnent à la peau un aspect très-désagréable.

L'Éphélide lentiforme n'excite d'ailleurs aucune douleur, aucun prurit, aucune démangeaison. J'ai interrogé un grand nombre d'individus sur ce point. Je pense même que ce caractère particulier doit établir une différence très-marquée entre l'Ephélide dont il s'agit, et les autres espèces que nous décrirons ci-après.

Les auteurs ont aussi fait mention d'une autre espèce d'Ephélide qu'on indique assez fréquemment sous le nom d'Ephélide ignéale. Je crois inutile d'insister sur cette vérité. Ce sont des maculatures qui se forment à la partie interne des cuisses, par l'effet de l'action immédiate du feu. J'ai dit plus haut qu'elle est le résultat de l'habitude où sont les femmes de placer des réchauds entre leurs jambes.

Observations relatives à l'Ephélide lentiforme.

CCCXXXV. *Première observation.* — Jacques Joly, âgé de vingt-deux ans, d'un tempérament lymphatique, ayant les cheveux rouges, très-épais et très-durs, nous a offert un grand nombre de rousseurs répandues sur le corps, spécialement sur les endroits où la peau est fine et délicate, comme sur le visage, sur la poitrine, sur la face interne des bras et des avant-bras. Les cuisses et les jambes en présentoient aussi; mais sur le visage elles étoient en grande quantité; elles avoient la largeur d'une lentille; d'autres étoient plus petites; il y en avoit qui étoient rondes; d'autres étoient ovales. Celles qui se trouvoient situées sur la partie latérale du nez, le pourtour des yeux, le front, étoient plus larges et en plus grand nombre. Cet individu transpiroit peu, et ne suoit jamais.

Deuxième observation. — Un jeune homme, nommé Monichet, qui exerçoit à Meaux l'état de tuilier, s'est présenté à notre observation. Doué d'un tempérament très-sec, il a constamment joui d'une mauvaise santé. Il étoit entré à l'hôpital Saint-Louis pour se faire traiter d'une fievre intermittente tierce. Sa peau est d'une texture très-molle ; elle est blanche sur tout le corps ; d'une couleur rosée à la face. Ses cheveux sont d'un blond pâle, ainsi que les poils qui recouvrent les autres parties des tégumens. On aperçoit au visage, au col, à la partie antérieure et supérieure de la poitrine, aux bras, et sur-tout aux avant-bras, sur le dos des mains, des taches de couleur brune, plus ou moins foncées, selon qu'elles occupent des parties plus ou moins exposées aux rayons solaires, n'offrant point de forme particulière, se rapprochant néanmoins de celle d'une lentille. Ces taches ne sont point proéminentes, et ne paroissent être qu'une coloration plus forte de certains endroits de la peau. Le sujet, dont je parle, a observé qu'elles étoient plus abondantes dans la saison de l'été que dans les autres saisons. On voit aussi qu'elles sont beaucoup moins brunes dans les portions des tégumens qui sont habituellement recouvertes par des linges ou par des habits. Dans le cas que je cite, elles étoient en si grand nombre sur le visage, qu'elles lui donnoient un aspect terreux et dégoûtant.

Troisième observation.— L'observation que je vais rapporter a une grande analogie avec la précédente. Le nommé Payan, âgé de dix-neuf ans, d'un tempérament lymphatique, est doué d'ailleurs d'une bonne constitution ; ses cheveux sont d'un rouge brun foncé ; ses sourcils et ses paupières noirs, la peau d'un très-beau blanc, la face, le dessus des mains, et la partie supérieure du sternum, sont les seules parties affectées de taches d'une couleur brune assez unie ;

quelques-unes de ces taches sont plus foncées : leur forme est très-variée ; leur grandeur change depuis celle d'une piqûre de puce jusqu'à celle d'une lentille ; elles sont plus nombreuses autour des sourcils, sur les os des pommettes, à l'angle des machoires, sur les ailes, le bout du nez, et sur le menton. Celles de la poitrine sont très-légères depuis que le jeune homme a pris l'état militaire, à raison de ce qu'il a été obligé de couvrir cette partie, plus qu'il n'avoit coutume de le faire. Mais le dos des mains, et la moitié supérieure et externe de l'avant-bras, en sont totalement marqués ; elles y sont plus foncées et plus larges que partout ailleurs, ce qui donne avec le fond blanc de la peau, l'apparence d'un beau granit. La face est couleur de rose dans certains endroits ; dans d'autres, elle est d'une blancheur éclatante. L'individu affecté observe très-bien que ses Ephélides ont été plus abondantes l'été dernier, parce que les chaleurs ont été fortes, et qu'il a été plus exposé aux rayons du soleil. Elles disparoissoient presqu'entièrement pendant l'hiver. Plusieurs de ses parens sont atteints de la même indisposition.

Quatrième observation. — Quelquefois l'Ephélide lentiforme attaque des individus dont les cheveux sont très-noirs, ainsi que les yeux. Nous avons vu, à l'hôpital Saint-Louis, une jeune fille, brune, nommée Florine Cantal, ouvrière en broderie. Cette jeune fille étoit communément très-belle ; mais toutes les fois qu'elle passoit deux jours à la campagne, ou qu'elle éprouvoit l'action des rayons du soleil, son visage se recouvroit d'un masque d'Ephélides, qui pourtant s'évanouissoient, aussitôt que cette jeune fille gardoit quelque temps la retraite.

CCCXXXVI. On jugera peut-être que j'ai décrit avec trop de soin, une altération légère de la peau, qui mérite à peine d'occuper une place dans les cadres de la nosographie. Mais pourtant il est démontré que, dans l'étude des sciences naturelles, les moindres faits peuvent être utiles parce qu'ils sont liés par une chaîne presqu'imperceptible à des phénomènes bien plus importans.

ESPÈCE DEUXIÈME.

EPHÉLIDE HÉPATIQUE. *EPHELIS hepatica.* (1).

Éphélide se manifestant sur une ou plusieurs parties des tégumens, par des taches isolées, ou rapprochées en certain nombre, beaucoup plus étendues que celles de l'Éphélide précédente, d'une couleur le plus souvent safranée, se terminant quelquefois par une légère desquammation. Ces taches ou Éphélides se rencontrent ordinairement à la partie antérieure, latérale ou postérieure du col, sur l'abdomen, et spécialement sur la région du foie, aux reins, aux aines, etc.

Obs. L'Éphélide hépatique est tantôt permanente, tantôt passagère, ce qui constitue deux variétés:

A. L'ÉPHÉLIDE HÉPATIQUE PERSISTANTE. *Ephelis hepatica persistens.* — Cette variété attaque principalement les hommes dont la vie est trop renfermée, trop appliquée et trop sédentaire. La figure des taches est très-irrégulière. Il en est qui sont très-étendues, qui forment une sorte de cravate autour du col, une large ceinture autour de l'abdomen, ou de grandes plaques derrière les épaules, etc. Il est de ces taches qui sont très-difficiles à dissiper; on en voit qui restent indélébiles.

B. L'ÉPHÉLIDE HÉPATIQUE FUGITIVE. *Ephelis hepatica fugitiva.* — Les femmes surtout y sont sujettes. Elle se manifeste ordinairement par des taches circulaires et isolées,

---

(1) Consultez la planche XXVII, de mon ouvrage in-folio, sur les Maladies de la Peau, observées à l'hôpital Saint-Louis.

qui abondent sur la région postérieure du col, sur la gorge ou sur le sein, sur les hypocondres, etc. Elle paroît et s'évanouit très-rapidement.

TABLEAU DE L'ÉPHÉLIDE HÉPATIQUE.

CCCXXXVII. Communément l'Ephélide hépatique s'offre aux regards du Pathologiste, sous la forme d'un rond irrégulier, de grandeur différente. On voit certaines de ces taches qui sont très-étendues, et qui occupent un grand espace. D'autres ont à peine le diamètre d'une pièce de dix *sols*; on en observe enfin qui sont aussi petites que des pétéchies.

Les Ephélides hépatiques se manifestent d'abord isolées à la surface de la peau, et assez distantes les unes des autres; ensuite, elles se joignent en s'élargissant, ou elles se réunissent en groupes, plus ou moins nombreux. Il est à remarquer que ces taches produisent le plus souvent de très-légères écailles d'un blanc jaune, qui ne se détachent guères que lorsqu'on les gratte. Cette desquammation établit une différence caractéristique entre l'Ephélide hépatique et l'Ephélide lentiforme. Au surplus, le fond des tégumens, attentivement étudié, n'offre aucune espèce d'altération. Il est blanc et net.

On peut noter, comme un phénomène qui rapprocheroit l'Ephélide hépatique du genre des dartres, des démangeaisons légères qui ne sont pas constantes à la vérité, mais qui se font particulièrement ressentir à certaines influences de l'atmosphère. J'ai remarqué qu'elles étoient plus vives chez les femmes et les jeunes filles, lorsqu'elles approchent des époques menstruelles. Ce prurit doit manifestement son origine aux petites exfoliations de l'épiderme, dont j'ai fait mention, et qui mettent à nu les papilles nerveuses de la peau. J'ai vu ce prurit occasionner dans une circonstance des insomnies très-opiniâtres.

La couleur des Ephélides hépatiques est d'un jaune plus ou moins prononcé, qui peut se comparer à celui de la rhubarbe ou du safran. Quelquefois c'est un jaune très-pâle, comme dans les feuilles mortes de certains arbres. En général, les Ephélides hépatiques ont des nuances de couleur qui varient selon la texture naturelle des tégumens et les endroits qui sont affectés.

L'Ephélide hépatique ne s'élève guères au-dessus du niveau de la peau, sur-tout quand elle se manifeste sur une peau blanche et fine. Quelquefois, elle est proéminente, de manière à être sensible au toucher, particulièrement à l'époque où la desquammation furfuracée est sur le point de s'accomplir.

Souvent les Ephélides hépatiques sont passagères et fugitives. J'en ai observé qui ne restoient qu'une demi-journée sur les tégumens. Ce caractère de mobilité est sur-tout propre aux peaux qui sont blanches et d'un tissu très-fin. Il est des femmes qui ne sont affectées d'Ephélides, qu'aux approches de la menstruation, et des hommes qui ne les éprouvent, qu'avant l'apparition des hémorroïdes.

Lorsque j'ai décrit les dartres, j'ai fait mention de l'odeur particulière qu'exhalent la plupart de ces sortes d'exhanthèmes. Mais chez les individus atteints de l'Ephélide hépatique, il n'y a rien de semblable à remarquer. On a vu seulement, dans un petit nombre de cas, se manifester une odeur acide que les malades comparent à celle des végétaux en fermentation. Ce phénomène a principalement lieu, pendant les chaleurs brûlantes de l'été.

Mais il est un autre fait qui est bien plus universellement observé dans l'Ephélide hépatique; c'est que la transpiration s'effectue difficilement dans les endroits de la peau qui sont maculés : aussi ces endroits sont-ils d'une grande sécheresse. On s'aperçoit, au contraire, que la transpiration est très-abondante dans les portions des tégumens qui sont saines et dépourvues de taches, ce qui sembleroit prouver que l'Ephélide hépatique tient à une altération particulière dans l'économie des vaisseaux exhalans. Je ne dois pas néanmoins omettre de faire mention d'un suintement sébacé et onctueux, qui a lieu dans plusieurs parties de la peau, particulièrement à la surface du nez. Ce suintement paroît tenir à un relâchement des pores cutanés, et je l'ai vu se manifester dans quelques espèces de dartres.

Je pourrois décrire l'Ephélide hépatique avec ses diverses complications. En effet, cette Ephélide est fréquemment accompagnée d'une altération grave dans les fonctions du foie; et dans ce cas, la maladie peut faire des progrès très-dangereux. Le fond de la peau se recouvre alors d'une teinte jaune.; et tout l'appareil tégumentaire paroît être engorgé. Les malades ressentent dans toute la périphérie de cet organe une espèce de gêne et de mal-aise, qui est difficile à retracer. C'est alors qu'ils sont d'un caractère inquiet et morose, et continuellement portés aux idées tristes et mélancoliques.

Observations relatives à l'Ephélide hépatique.

CCCXXXVIII. *Première observation.* Nicolas-Firmin Croupet, homme de peine, entra à l'hôpital Saint-Louis, affecté d'une gale très-ancienne. Cet homme, d'un tempérament lymphatique, avoit le corps couvert d'une Ephélide hépatique, caractérisée par une couleur jaunâtre, assez analogue à celle du café ou du pain d'épices. Il éprouvoit par fois de légères desquammations cutanées dans quelques endroits de la peau ; et à la suite du traitement qu'on lui fit subir, cette maladie diminua. La peau reprit sa blancheur et sa couleur ordinaires. Son corps, avant la guérison, étoit chamarré de taches très-irrégulières, plus foncées vers le col, où elles formoient une espèce de collier. Les Ephélides, qui étoient sur les épaules, étoient très-larges, et s'étendoient jusque sur le dos; elles étoient un peu rudes au toucher. De temps en temps, l'épiderme s'exfolioit.

Deuxième observation. Le nommé Joseph Hisson fut admis à l'hôpital Saint-Louis, dans le mois de juin 1807. Il étoit atteint d'une Ephélide hépatique dans différentes parties du corps. La partie antérieure de la poitrine, tout le tour du col, les épaules et toute la région dorsale, étoient couverts de taches qui s'étoient manifestées, il y avoit un an, pour la première fois. L'Ephélide étoit caractérisée par des plaques jaunes, plus ou moins étendues, affectant dans certains endroits une forme arrondie, dans d'autres une forme irrégulière, ne faisant éprouver au malade aucune douleur, ni aucune démangeaison. Seulement, lorsqu'il s'échauffoit en travaillant à son métier de corroyeur, il ressentoit de légers picotemens dans les endroits malades. Cette Ephélide avoit une couleur qui approchoit beaucoup de celle du foie; elle ne dépassoit point la surface de la peau. L'épiderme dans les endroits affectés étoit fendillé, soulevé, et parsemé de légères écailles furfuracées.

Troisième observation. Une jeune dame, très-belle, d'une peau très-blanche, voyoit se développer à la surface de ses deux seins, ainsi qu'à la région abdominale, des petites taches, circonscrites, isolées, et du diamètre d'une monnoie de dix sols, toutes les fois qu'elle éprouvoit la plus légère contrariété. Mais ces taches ne duroient que cinq ou six heures.

CCCXXXIX. Les phénomènes de l'Ephélide hépatique sont tellement analogues dans leur marche, dans leurs progrès, dans leur terminaison, que je n'ai pas cru devoir citer ici un grand nombre de faits.

ESPÈCE TROISIÈME.

ÉPHÉLIDE SCORBUTIQUE. *EPHELIS Scorbutica* (1).

Éphélide se manifestant sur une ou plusieurs parties des tégumens par des taches d'une grande étendue, d'une couleur sâle et brunâtre, qui a quelques rapports avec l'aspect de la suie. On observe communément cette Éphélide sur le devant de la poitrine, sur le dos, à la partie externe des bras et des cuisses. Elle s'étale quelquefois sur toute la surface du corps.

Obs. Parmi les variétés que l'on peut rapporter à l'Éphélide scorbutique, les deux suivantes m'ont paru dignes d'être remarquées :

A. L'ÉPHÉLIDE SCORBUTIQUE NOIRE. *Ephelis scorbutica nigro-maculata.* — Cette variété est la plus commune. On la trouve principalement dans l'asile de l'indigence et de la misère. Ce sont les individus qui languissent dans les prisons, ou dans les lieux renfermés, humides ou mal-sains, qui en sont ordinairement atteints. Quelquefois, elle ne forme point de taches, puisqu'elle est répandue sur la face, sur les membres thorachiques et abdominaux, enfin sur tout le corps.

B. L'ÉPHÉLIDE SCORBUTIQUE PANACHÉE. *Ephelis scorbutica variegata.* — Je me suis surtout attaché à faire retracer cette variété par la peinture, parce que c'est celle que l'on rencontre le plus rarement. Le corps de ceux

(1) Voyez la planche XXVII *bis*, de mon ouvrage in-folio, sur les maladies de la peau, observées à l'hôpital Saint-Louis.

qui s'en trouvent affectés est chamarré comme la peau du léopard ou comme celle de certaines vaches bretonnes.

Tableau de l'Éphélide scorbutique.

CCCXL. On observe sur la peau de certains individus, particulièrement sur la peau des mendians, de tous ceux qui vivent dans les prisons, qui respirent un air mal-sain, qui ne changent jamais de linge, etc. des taches d'un brun noirâtre ou d'un fauve obscur. Ces taches impriment aux tégumens un aspect hideux et dégoûtant. Il ne faut pas confondre cette Ephélide avec les extravasations sanguines, qui se manifestent le plus souvent aux jambes, et qui portent le nom de pétéchies scorbutiques.

L'Ephélide scorbutique affecte des formes très-différentes. Quelquefois, elle constitue des plaques rondes et circulaires. Dans d'autres cas, on voit des taches irrégulières, placées çà et là, sur la périphérie des tégumens; enfin, il peut arriver que toute la peau soit, pour ainsi dire, altérée et noircie. Chez certains individus, la poitrine offre un aspect luisant et lisse; chez d'autres, elle est infiniment rude au toucher. Il n'est pas non plus très-rare d'observer que les épaules se recouvrent de furoncles, de clous, ou de points de suppuration, etc. Il succède alors un assez grand nombre de petites croûtes qui viennent de ce que les malades se grattent avec une extrême violence, à cause des démangeaisons qui les dévorent. J'ai remarqué aussi que dans quelques portions du corps, la peau offre des granulations qui la font ressembler à ce qu'on nomme la *chair d'oie* ou la *chair de poule*.

L'Ephélide scorbutique est le plus souvent d'une couleur brune et terreuse; quelquefois cette couleur est analogue à celle du chocolat; dans d'autres cas, elle est aussi noire que la suie. Lorsque la peau est continûment altérée, les individus affectés ressemblent à des ramoneurs. Il peut néanmoins arriver que l'organe cutané conserve dans certaines parties de sa surface sa couleur naturelle. Les intervalles sains de la peau, qui sont quelquefois assez considérables et disséminés sur tout le corps, la font paroître comme tigrée, chamarrée ou mouchetée. La plupart de ces malades ont véritablement un aspect effrayant. Je consignerai ici l'observation d'un infortuné qui offroit un spectacle déplorable, et ressembloit à un zèbre.

Dans l'Ephélide scorbutique, il y a des démangeaisons vives aussi bien que dans l'Ephélide hépatique. Ces démangeaisons sont principalement occasionnées par le défaut de transpiration, et par des furoncles qui se forment sur tous les points de la surface cutanée.

Lorsque l'Ephélide scorbutique est ancienne et invétérée, lorsqu'elle est sur-tout répandue sur l'universalité des tégumens, elle répand une odeur infecte, qu'on ne peut comparer à rien; mais que reconnoissent aisément ceux qui fréquentent les prisons, les hôpitaux, etc. Cette odeur est sur-tout très-prononcée dans la maison de détention de Saint-Denis, où l'Ephélide scorbutique est si fréquente. Il n'est pas douteux que ces sortes d'émanations, long-temps respirées par des individus d'une constitution nerveuse très-irritable, ne puissent être la cause de plusieurs maladies putrides qui règnent dans ces lieux humides et mal-sains à certaines époques de l'année.

Nous avons dit, en parlant de l'Ephélide hépatique, qu'elle attaquoit ordinairement ceux qui étoient atteints de quelque embarras du foie; et c'est même de cette complication morbifique, qu'elle a emprunté sa dénomination. Mais l'Ephélide que je décris, est surtout familière à ceux qui sont tourmentés d'une affection scorbutique. Aussi voit-on se manifester chez ceux qui sont affectés de cette Ephélide, les divers symptômes qui accompagnent ordinairement le scorbut, tels que le gonflement des gencives, souvent même des hémorragies qu'il est difficile de suspendre, l'arrêt de la menstruation chez les femmes, la perte ou l'inactivité des forces musculaires, un état d'amaigrissement et de marasme, un moral triste et habituellement mélancolique.

Observations relatives à l'Ephélide scorbutique.

CCCXLI. *Première observation.* La femme, chez laquelle j'ai remarqué cette Ephélide, avoit été sujette à des dartres, qui s'étoient montrées avec une opiniâtreté peu commune. Ces dartres occupoient les coudes, les aisselles, les jarrets, les cuisses et presque toute la surface du corps. Après avoir langui long-temps dans les remèdes, il lui survint des taches à la partie externe des bras, aux mains, au col, à la poitrine, etc. Une tache très-considérable lui couvrit le ventre. On en observoit pareillement au dos, aux reins, à la partie interne des cuisses, etc. Ces taches, qui étoient d'abord d'un jaune clair, devenoient plus brunes, à mesure que la maladie faisoit des progrès. Ce qu'il y avoit ici de très-remarquable, c'est que la malade souffroit considérablement, lorsqu'elle étoit dans le bain; hors du bain, elle n'éprouvoit aucune douleur : seulement elle restoit foible pendant quelques heures.

Deuxième observation. Le nommé Honoré Grandery, commissionnaire, agé de soixante-six ans, est entré à l'hôpital Saint-Louis, et nous a présenté le tableau d'une maladie aussi rare que surprenante. Ce fut au sein de la misère et de la détresse que cette maladie prit naissance. L'individu dont il s'agit, doué d'un tempérament lymphatique, habitoit Arras avant la révolution. C'est dans cette ville qu'il fut employé à des travaux très-pénibles, durant le régime de la terreur. Depuis cette époque, il a langui dans les rues et les carrefours, demandant l'aumône, ou faisant des commissions, et manquant quelquefois des choses les plus nécessaires à la vie. Dans le mois de juillet 1806, il éprouva des démangeaisons très-incommodes dans toutes les parties du corps. A ces démangeaisons succédèrent des tâches, d'abord grisâtres, puis d'un brun de café. Elles s'élargirent au point d'occuper une étendue considérable. Toute la surface cutanée étoit marquée de ces taches. Dans certains endroits, elles étoient très-larges : dans d'autres endroits, elles étoient d'une petite circonférence. Il est à considérer que dans les parties saines, la peau étoit d'un blanc d'albâtre, analogue à celui de la peau des cadavres. Ce contraste étoit vraiment surprenant : le malade paroissoit chamarré comme un zèbre ou comme certaines vaches des campagnes de la Bretagne ; cet homme éprouvoit des démangeaisons considérables sur différentes parties du corps. Sa peau offroit aussi des écailles furfuracées qui provenoient des frottemens réitérés qu'il exerçoit sur la peau, pour appaiser le prurit dont il étoit dévoré. La face du malade étoit d'un jaune plombé. Il chanceloit en marchant, tant sa foiblesse étoit extrême.

Troisième observation. Un mendiant, qui couchoit dans les granges, dans les écuries, et dans tous les lieux mal-sains, n'avoit point changé de linge depuis plus de huit mois : quand il se présenta à l'hôpital Saint-Louis, on lui ôta ses vêtemens pour lui administrer des soins de propreté ; sa peau s'étoit noircie comme celle d'un ramoneur. Cette même peau étoit raboteuse, et granulée dans plusieurs points de sa surface : elle offroit l'aspect du maroquin, ou de la peau d'un quadrupède qui auroit été desséchée au soleil.

CCCXLII. L'Ephélide scorbutique étoit sans contredit celle qu'il importoit le plus de décrire avec tous les accidens qui lui appartiennent. En effet, cette maladie formoit une sorte de lacune dans les systêmes méthodiques des Nosographes. Ils n'en ont fait aucune mention.

SECONDE SECTION.

Des Faits relatifs à l'histoire générale des Éphélides.

CCCXLIII. Présentons sous un point de vue rapide et général les principaux caractères des Ephélides. Quoique les espèces particulières dont nous avons fixé l'existence soient revêtues de caractères tranchés qui ne permettent pas qu'on les confonde, elles ont néanmoins des phénomènes communs qu'il est avantageux de recueillir et de placer sous les yeux de mes lecteurs.

ARTICLE PREMIER.

Des Phénomènes généraux qui caractérisent la marche des Éphélides.

CCCXLIV. Toutes les Ephélides ont pour caractère commun de produire des changemens de couleur dans l'une ou plusieurs parties des tégumens, sans élévation du moins apparente. Il arrive néanmoins dans certains cas qu'on aperçoit une légère proéminence sur la peau, principalement dans l'Ephélide hépatique.

CCCXLV. Mais la peau ne sauroit être ainsi décolorée par les Ephélides, sans qu'il s'opère un changement physique dans son tissu. Toutefois, comme ce changement n'est point absolument le même dans toutes les circonstances, il a fallu nécessairement indiquer des distinctions, et déterminer par conséquent plusieurs espèces d'Ephélides.

CCCXLVI. Au surplus, les Ephélides ne doivent point être uniquement envisagées comme le résultat d'une altération du tissu tégumentaire, mais plutôt comme le résultat d'un désordre survenu dans les fonctions de ce même tissu ; ou, ce qui est la même chose, dans le mécanisme de l'exhalation. Ce qui prouve cette vérité, c'est que les malades ne transpirent en aucune manière dans les endroits de la peau qui sont maculés par les Ephélides. Cette observation est constante. Je l'ai réitérée un grand nombre de fois.

CCCXLVII. Les Ephélides auxquelles la peau humaine se trouve sujette sont très-variables par leur forme. Les unes sont petites, les autres ont beaucoup d'étendue; il en est qui s'étendent en larges plaques, qui recouvrent de très-grandes surfaces, et qui finissent par envahir la totalité des tégumens, au point de laisser peu d'intervalles libres entr'elles. Cette disposition donne au corps l'aspect le plus hideux et le plus repoussant. J'ai vu des individus tachés et chamarrés comme les zèbres ou les léopards.

CCCXLVIII. La couleur des Ephélides change selon les idio-syncrasies, les tempéramens et beaucoup d'autres circonstances. Il en est beaucoup qui sont jaunes et safranées. Il en est qui sont fauves comme des feuilles d'arbre mortes et desséchées par le soleil. Plusieurs sont d'un brun noirâtre. Quelques-unes sont d'un violet foncé. En observant les

Ephélides sur les mêmes individus, on voit qu'elles n'ont pas toujours la même intensité de couleur. Cette couleur est plus prononcée chez les jeunes filles qui sont près d'avoir leurs menstrues. Elle s'affoiblit au contraire, lorsque les menstrues ont coulé. Les taches sont bien moins apparentes chez les personnes âgées, à cause des rides et de l'épaississement de l'épiderme.

CCCXLIX. Il est certaines Ephélides qui n'ont aucune odeur sensible; mais il en est qui ont une odeur fétide et repoussante : telle est, par exemple, celle que j'ai désignée sous le nom d'Ephélide scorbutique (*Ephelis scorbutica*). On connoît la constitution physique des individus atteints de l'Ephélide lentiforme (*Ephelis lentigo*); leurs cheveux sont d'un rouge ardent, leurs yeux d'un bleu pâle, etc. L'odeur qu'ils exhalent aux aisselles, aux aines, aux oreilles, est rebutante, et explique en quelque sorte l'état maladif de leur peau. Cette odeur devient sur-tout insupportable, lorsqu'ils sont renfermés dans quelque appartement durant le fort de l'été. C'est alors que leur sueur et toutes leurs excrétions sont excessivement fétides. On sait aussi que lorsque les femmes ont un pareil inconvénient, les hommes craignent de s'unir à elles et de s'en approcher.

CCCL. Les Ephélides n'ont pas toutes la même marche. Plusieurs se développent avec une rapidité extrême, et du soir au lendemain. Quelques-unes accomplissent leurs périodes avec beaucoup de lenteur. On en voit même qui restent indélébiles pendant plusieurs années, tandis que d'autres s'effacent par un simple bain, par de simples lotions, par un simple changement survenu dans l'atmosphère. Il arrive aussi quelquefois, que lorsque la peau a perdu tout son éclat, et qu'elle tend manifestement à le recouvrer, cet éclat ne se rétablit que dans certaines portions du système dermoïde, tandis que d'autres portions demeurent constamment altérées.

CCCLI. Les Ephélides n'ont aucun caractère contagieux; et c'est à tort que certaines personnes manifestent des craintes à ce sujet. Comme presque toutes ces altérations sont liées à un état intérieur des viscères, ou résultent d'une disposition particulière des solides et des humeurs, il est évident qu'une semblable disposition organique ne sauroit en aucune manière devenir transmissible par communication.

ARTICLE II.

Des Rapports d'analogie observés entre les Ephélides et les Dartres.

CCCLII. On remarque tant d'analogie entre certaines Ephélides et les affections herpétiques, qu'il est facile de tomber dans des méprises à ce sujet. Qu'on examine, par exemple, avec attention la marche des Ephélides hépatiques; on verra que les malades éprouvent fréquemment des picotemens et des démangeaisons à la peau, on verra aussi qu'il s'y manifeste dans quelques cas dès desquammations furfuracées. Il n'est pas rare d'ailleurs d'observer que les Ephélides hépatiques se changent en véritables dartres. Une dame avoit le corps couvert de taches isolées et circonscrites qui ne dépassoient point le niveau des tégumens. Elle prit des bains, les sucs de différentes plantes, et bientôt ces taches se convertirent en une éruption herpétique qui se développa avec beaucoup d'intensité. Je pourrois encore citer l'exemple d'une femme atteinte d'une dartre squammeuse générale avec engorgement des viscères abdominaux. Elle guérit très-bien de cette première maladie par l'emploi des bains sulfureux. Mais sa peau s'est recouverte de taches hépatiques depuis cette époque. C'est le grand rapport qui existe entre ces deux genres d'affection, qui fait que certains médecins ont regardé les Ephélides comme des dartres.

ARTICLE III.

Des Causes organiques qui influent sur le développement des Ephélides.

CCCLIII. Les causes organiques qui favorisent la formation des Ephélides résultent évidemment d'un état maladif des propriétés vitales de la peau. Dans un semblable cas, ainsi que l'observe très-bien Darwin, les petits vaisseaux cutanés perdent la force contractile qui leur est propre. Ils admettent dans leur intérieur, ou laissent transuder au travers du tissu cellulaire, une petite quantité de sérum, laquelle est plus ou moins nuancée par la matière colorante du sang.

CCCLIV. Delà vient que les peaux blanches qui

sont fines et délicates se maculent plus facilement que les peaux brunes, qui sont d'une texture plus serrée et plus dense. Ce phénomène est assez constant dans l'Ephélide lentiforme. Ceux qui en sont affectés ont communément les tégumens flasques, le teint vermeil et fleuri, les sourcils et les cheveux rouges; ce signe indique que chez eux le système lymphatique est radicalement affoibli. Les individus doués d'une autre constitution physique sont plus rarement sujets aux Ephélides.

CCCLV. Il est des Ephélides qui doivent leur origine à une influence purement sympathique. Ces Ephélides sont presque toujours compliquées de quelques affections des vicères abdominaux. C'est ainsi, par exemple, que le foie est presque toujours le centre ou le foyer de quelque altération morbifique, qui, par son mode d'action, produit un changement dans la couleur de la peau. L'organe utérin joue le même rôle dans l'économie animale. Ne voit on pas les Ephélides paroître chez les jeunes filles dont les menstrues sont arrêtées? Il arrive souvent qu'un simple dérangement dans la circulation cause des Ephélides sur la périphérie cutanée. C'est ce que j'ai fréquemment remarqué chez des hommes qui éprouvoient une suppression dans le flux hémorroïdal. Chez les femmes enceintes, on voit paroître sur les seins, sur l'abdomen, aux aines, des taches superficielles, larges, d'un jaune obscur ou pâle, qui souillent la peau jusqu'au moment de l'accouchement, et qui s'évanouissent quelques jours après que cet acte a eu lieu; qu'on ne croye pas du reste que de semblables taches, ainsi remarquées chez les femmes grosses, puissent être regardées comme des changemens éventuels du tissu cutané, puisqu'elles causent des démangeaisons, des picotemens, et quelquefois même de véritables douleurs. C'est donc une cause organique qui entretient et fomente de semblables Ephélides.

ARTICLE IV.

Des Causes extérieures qui favorisent le développement des Ephélides.

CCCLVI. Le calorique et la lumière sont les causes externes qui influent le plus manifestement sur la production des Ephélides. Lorsque ces deux agens se dirigent plus ou moins énergiquement sur quelque point de la périphérie cutanée, ils changent sans doute l'affinité réciproque des principes constitutifs du tissu réticulaire ; et cette combinaison nouvelle de principes modifie nécessairement la couleur de la peau. Telle est du moins l'explication la plus raisonnable que puissent donner les Physiologistes d'un semblable phénomène.

CCCLVII. Et comment une telle cause seroit-elle contestée ? Les Ephélides se manifestent de préférence sur les parties du corps que l'on tient découvertes. Qui peut ignorer d'ailleurs les changemens qui se manifestent chez ceux qui se transportent dans des climats chauds ? Leur peau contracte une couleur brunâtre, et paroît en quelque sorte toute différente. Cette couleur s'affoiblit pourtant, lorsqu'ils reviennent en Europe habiter un pàys plus doux. Les peuples qui habitent des régions dont la température est très-élevée, sont très-sujets aux Ephélides. L'illustre M. Mutis a fréquemment observé ce phénomène dans l'Amérique méridionale.

CCCLVIII. Le même accident a lieu chez les voyageurs qui tiennent leurs mains, leur poitrine et leur visage exposés quelque temps à la lumière et à la chaleur du soleil. Sous l'action de ces deux puissances, il se forme une tache étendue qui est précisément limitée au point où les vêtemens commencent à couvrir la peau. Partout ailleurs, les tégumens ont la couleur qui leur est naturelle. Je vois tous les jours des femmes à Paris qui ne sont atteintes des Ephélides qu'à l'époque où elles vont passer la belle saison à la campagne, et qui ne se ressentent jamais de cette incommodité, lorsqu'elles séjournent en ville et qu'elles sont moins en contact avec l'atmosphère. En général, tout ce qui cause l'aridité et le desséchement de la peau, peut y faire naître des Ephélides. Sans doute que dans ce cas les principes constitutifs du tissu muqueux se dessèchent ou s'altèrent.

CCCLIX. L'action immédiate du feu produit le même résultat. On rencontre une espèce d'Ephélide sur les cuisses et les jambes des femmes qui ont la mauvaise habitude de tenir sous leurs vêtemens des réchauds remplis de braise ou de charbons ardens. Dans cette circonstance, le feu devient un principe de désorganisation pour le tissu réticulaire. Aussi les taches que cette cause produit sont-elles très-lentes à se dissiper.

CCCLX. Le calorique et la lumière influent néanmoins très-heureusement sur les propriétés vitales des tégumens, lorsqu'ils agissent d'une manière modérée ; en sorte que la privation de ces deux élémens décolore la peau, et constitue alors une Ephélide d'une autre espèce. Les individus pauvres qui couchent dans les lieux mal-sains, qui habitent les rues humides et peu aérées, qui languissent dans les prisons, dans les souterrains, ont la peau ridée et noircie. On diroit qu'elle se dessèche, comme les feuilles d'arbres qui manquent d'air.

CCCLXI. L'emploi des mauvais alimens, particulièrement des substances putréfiées, contribue singulièrement à décolorer la peau et à produire des Ephélides : tant est grande la sympathie des tégumens avec les viscères abdominaux. L'activité des substances vénéneuses produit un dérangement à-peu-près analogue. J'ai donné des soins à un homme dont la peau a été constamment marquée par des Ephélides, depuis qu'il avoit avalé par mégarde de l'arsenic.

CCCLXII. Tout le monde sait que les chagrins contribuent singulièrement à produire par intervalles des Ephélides. J'ai vu fréquemment les malades qui éprouvoient cette espèce d'indisposition, la devoir à des peines qu'ils avoient essuyées. Une trop grande contention de l'esprit, des études trop assidues, peuvent aussi troubler le système exhalant, et introduire un grand désordre dans ses fonctions.

ARTICLE V.

Considérations générales sur le traitement des Ephélides.

CCCLXIII. Ce seroit sans contredit une idée chimérique que d'aspirer à guérir toutes les espèces d'Ephélides; car il en est qui résistent à tous les moyens de l'art. Telles sont, par exemple, les Ephélides lentiformes, appelées *taches de rousseur* par le vulgaire. Il arrive aussi que lorsque les Ephélides sont très-anciennes et très-invétérées, les médecins renoncent communement à les traiter. En effet, à la longue, la peau se modifie et change, pour ainsi dire, de nature. Nous possédons toutefois des moyens assez efficaces contre quelques espèces d'Ephélides.

CCCLXIV. Pour traiter avec certitude les Ephélides, il importe de remonter à la cause première qui qui a pu influer sur leur développement. Tant que le foie et les autres viscères abdominaux conservent de la disposition à s'engorger, la peau est nécessairement sujette à se maculer. S'il existe donc une cause toujours présente, qui soit en rapport avec les effets que l'on observe (et le plus souvent cette cause est interne), c'est vers cette cause qu'il faut diriger les remèdes. Il n'est pas néanmoins très-rare d'observer que, quoique la cause soit enlevée, les taches formées depuis long-temps dans le tissu des tégumens deviennent incurables.

CCCLXV. Peut-être que si l'on connoissoit mieux la théorie des fonctions du système exhalant, on arriveroit à des méthodes plus certaines pour guérir les

Ephélides. En effet, dans la plupart de ces affections, la peau est en quelque sorte flétrie. Elle a perdu sa contractilité naturelle. Il importe de lui restituer son ton et sa vigueur.

ARTICLE VI.

Du Traitement interne employé pour la guérison des Ephélides.

CCCLXVI. Les remèdes internes qu'on applique aux Ephélides ont beaucoup d'analogie avec ceux auxquels on a communément recours pour la curation des dartres. C'est ainsi que presque tous les praticiens ont conseillé l'emploi des sudorifiques. M. Buchaave de Copenhague, a administré avec succès les préparations antimoniales, et je fais tous les jours l'expérience que les préparations sulfureuses obtiennent de grands avantages.

CCCLXVII. C'est surtout lorsque les Ephélides ne sont que des accidens secondaires de quelque affection abdominale, qu'on peut approprier les remèdes internes d'une manière très-avantageuse. Lorsqu'elles dépendent d'une altération particulière dans les fonctions du foie, on a recours de préférence aux remèdes propres à exciter les fonctions de cet organe. On emploie le savon médicinal, l'aloès, les sucs et les extraits de différentes plantes, etc. Dans les Ephélides qui ont quelques rapports avec le scorbut, on use des substances propres à combattre cette diathèse : telles sont le cresson, le ménianthe, les chicoracées, etc. Au surplus, dans toutes ces Ephélides, il convient de donner beaucoup d'activité au système lymphatique.

ARTICLE VII.

Du Traitement externe employé pour la guérison des Ephélides.

CCCLXVIII. J'ai généralement observé que les substances médicamenteuses qui entretiennent la liberté du ventre et celle des urines, influent singulièrement sur la guérison des Ephélides. Il est des malades qui n'employent absolument que ce moyen curatif. J'ai donné des soins à plusieurs individus qui savoient faire disparoître des Ephélides hépatiques dont leur peau étoit recouverte, par de simples laxatifs ; j'ai donné des soins à d'autres qui n'avoient besoin que de quelques légers diurétiques, etc.

CCCLXIX. Tous les moyens externes qui entretiennent et favorisent la transpiration insensible, sont propres à guérir les Ephélides. De là vient que les exercices du corps, les bains, les frictions, etc. sont très-convenables. On applique souvent à l'extérieur du corps des remèdes qui donnent du ton à la peau, comme, par exemple, l'extrait de Saturne mêlé avec de l'eau, le suc d'oseille, les pommades qui contiennent des oxides ou des alcalis, les bains d'eau salée, les bains sulfureux, etc.

LES CANCROÏDES.

QUELQUES CONSIDÉRATIONS SUR LES CANCROÏDES.

CCCLXX. Les premiers observateurs ont judicieusement donné aux diverses maladies qu'ils ont eu occasion de découvrir, des noms analogues aux choses qu'elles représentent. J'imiterai leur exemple, en désignant sous le titre de *Cancroïdes*, les tumeurs singulières que je vais décrire. En attendant que des faits plus nombreux m'éclairent davantage sur leur nature, je vais exposer leurs principaux phénomènes.

CCCLXXI. Par un double rapport, les Cancroïdes semblent se lier aux affections dartreuses et aux affections cancéreuses. Formeroient-elles un genre intermédiaire ? Ce qu'il y a de positif, c'est qu'il s'opère quelquefois à leur surface une desquammation furfuracée qui a la plus grande ressemblance avec les écailles herpétiques. Souvent ces écailles ne s'apperçoivent point. D'une autre part, il est des circonstances où le développement de ces tumeurs est accompagné de douleurs vives, pungitives et lancinantes, comme dans le cancer.

CCCLXXII. J'estime que l'étude des Cancroïdes est d'une très-grande importance en pathologie. En effet, ces tumeurs sont le tourment de la vie, et les moyens de l'art sont néanmoins insuffisans pour les combattre. Malheureusement, je ne puis offrir une dissertation complète sur cet objet. Comme il est de l'exactitude rigoureuse des sciences de n'indiquer que des faits avérés, je me bornerai à établir l'existence des Cancroïdes, à offrir le tableau exact de leurs symptômes, et à dire ce qu'on a tenté jusqu'à ce jour pour les guérir.

Tableau des principaux phénomènes que présentent les Cancroïdes.

CCCLXXIII. Les Cancroïdes (*Cancroides*) sont des excroissances carniformes, tantôt ovalaires, tantôt oblongues, situées horisontalement sur une ou plusieurs parties des tégumens, d'une couleur rose pâle, parsemées de lignes blanchâtres et séparées les unes des autres, profondément adhérentes à la peau dont elles ne changent la couleur qu'à l'endroit élevé, imitant assez bien la forme des cicatrices qui succèdent aux fortes brûlures, poussant quelquefois vers leurs bords de petits prolongemens bifurqués, qui ont quelque rapport avec les pattes d'une écrévisse; ce qui justifie manifestement la dénomination que nous avons donnée à ces tumeurs extraordinaires.

Les Cancroïdes que j'ai observées formoient des tumeurs plates et compactes, relevées sur les bords, un peu déprimées vers leur centre, sur-tout lorsqu'elles étoient d'une figure ovale, proéminentes, d'une ou deux lignes au-dessus du niveau des tégumens. Elles étoient luisantes, un peu ridées, dures et renitentes au contact. Elles étoient d'une couleur très-rouge, et l'on voyoit à leur surface une multitude de petites veines injectées d'un liquide sanguin. Leur circonférence étoit pourtant beaucoup moins foncée en couleur. Lorsqu'on les comprimoit, elles blanchissoient momentanément sous le doigt. L'épiderme de la partie affectée se convertissoit tous les jours en légères écailles. J'ai vu quelquefois des Cancroïdes qui étoient cylindriques et comme enchassées dans la peau. Elles présentoient l'aspect de ces vers oblongs, que les Naturalistes désignent sous le nom de *dragonneaux*, et qui serpentent dans le tissu cellulaire.

Il y a d'ordinaire une augmentation considérable de chaleur dans les endroits affectés par les Cancroïdes. Les malades y éprouvent des démangeaisons et des picotemens insupportables, des douleurs vives et pungitives, comme si on leur dardoit les chairs avec des lances ou des aiguilles ardentes. Souvent ces douleurs se propagent jusqu'aux parties circonvoisines; et quelquefois même c'est la sensation d'un tiraillement intérieur. On diroit que la poitrine est sur le point d'éclater. C'est sur-tout la nuit que les démangeaisons sont brûlantes et très-incommodes. Il est aussi des cas où ces indurations longitudinales, ovalaires, sont, pour ainsi dire, indolentes. Les individus qui en sont atteints éprouvent à peine une légère roideur à la peau.

Le plus communément, il n'y a qu'une seule Cancroïde sur la peau ; mais quelquefois aussi on en observe deux ou trois sur le même individu, quelquefois même un plus grand nombre. Cette affection se place presque toujours dans l'intervalle des deux seins, à la partie postérieure des bras ou des épaules, à la partie externe des cuisses, etc. ; on l'a vue quelquefois se manifester le long du dos. Lorsque les Cancroïdes se multiplient, elles deviennent infiniment douloureuses. J'ai vu un malade qui en étoit tellement affecté, qu'il ne pouvoit executer aucun travail pénible, et qu'il éprouvoit une foiblesse générale dans tous ses membres.

Les Cancroïdes disparoissent rarement ; elles sont aussi durables que les cancers. Elles restent d'ordinaire beaucoup d'années sur la peau sans faire des progrès ; et c'est là un caractère qui mérite d'être remarqué. Il peut arriver néanmoins qu'elles se dissipent d'une manière spontanée. Alors la peau s'affaisse, et reste comme si elle étoit altérée par une cicatrice bien guérie, c'est-à-dire que dans cet endroit les tégumens sont plus blancs, plus minces, plus ridés ; ce qui prouve qu'il s'est opéré un vide dans le tissu muqueux. On sait qu'un pareil phénomène se manifeste dans le cancer, dans certaines dartres, dans les scrophules, etc., et que par-tout où ces maladies se guérissent, la peau demeure toujours déprimée.

En général, les femmes sont beaucoup plus sujettes à la Cancroïde que les hommes, ce qui prouve que dans cette affection le système lymphatique est radicalement affoibli. On voit à Paris plusieurs dames qui, affectées d'une tumeur de ce genre à la partie antérieure et supérieure de la poitrine, cherchent à la cacher sous des plaques ou autres bijoux qu'elles suspendent à leurs colliers.

Observations relatives aux Cancroïdes

CCCLXXIV. *Première observation.* — Depuis plusieurs années je suis témoin du fait suivant : Madame B***, d'un tempéramment sanguin, née de parens bien portans, ayant eu néanmoins une sœur qui mourut d'un cancer à l'utérus, âgée de trente-six ans, vit survenir entre ses deux seins une espèce de bouton dur qui donnoit lieu à des démangeaisons brûlantes. Ces démangeaisons étoient si vives, que la malade ne pouvoit se gratter sur la partie affectée, mais seulement sur les parties environnantes. On ne fit pas d'abord une grande attention à ce bouton, dont les progrès furent très-peu sensibles pendant plusieurs années. Mais lorsque cette tumeur eut acquis une étendue d'environ un pouce de long, on se décida à la faire enlever par l'instrument tranchant, ainsi qu'une excroissance absolument semblable qui s'étoit manifestée à-peu-près dans le même temps sur la partie supérieure et externe du bras. Un chirurgien très-habile procéda à cette opération qui fut infructueuse. On vit renaître cette tumeur avec plus d'intensité qu'auparavant. Les deux côtés latéraux s'allongèrent sensiblement, et la cicatrisation de la plaie qui fut le résultat de l'extirpation, fut plusieurs mois à s'opérer. Il est à observer que depuis que l'opération s'est faite, les douleurs et les démangeaisons sont devenues plus véhémentes ; la tumeur placée à la partie antérieure de la poitrine offre maintenant l'aspect suivant : sa forme est cylindrique, son étendue est d'environ deux pouces et demi de long sur un de large ; sa couleur est d'un rouge plus ou moins foncé, selon l'état de l'atmosphère. Elle est parsemée de lignes blanches, qui lui donnent l'apparence d'une cicatrice de brûlure. Elle est élevée en quelques endroits à une ligne au-dessus du niveau de la peau. Le prurit est dévorant. La malade ne peut s'empêcher de se gratter avec violence. Dans les changemens de temps et de saison, elle éprouve du côté droit des douleurs lancinantes très-fortes. On a essayé divers moyens de traitement, mais en vain. Tantôt on a mis en usage quelques topiques, tels que le soufre, l'acétite de plomb, la pulpe fraîche de morelle, l'extrait de cigue, etc. D'autres fois on a employé intérieurement des substances amères, telles que la fumeterre, la chicorée sauvage, le houblon, etc. Ces différens moyens ont eu quelquefois une apparence de réussite; mais la maladie recommençoit bientôt avec une activité nouvelle. Les bains ont été constamment inutiles.

Deuxième observation. — Madame D.***, âgée de trente-quatre à trente-cinq ans, douée d'un tempérament sanguin, quoique ayant la peau un peu brune, née de parens sains, fût réglée pour la première fois à l'âge de seize ans, et l'a toujours été depuis assez régulièrement; mais en très-petite quantité, sans que néanmoins sa santé en ait jamais souffert. Madame D*** éprouva en l'an 11 de violens chagrins qui changèrent entièrement sa manière de vivre ordinaire; elle fut livrée à des inquiétudes continuelles, à des veilles prolongées, et son régime devint extrêmement irrégulier. Elle reçut à cette époque une légère égratignure à la partie latérale gauche et supérieure de la poitrine, mais elle y fit peu d'attention; quelque temps après Madame D*** ressentit un prurit douloureux à la partie où elle avoit reçu cette égratignure. Bientôt la douleur fut en augmentant, la peau devint rouge et élevée; l'inflammation céda à l'emploi de quelques émolliens; mais la douleur subsista toujours; elle devint lancinante et accompagnée de démangeaisons très-vives. On vit alors se former une espèce d'éruption d'une couleur rouge pâle, offrant une légère élévation de forme oblongue; l'épiderme qui la recouvroit étoit mince, transparent, coupé par des lignes blanchâtres qui lui donnoit une analogie frappante avec une cicatrice de brûlure. Le prurit qu'éprouvoit la malade étoit vif et lancinant dans le principe. Cette affection cutanée fit des progrès sensibles pendant les deux premières années, mais elle se borna dans la suite, et depuis cinq ans elle est, pour ainsi dire, stationnaire. Elle occupe maintenant une surface égale à celle d'un écu de 6 livres; sa forme et sa couleur sont les mêmes. Cependant les bords de cette élévation sont devenus plus irréguliers, et se prolongent par des espèces de racines qui vont pénétrer plus avant dans l'épaisseur du derme. Les démangeaisons sont moins marquées que dans les premiers temps. Plusieurs circonstances paroissent influer d'une manière remarquable sur cette maladie de la peau. Par exemple, à chaque époque menstruelle, l'éruption devient rouge, se gonfle, est sensible au toucher, et le prurit est brûlant. Les mêmes phénomènes ont lieu aux approches des orages. Les affections morales profondes poduisent aussi quelques effets sur cette maladie. Les diverses tentatives de traitement qu'on a fait subir à Madame D.***, ont toutes été infructueuses. Cependant M. Biett qui l'a observée avec la sagacité qui le caractérise, lui a procuré quelque soulagement en lui prescrivant l'usage des bains tièdes et un régime végétal.

Troisième observation. — Monsieur P.***, âgé de cinquante-huit à soixante ans, d'une constitution assez robuste, d'un caractère morose, éprouva, dans l'été de 1802, des démangeaisons très-vives vers la partie supérieure et antérieure de la poitrine; il se gratta pendant plusieurs jours avec violence, et on vit peu après paroître un bouton qui étoit large et dur à sa base. Ses démangeaisons devinrent plus fortes. Le bouton, au lieu de céder à quelques moyens généraux, augmenta sensiblement de largeur. Au bout de quelques mois, il avoit l'étendue d'une pièce de 24 sols, mais il n'avoit pas conservé sa forme primitive; en s'élargissant il s'étoit applati, tellement, que son élévation au-dessus du niveau de la peau n'alloit pas au-delà de deux lignes; sa couleur étoit d'un rouge pâle, et la peau qui le couvroit étoit très-amincie. Plusieurs années se passèrent à employer une foule de moyens contre cette singulière affection cutanée; mais elle résista à tous, et ses progrès continuèrent. A l'époque où nous eûmes occasion de l'observer (en 1808), elle offroit l'aspect suivant: sa forme étoit celle d'un quarré irrégulier de deux pouces de long sur un de large; on voyoit plusieurs prolongemens qui partoient des angles, et qui s'implantoient dans la peau comme des racines ou comme des pattes d'écrévisses. Sa couleur varioit selon diverses circonstances: habituellement, elle étoit d'un rouge pâle, mais dans les temps secs et chauds, ou après quelques excès, elle s'animoit d'une manière sensible. La peau qui la recouvroit étoit mince, fendillée, transparente, et lui donnoit l'apparence d'une brûlure. Le malade éprouvoit presque toujours à la partie affectée, un prurit assez marqué qui devenoit lancinant ou brûlant dans les mêmes occasions qui faisoient varier sa couleur. Un exercice ou des occupations prolongées, des affections morales violentes exaspéroient singulièrement les symptômes. Cette maladie avoit résisté à tous les essais qu'on avoit tentés; cependant il est vrai qu'on parvenoit quelquefois à lui procurer un peu de calme par les bains tièdes ou par des applications sédatives. Du reste M. P.*** faisoit assez bien ses fonctions, excepté dans les transitions d'une saison à l'autre; il étoit sujet alors à des mal-aises, à un dégoût et à une sorte de tristesse sombre et mélancolique; mais tous ces symptômes disparoissoient après quelques jours de soins et de repos.

Quatrième observation. — Mademoiselle A.***, âgée de vingt ans, a tous les caractères d'un tempérament sanguin. Sa santé n'a presque jamais été dérangée que par de très-légères indispositions. Elle éprouva sur la fin de l'automne de 1808, une légère éruption de boutons blanchâtres et durs au toucher, sur la partie latérale et supérieure du col. Ces boutons augmentèrent peu de volume dans les premiers mois; néanmoins ils résistèrent à tous les topiques dont on fit usage. On essaya de les cautériser avec l'acide nitrique, et par suite avec le nitrate d'argent; bientôt leurs progrès devinrent plus marqués; ils s'étendirent en largeur en conservant leur forme applatie. Ces petites tumeurs, au nombre de sept à huit, offrent maintenant l'aspect suivant : elles sont disséminées sur la partie gauche et supérieure de la poitrine, ainsi que sur le même côté du col; elles diffèrent par leur étendue : les plus grandes ont à peu-près un pouce de longueur sur six lignes de largeur, les petites n'ont pas au-delà de six à sept lignes; leur couleur est d'un rouge vif, plus foncé vers le soir. Ces Cancroïdes offrent des différences quant à leur forme; les unes sont ovalaires ou rondes, les autres sont cylindriques. Elles paroissent comme enchassées dans la peau; elles sont renitentes et peu sensibles au toucher. Dans l'état habituel, elles causent peu de démangeaisons; mais dans l'été ou lorsque la malade se trouve dans un appartement dont la température est élevée, le prurit devient très-vif. Les essais de traitement qu'on a tentés n'ont pas été suivis avec assez de persévérance pour qu'on puisse prononcer sur leur effet.

Cinquième observation. — J'ai observé la Cancroïde chez une jeune demoiselle, d'ailleurs très-bien portante. Cette affection offrit d'abord l'aspect de quelques graines de fraise sur la poitrine. Elle ne tarda pas à s'accroître considérablement, parce que la malade se grattoit et s'écorchoit sans cesse. Bientôt l'éruption se convertit en une espèce de protubérance cordiforme, longue, élevée au-dessus de la peau, d'un rouge amaranthe, brûlante au toucher; etc. Elle étoit plate, dure, ovale, et présentoit l'aspect d'une moitié d'amande. On observoit sur la surface de cette élévation de petites veinules très-analogues à celles qu'on aperçoit dans la propre substance de la rhubarbe. Les démangeaisons étoient très-vives durant la nuit, au point de réveiller la malade. Elles redoubloient aux approches de la menstruation.

Sixième observation. — Nous avons gardé long-temps à l'hôpital Saint-Louis le nommé François-Barthélemi ***. Ce jeune homme est doué d'un tempérament sanguin; ses cheveux sont d'un châtain clair. Il est né d'une mère bien portante; mais son père a été affligé pendant toute sa vie d'une dartre squammeuse. C'est vers l'âge de seize ans que *** vit se manifester sur ses deux bras des boutons rouges, suppurant par leur sommet, renfermant une matière jaunâtre peu épaisse, rapprochés les uns des autres, et formant sur les avant-bras deux espèces de cylindre. A ces pustules succédèrent des croûtes verdâtres, qui se détachèrent d'elles-mêmes, et laissèrent à nu des enfoncemens ou sillons d'une couleur rougeâtre, dont quelques-uns étoient profonds, et présentoient la consistance d'une corde dans l'épaisseur de la peau. Peu-à-peu ces sillons finirent par reprendre le niveau des tégumens, et même par le dépasser dans quelques endroits, au point de faire saillir à l'extérieur les substances cordiformes dont je viens de parler. Ces éminences ont quelquefois augmenté et quelquefois diminué d'une manière sensible. Voici ce que l'on observe à l'époque présente : plusieurs élévations dures, renitentes, d'une couleur rouge obscur ou violet, ressemblant assez bien à des moitiés de cylindre, et présentant à leurs bords plusieurs prolongemens bifurqués. Leur surface est convexe, marquée de lignes transversales, et couverte de légères écailles extrêmement minces et diaphanes. On voit se ramifier dans l'intérieur même de ces excroissances irrégulières une foule de petits vaisseaux sanguins. Le toucher de ces tumeurs produit de la douleur, surtout dans les premiers temps de leur développement. Le frottement y développe une chaleur insupportable; si elles sont longtemps exposées au froid, ou si le malade se sert longtemps de ses bras pour faire quelque ouvrage, elles deviennent livides et très-douloureuses; les avant-bras mêmes se gonflent, lorsque l'exercice est porté trop loin.

Moyens curatifs essayés jusqu'à ce jour pour la guérison des Cancroïdes.

CCCLXXV. On a souvent extirpé les Cancroïdes,

mais elles n'ont pas tardé à repulluler ; en sorte que l'opération chirurgicale doit être ici considérée comme un moyen infructueux. Je pourrois même citer plusieurs cas où elle n'a fait qu'accroître le mal. On a voulu aussi détruire les Cancroïdes par la pierre infernale ou autres caustiques plus ou moins actifs, qui suscitoient une suppuration abondante. Soins superflus ! la maladie n'a point tardé à reparoître. J'ai pourtant réussi deux fois en les cautérisant avec l'acide nitrique.

CCCLXXVI. J'ai tenté la guérison de ces tumeurs par l'application immédiate de la pulpe fraîche de morelle, de l'extrait d'opium, de l'extrait de ciguë, du camphre, de l'acétite de plomb, du soufre, et autres préparations de ce genre : j'ai eu recours aux douches faites avec l'eau factice de Naples et de Barèges, aux bains domestiques longtemps continués, etc. J'ai observé que ces divers topiques procuroient un soulagement momentané, que les tumeurs devenoient moins fongueuses, etc. ; mais bientôt elles reprenoient leur volume ordinaire. Le malade B.*** ayant pris l'état de mousse, a remarqué que les bains de mer lui étoient salutaires.

CCCLXXVII. Les remèdes intérieurs n'ont pas été négligés. J'ai conseillé les pilules de ciguë, les différens laits médicinaux, plusieurs espèces d'eaux minérales, les préparations diverses de muriate suroxigéné de mercure, etc. J'avoue que les résultats sont encore loin de me satisfaire ; je termine donc ce que j'avois à dire sur cet objet. C'est assez pour moi d'avoir fait connoître une affection qui n'avoit été décrite encore par aucun auteur. Il y a lieu d'espérer que mes successeurs acheveront un travail que je n'ai fait qu'ébaucher. Je viens de recommencer une série d'expériences sur le traitement. J'en donnerai quelque jour les résultats.

Fin du premier Volume.

TABLE.

LES PLIQUES.

PREMIÈRE SECTION.

SECONDE SECTION.

LES DARTRES.

PREMIÈRE SECTION.

SECONDE SECTION.

Des Faits relatifs à l'histoire générale des Dartres. 297.

LES ÉPHÉLIDES.

PREMIÈRE SECTION.

SECONDE SECTION.

LES CANCROÏDES.

Fin de la Table.

www.ingramcontent.com/pod-product-compliance
Ingram Content Group UK Ltd.
Pitfield, Milton Keynes, MK11 3LW, UK
UKHW022323190726
13856UKWH00001B/166

9 782011 920577